HEYNE BUSINESS

Heyne · Campus

ALAN WEISS

Sie sind besser als Sie denken

Tests und Methoden zur Einschätzung Ihres Potentials und zur optimalen Auswahl von Mitarbeitern und Führungskräften

Aus dem Amerikanischen von Katharine Cofer und Helga Schenk

WILHELM HEYNE VERLAG
MÜNCHEN

HEYNE BUSINESS
Nr. 22/2019

Titel der amerikanischen Originalausgabe:
MANAGING FOR PEAK PERFORMANCE
Erschienen 1990 bei Harper & Row Publishers, New York

Umwelthinweis:
Dieses Buch wurde auf
chlor- und säurefreiem Papier gedruckt.

Ungekürzte Taschenbuchausgabe
im Wilhelm Heyne Verlag GmbH & Co. KG, München

Printed in Germany 1996
Umschlagillustration: The Image Bank/Michael Schwab, München
Umschlaggestaltung: Atelier Adolf Bachmann, Reischach
Herstellung: M. Spinola
Satz: Schaber Satz- und Datentechnik, Wels
Druck und Verarbeitung: Presse-Druck, Augsburg

ISBN 3-453-09903-6

Inhalt

Danksagung

Ich möchte an dieser Stelle die Unterstützung der über 100 Klienten der Summit Consulting Group würdigen, die – sowohl direkt als auch indirekt – zu dieser Arbeit beigetragen haben. Die in diesem Buch beschriebenen Methoden sind keine theoretischen Modelle, die am Arbeitsplatz erst noch erprobt werden müssen. Es handelt sich um Führungsmodelle, die in der Praxis über einen Zeitraum von sechzehn Jahren entstanden sind. Mein Dank gilt ganz besonders unseren Kollegen bei Merck & Co., Inc., Bally's Grand Hotel, American Press Institute, Atlantic Electric Company und Decision Processes International für ihre Offenheit und ihr Vertrauen.

Mein aufrichtiger Dank geht auch an Judy Zimmer für ihre Hilfe beim Redigieren des Manuskripts und an meine Lektorin Marjorie Richman, die mich meisterhaft durch unser zweites gemeinsames Buchprojekt geführt hat.

Einleitung: Wege zu Leistung und Erfüllung

Vor nicht allzu langer Zeit befand ich mich in der sowohl reizvollen als auch schwierigen Lage, vor fünfundsiebzig Bankdirektoren und leitenden Angestellten darüber sprechen zu müssen, durch welche Methoden in Unternehmen Spitzenleistungen erzielt werden. Meine ersten Empfehlungen waren schrecklich einfach: Man braucht lediglich die Unternehmensleitung mit den elementaren Mitteln vertraut zu machen, wie man auf der mittleren Führungsebene die Motivation der Mitarbeiter auf einem hohen Niveau hält.

Diese Empfehlungen waren aber auch trügerisch einfach. Schließlich habe ich schon unzählige Seminarleiter, Unternehmensberater und Spitzenmanager von »Motivation« sprechen hören, als handele es sich hierbei um eine einfache Technik, die unweigerlich zu einer Verbesserung der Arbeitsleistung führt. Das stimmt jedoch nicht. Erstens müssen Menschen, die etwas leisten, sich selbst motivieren, weil das sonst niemand für sie tun kann. Die Unternehmensleitung kann zwar die *Bedingungen schaffen,* unter denen Menschen dazu neigen, Motivation zu entwickeln, doch die Motivation an sich bleibt eine ureigene und persönliche Angelegenheit des einzelnen. Zweitens werden sich diese Bedingungen nur dann einstellen, wenn die Unternehmensleitung in drei wesentlichen Punkten kompetent handelt, nämlich den richtigen Mitarbeiter für eine bestimmte Tätigkeit findet, die Tätigkeit richtig strukturiert und erst dann die geeigneten Maßnahmen ergreift, die Spitzenleistungen erst möglich machen.

Den richtigen Mitarbeiter zu finden ist der allerwichtigste Punkt. Es ist nun einmal eine unabänderliche Tatsache, daß sich aus Truthähnen keine Adler machen lassen. Auch wenn man den Truthahn mit einem maßgeschneiderten Satz Trainingsflügel im Wert von $ 10.000 ausstattet, hat man am Ende immer noch keinen Adler, sondern lediglich einen Truthahn, der sich nicht wohl fühlt, der trotz allem nicht fliegen kann und der Sie eine Stange Geld gekostet hat. Nun sind auch Truthähne edle Tiere, und auch für sie gibt es hervorragende Betätigungen – Arbeiten, die Adler niemals verrichten könnten. Aber Truthähne können nun einmal nicht fliegen, und es wäre ebenso unsinnig, Zeit und Energie in die Hoffnung zu stecken, daß sie es vielleicht doch noch lernen könnten, wie zu erwarten, daß Hasen Schwimmhäute wachsen.

Die Einstellung der richtigen Mitarbeiter ist natürlich der erste Schritt eines Managers, der sich daran machen will, durch die Wahl des Mitarbeiterstamms in seinem Unternehmen den Erfolg anzubahnen, doch die Auswahl der richtigen Mitarbeiter ist einer der Verantwortungsbereiche eines Managers, die nur allzu oft als selbstverständlich vorausgesetzt werden und wo am meisten falsch gemacht wird. Eine gute Wahl kann später sehr hohe Kosten sparen. Eine schlechte Wahl wird Sie unweigerlich Geld kosten, ganz gleich, wie gut alle übrigen Systeme und Methoden sind. Dennoch sind nur wenige Manager dafür gut ausgebildet bzw. in der Lage, Entscheidungen im Hinblick auf Einstellungen, Beförderungen, Versetzungen usw. zu treffen, und nur wenige Firmen unternehmen etwas, um ihnen dabei zu helfen. Hierzu eine Bemerkung aus einer Studie über Motivation, die von Professor Barry Straw von der Fakultät für Betriebswirtschaft der University of California in Berkeley durchgeführt wurde:

> Eine hohe Arbeitsmoral wird am einfachsten dadurch erzielt, daß das Unternehmen von vornherein motivierte Mitarbeiter einstellt. Viele innerbetriebliche Programme zur Förderung des Wohlbefindens und der Produktivität der Mitarbeiter scheitern deshalb, weil die Persönlichkeitsstruktur mancher Mitarbeiter auf diese Bemühungen einfach nicht anspricht. Die geistige Einstellung zur Arbeit wird weitgehend von der gefühlsmäßigen Veranlagung bestimmt, und Mitarbeiter mit einer negativen Selbsteinschätzung können möglicherweise schwer zu motivieren sein.[1]

Bereits vor seiner Einstellung legt der »richtige Mitarbeiter« also jene Verhaltensweisen an den Tag, die für eine gute Arbeitsleistung unerläßlich sind. Laut einer Umfrage der amerikanischen Managerzeitung *Fortune* bei Unternehmensvorsitzenden für den Zeitraum 1987-1989 war Merck & Co., Inc., während der drei vorangegangenen Jahre das »am meisten bewunderte Unternehmen Amerikas«. In einer für Merck durchgeführten Studie stellten wir fest, daß das Unternehmen nicht viel Zeit oder Energie darauf verwenden muß, neuen Mitarbeitern die Wertvorstellungen des Unternehmens einzuimpfen, weil es mit großem Erfolg genau solche Mitarbeiter anzieht, die diese Werte bereits in sich tragen. Darüber hinaus führt die Unternehmensleitung durch ihre Führungspraktiken diese Wertvorstellungen tagtäglich ihren Mitarbeitern vor Augen. Es ist kein Zufall, daß die Spitzenunternehmen diejenigen sind, die sich einer eingehenden Selbstprüfung unterziehen.

Die richtige *Tätigkeit* beinhaltet, daß die vorhandene Struktur angemessene Rechte, Hilfssysteme, Mittel usw. bereitstellt, damit der richtige *Mitarbeiter* die Aufgabe erfüllen kann. Ein großartiger Mittelstürmer kann kein Tor schießen, wenn man ihn nicht aufs Spielfeld läßt. Ein Manager kann seinen Verpflichtungen nicht nachkommen, wenn er nicht mit den dazu erforderlichen Mitteln und der nötigen Autorität ausgestattet wird.

Und die richtige Arbeitsleistung wird erreicht, indem man es dem richtigen *Mitarbeiter* in der richtigen *Tätigkeit* ermöglicht, die eigene Arbeit regelmäßig zu beurteilen. Leistungsvorgaben sollten sich nach dem Grad der Befriedigung richten, die sich einstellt, wenn persönliche Ziele erreicht und persönliche Werte verwirklicht werden – und nicht nach einem willkürlichen Erlaß der Unternehmensleitung oder, am allerschlimmsten, nach Maßnahmen, die ergriffen werden, um an anderer Stelle innerhalb der Firma entstandene Mißstände zu beheben. (Bei solchen Versuchen werden fast immer Unschuldige bestraft und diejenigen verschont, die die Mißstände wirklich verursacht haben.) Mitarbeiter sollten an der Festlegung ihrer Leistungsvorgaben beteiligt sein.

Die Motivation selbst ist keine einfache Angelegenheit; und sie ist nur eine Komponente guter Arbeitsleistung. Doch Motivation kann wirksam gelenkt werden, sofern die Komponenten guter Arbeitsleistung richtig verstanden sind. Der richtige Mitarbeiter ist jemand, der die Aufgabe nicht nur verrichten *kann*, sondern auch *will*; die richtige

Aufgabe ist die, die er oder sie auch erfüllen kann; und die richtige Leistung ergibt sich, wenn der richtige Mitarbeiter in der richtigen Tätigkeit Gelegenheit hat, die gewünschte Aufgabe zu verrichten. Diese Auffassung von Arbeitsleistung hat Auswirkungen auf die Einstellung und Schulung von Mitarbeitern, auf Belohnungssysteme, Führungspraktiken usw. Doch darin besteht die Herausforderung, über eine einfache Auffassung der Motivation hinaus auch weiterzudenken und sich statt dessen für eine Steuerung der Arbeitsleistung zu entscheiden.

In einer Zeit, in der die Reihen der mittleren Führungskräfte ausgedünnt werden und Manager auf allen Ebenen einem zunehmenden Konkurrenzdruck ausgesetzt sind, wird es lebenswichtig, Antwort auf die Frage zu finden: »Warum scheitern Manager?«

Ordnen Sie die fünf unten angeführten Punkte nach ihrer Rangordnung in der Reihenfolge der Ursachen für das Scheitern von Managern:

1. Die Unfähigkeit, mit anderen auszukommen: . . .
2. Das Unvermögen, den eigenen Stil anzupassen: . . .
3. Das »Ich-an-erster-Stelle«-Syndrom (es sich mit anderen zu verscherzen): . . .
4. Die Angst vor dem Handeln: . . .
5. Die Unfähigkeit, Mißerfolge zu verkraften: . . .

In einer vom Center for Creative Leadership (CCL; Zentrum für kreative Unternehmensführung) durchgeführten Meinungsumfrage nannten die 191 befragten Spitzenführungskräfte diese Ursachen in der obigen Reihenfolge.[2] Das heißt: Dieser Umfrage zufolge haben die drei wichtigsten Ursachen für das Scheitern von Managern alle mit *menschlichem Verhalten bzw. zwischenmenschlichen Faktoren* zu tun. Doch auch bei meiner Arbeit mit Hunderten von Unternehmen in vier verschiedenen Ländern habe ich durchweg dasselbe Ergebnis gefunden, ganz gleich, wer die Umfrage durchführte bzw. auf die Fragen antwortete.

In dieser Umfrage wird die »Unfähigkeit, mit anderen auszukommen« als der wichtigste Mangel identifiziert, den es zu erkennen und dem es abzuhelfen gilt. Offensichtlich sehen die Befragten Konflikte als grundsätzlich negativ – statt als Gelegenheit, legitime Differenzen zur Sprache zu bringen. Mit anderen Menschen kann man selten nach der Devise: »Was kümmert's mich?« verfahren, egal wer man ist. Um erfolgreich zu sein, muß man sich anderen anpassen. (Ein Klient, der zur Karriereberatung zu mir kam, kann als bestes Beispiel für das unvermeidliche Ergebnis der Unfähigkeit, sich anzupassen, dienen: Er sagte mir, er habe seine vorhergehende Arbeitsstelle wegen der Krankheit seines Chefs aufgegeben. »Immer wenn er mich sah, wurde er krank«.)

In der Studie heißt es: »Die Unfähigkeit, sich veränderten Umständen anzupassen, ist der fatale Fehler des erfolgshungrigen Managers, der sich an einen ehemals erfolgreichen Führungsstil auch dann noch festklammert, ... wenn er schon lange keine Erfolge mehr bringt.« Dazu bemerkt eine der Befragten: »Gerade die Eigenschaften, die mein Chef bisher am meisten an mir geschätzt hatte – mein Freimut, meine festen Überzeugungen, meine Unbeugsamkeit bei Verhandlungen –, waren plötzlich irritierend und nicht mehr gefragt« – als die Führungsstrategie des Unternehmens geändert wurde. Diese Mitarbeiterin fand sich plötzlich in der Position einer Verwalterin statt der einer Abenteurerin wieder. Kein erfolgreicher Manager geht davon aus, daß ein bestimmter Führungsstil trotz wechselnder Arbeitsbedingungen, Mitarbeiter oder Umgebungen *immer* wirksam sein wird. Die Kompatibilität zwischen einem Mitarbeiter und einer Tätigkeit ist immer situationsbedingt. »Manager werden selten wegen schlechter Leistung entlassen«, schließt eine andere Studie. »Eine Entlassung ist meistens die Folge von Meinungsverschiedenheiten mit Vorgesetzten, wegen Inkompatibilität von Persönlichkeitsstrukturen und/oder Uneinigkeit bezüglich des Führungsstils«. (Gould 1986)

Schließlich führt die Studie das Beispiel des narzißtischen Typs an, der andere durch seine übertriebene Selbstbezogenheit befremdet. (Ich glaube, es war Woody Allen, der einmal sagte, ein Narzißt sei jemand, der besser aussehe als man selbst.) Solche Manager sind unfähig, sich an Vorgehensweisen anzupassen, die andere mit einbeziehen und auf Teamgeist ausgerichtet sind, wenn sie nicht selbst im Rampenlicht bleiben können. Doch wieviele der Manager, die aus diesem Grund scheitern, werden fälschlicherweise als »Narzißten« abgestempelt, obwohl sie in Wirklichkeit deshalb scheitern, weil sie nicht wissen, *welche* Verhaltensweisen gefordert sind oder *wie* sie sie sich aneignen können?

Vor einigen Jahren bat ein Klient im Management-Training meine Beratungsfirma, Summit Consulting Group, die niedrige Ertragsleistung seines Verkaufspersonals zu überprüfen. Er wollte wissen, ob er ein Trainingsprogramm durchführen sollte, das ihm vom Leiter der Personalabteilung nahegelegt worden war, oder die Dienste eines »motivierenden Sprechers« von außen in Anspruch nehmen solle, den ihm ein Geschäftspartner wärmstens empfohlen hatte.

Wir fanden ein Verkaufsteam aus Mitarbeitern vor, die alle äußerst analytisch und genau waren. Praktisch jeder von ihnen zeichnete sich durch große Ausdauer sowie geringes Durchsetzungsvermögen aus und neigte eher dazu, vor sozialen Kontakten zurückzuschrecken. Ihre größte Befriedigung zogen sie daraus, es ihren Vorgesetzten recht zu machen; das ging sogar so weit, daß sie ihnen das sagten, was sie ihrer Meinung nach hören wollten. Es waren nette Menschen, intelligente Menschen, begabte Menschen, vertrauenswürdige Menschen — aber es waren eben keine *Verkaufs*menschen. Und sie würden es auch bei noch soviel Schulung, Inspiration, Hexenzauber oder Alchemie nie werden.

Sie waren alle vom Vizepräsidenten der Firma eingestellt worden — einem vorsichtigen, gründlichen Zahlenmenschen, der glaubte, die besten Anwärter für jede Tätigkeit müßten aus demselben Holz wie er selbst geschnitzt sein. So wurde ein Bataillon von Buchhaltern eingestellt, um die Verkaufskanonen zu bedienen. Kein Wunder, daß der Schuß immer nach hinten losging.

Unsere Ratschläge für diesen und andere Klienten führten dazu, daß dieses Buch geschrieben wurde. Für jeden Manager, der mit anderen Menschen zusammenarbeiten muß, um bestimmte Unternehmensziele zu erreichen, ist das Verstehen menschlichen Verhaltens und dessen Beziehung zur Arbeitsleistung unerläßlich. Es gibt eindeutige, logische und vorhersagbare Faktoren, die uns sagen können, weshalb manche Menschen Projekte konsequent durchziehen, während andere ständig zu spät dran sind; weshalb manche Menschen andere allein durch ihren Tonfall erstarren lassen, während andere zu warmen menschlichen Beziehungen ermutigen; weshalb manche die Anerkennung von anderen suchen, während andere sich in der Rolle des Pioniers gefallen.

Es stimmt einfach nicht, daß jeder alles machen kann, wenn er nur richtig inspiriert wird. Keine noch so verrückte Mode, ob es sich nun darum handelt, Steilhänge hinunterzuklettern oder über glühende

Kohlen zu laufen, wird etwas an dieser unumstößlichen Wahrheit ändern – wenngleich solche Modeerscheinungen denjenigen zugute kommen mögen, die bei einem Waldbrand bergsteigen wollen. Der Wunsch nach Spitzenleistungen muß bei der Suche nach Kompetenz ansetzen.

Zwar *können* die meisten Menschen tatsächlich viele Aufgaben verrichten. Es fragt sich nur: wie lange und zu welchem Preis? Etwas tun können ist nicht dasselbe wie etwas tun *wollen*. (Denken Sie nur an Rasenmähen oder Geschirrspülen.) Die bloße Tatsache, daß jemand etwas kann, garantiert keineswegs, daß die Leistung auch anhalten wird. Wie kann infolge dessen ein Manager Leistung zuverlässig vorhersagen, sei es nun seine eigene oder die seiner Mitarbeiter?

Bisheriger Erfolg ist kein Maßstab für Erfolg in der Zukunft. Und trotzdem gibt es ganze Heerscharen von Unternehmensführern, die, noch während Sie dies lesen, die besten Verkäufer zum Verkaufsleiter, die besten Versicherungsfachleute zum Abteilungsleiter und die besten Schalterangestellten zum Filialleiter befördern. In all diesen Fällen stehen die Chancen 50:50, daß sie einen guten Mitarbeiter verlieren und einen miserablen Manager gewinnen. Wie aber trifft man Entscheidungen über Beförderung, Auswahl von Mitarbeitern und persönliche Karrierelaufbahnen, insbesondere in einem Zeitalter, in dem der Streß immer häufiger zur Hauptursache für Arbeitsunfähigkeit ausartet? Es ist eben kein Zufall, daß Spitzenspieler selten gute Trainer sind oder großartige Trainer selten Spitzenspieler waren.

Wie so oft liegt auch hier der Schlüssel zu positiver Leistung, Produktivität und persönlicher Erfüllung im gesunden Menschenverstand. Dennoch müssen wir lernen, die Welt und unser eigenes Verhalten anders zu sehen, als uns allen bisher eingeimpft wurde. Dieses Buch zeigt diese andere Sichtweise auf – eine Perspektive des persönlichen Erfolgs und der unternehmerischen Leistung, die auf praktischen, systematischen Verfahren beruht, die Personalentscheidungen zu bewältigen, die alle Manager treffen müssen.

Anmerkungen

1. Barry Straw, zitiert in Alan Weiss, »Willingness is Not Enough«, *Training News* (August 1987), S. 14.
2. Zitiert nach dem *Wall Street Journal*, 2. Mai 1988.

Kapitel 1
Warum wir Dinge so machen und nicht anders: die Rolle des Verhaltens bei unserer Arbeit

Natürliche Begabung ohne Erziehung hat Menschen öfter Ruhm und Tugend eingebracht als Erziehung ohne natürliche Begabung.

Cicero

Als ich noch auf der Grundschule war, hörte ich oft von Menschen, die ich respektierte, ich solle Rechtsanwalt werden. »Du kannst dich so gut ausdrücken«, sagten meine Eltern. »Du hast eine hervorragende Aufnahmefähigkeit«, sagten meine Lehrer. »Geben wir es lieber gleich auf – der Weiss will schon wieder diskutieren«, sagten meine Freunde. Und so begann der Juristenberuf, einem großen Schicksalsvogel gleich, seine Flügel über mich auszubreiten.

In der Oberschule steuerten mich meine Lehrer und Berufsberater auf das Jurastudium zu. Meine Begabung im Reden und Schreiben wurde als Begründung dafür benutzt, weshalb ich zum Rechtsanwalt wie geboren sei. (Erst nach Jahren begriff ich, daß mir mit diesen und anderen Fähigkeiten eine ungeheure Vielfalt von Möglichkeiten offenstand. Aber damals geriet eben alles, was ich tat, in den Sog der Juristerei.)

Niemand aus meiner Familie war je auf der Universität gewesen, geschweige denn Rechtsanwalt geworden. Mir kam es so vor, als würden wir jetzt *alle* Rechtsanwälte, und ich sei dabei nur der Ausführende. Jeder um mich herum skandierte ständig »Ju-ra, Ju-ra«, als sei es eine Art Ritualgesang. Schließlich wurde ich nicht nur an einer ausgezeichneten Universität zum Jurastudium zugelassen, sondern bekam auch noch ein volles Stipendium zugesprochen. Fast alle waren selig. Nur ich sträubte mich dagegen.

In jenem Sommer faßte ich einen Entschluß, der tief aus meinem Innern kam. Ich hätte ihn nicht rational erklären können, und ich hatte damals mit Sicherheit nicht die Kenntnisse, die mir die Ursache meines Unbehagens hätten erklären können. Doch eines wußte ich, und das todsicher: Ich wollte kein Rechtsanwalt werden!

Der Epilog dieser Geschichte: Ich ging zum weiblichen Dekan der Rechtsfakultät und berichtete ihr von meiner Entscheidung, damit das Stipendium an einen anderen gehen konnte. Ihre Antwort war, wie nicht anders zu erwarten: »Sind Sie völlig verrückt geworden? Sie sollten doch Rechtsanwalt werden!« Ich lief weg so schnell ich konnte und schaute nie mehr zurück.

Liebe Leser und Freunde, wieviele Leute bohren an Ihren Zähnen herum, die eigentlich gar keine Zahnärzte sein wollen?

Selbstwahrnehmung und Verhalten

Unsere Wahrnehmungen über uns selbst und über das, was wir sein »sollten«, werden sehr früh geformt. Nur wenige von uns haben bewußt Gelegenheit, diese Wahrnehmungen regelmäßig auf ihre Gültigkeit hin zu überprüfen. So häufen sie sich an wie staubige Erinnerungsstücke auf dem Dachboden, ohne Nachdenken oder Neueinschätzung. Doch im Unterschied zu den unbesehenen Relikten in ihren verblichenen Kartons färben diese Wahrnehmungen die Art, wie wir über uns denken, und die daraus resultierenden Verhaltens- und Handlungsweisen. Wir wählen unseren Beruf, unsere Lebensarbeit aufgrund des Berufs unserer Eltern, was uns Freunde sagten oder was uns befohlen wurde. Und wir entscheiden uns für bestimmte Verhaltensweisen aus genau den falschen Gründen – aufgrund von finanziellem Druck, Gruppendruck, Erwartungsdruck oder unzähligen anderen Arten von Druck. Mit anderen Worten, wir *reagieren* – anstatt in einer Art und Weise zu *agieren*, die uns guttut und unsere angeborenen Fähigkeiten und Begabungen zum Ausgangspunkt nimmt.

Unsere Selbstwahrnehmung ist der kritische Faktor in unserem Verhalten. Das liegt daran, daß Wahrnehmung Realität ist. Wir handeln auf der Grundlage dessen, was wir von uns und unserer Umwelt wahrnehmen. Es gibt keinen empirischen Maßstab, mit dem wir die Genauigkeit dieser Wahrnehmungen messen könnten.

Dieses Phänomen wollen wir uns nun etwas deutlicher ansehen. Versetzen Sie sich so ehrlich Sie können in die folgende Szene: Sie sind sieben Jahre alt. Im Nebenzimmer sitzen lauter Menschen, die Sie gut kennen – Eltern, Erziehungsberechtigte, Freunde, Lehrer –, und reden über Sie, ohne zu wissen, daß Sie zuhören. Schreiben Sie unten in die leerstehenden Zeilen fünf typische Äußerungen, die diese Menschen über Sie im Alter von sieben hätten machen können. Seien Sie so spezifisch wie nur möglich. (»Er freut sich immer, neue Leute kennenzulernen«, »Auf dem Spielplatz stellt sie sich ungeschickt an«, »Sie sagt ihre Meinung offen heraus«, »Er mag keine Veränderungen« usw.)

- [ ] Er hat 2 linke Hände!
- [ ] Er ist streitsüchtig!
- [x] Er ist vorlaut!
- [x] Er ist ungeschickt!
- [x] Er ist unsportlich!

Kreuzen Sie nun die Äußerungen an, die heute noch über Sie gemacht werden könnten. Das heißt nicht unbedingt, daß jeder das von Ihnen behaupten würde; kreuzen Sie die Aussagen an, die Ihrer Meinung nach noch heute auf Sie zutreffen.

Wieviele haben Sie angekreuzt? Die meisten Menschen kreuzen mindestens drei an, oft sogar vier oder fünf. Selten kreuzt jemand nur eine oder gar keine an. Unsere Selbstwahrnehmung wird sehr früh und auf sehr subtile Weise ausgebildet, doch meist haftet sie uns an wie eine Klette.

Wenn man z.B. Jennifer sagt, daß sie sicher und angenehm im Umgang mit Menschen ist und einen positiven Eindruck macht, wenn sie vor einer Gruppe steht, wird sie dazu neigen, sich Dingen zuzuwenden, bei denen diese Eigenschaften gefordert sind, oder zumindest wird sie solche Aufgaben bereitwillig übernehmen. Dadurch wird sie die Fähigkeiten, die in solchen Situationen erforderlich sind, weiter ausbilden. Wenn Jason jedoch immer wieder hört, daß er auf dem Sportplatz lächerlich wirkt und viel weniger kann als seine Altersgenossen, wird er unter Umständen jeder Art von Sport aus dem Weg gehen und sich somit die Gelegenheit verbauen, die dafür nötigen Fertigkeiten zu entwickeln. Ohne es zu wollen, schaffen wir diese sich selbst erfüllenden Prophezeihungen und leiden an ihnen, wenn wir zulassen, daß sie zu »Tatsachen« und «Gegebenheiten« werden, anstatt sie einfach als Wahrnehmungen zu sehen, die möglicherweise nichts mit der Wirklichkeit zu tun haben.

Es gibt viele klassische Studien, die sich mit diesen Dingen beschäftigen. Zum Beispiel bekamen zwei Lehrer zwei Klassen, die bis dahin in ihren Leistungen und Klassenarbeiten gleich gut gewesen waren. Einem Lehrer wurde gesagt, die Klasse A sei eine Förderklasse, dem anderen hingegen, daß die Klasse B aus lauter Hochbegabten zusammengesetzt sei. Am Ende der Testzeit hatten die Schüler in der Klasse B, wie nicht anders zu erwarten, bessere Noten und bessere Beurteilungen als ihre bisher identischen Kollegen der Klasse A. Wo lag der Unterschied? Nur in der *Wahrnehmung* der Lehrer – doch diese Wahrnehmung beeinflußte auf signifikante Weise sowohl die Einstellungen, Handlungen und Erwartungen der Lehrer als auch die tatsächlichen »Ergebnisse« der Schüler.

Schauen Sie sich einmal in Ihrer Umgebung um. Wie deutlich beeinflußt die Wahrnehmung die Leistung Ihrer Kollegen? Oder die Leistung der Ihnen unterstellten Mitarbeiter? Wie wirkt sich die Wahrnehmung auf Ihr Vorgehen bei Einstellungen aus? Auf Ihre Beurteilung von Arbeitsleistungen? Auf Ihren Umgang mit Kollegen und

Kunden? Was passiert, wenn ein neuer Manager das Kommando übernimmt? Normalerweise wird er oder sie vom Vorgänger, vom Chef oder von den neuen Kollegen eingewiesen. Möglicherweise sieht sich der Neuling auch Personalakten bzw. die unvermeidlichen Geheimakten an. Doch alle diese Aufzeichnungen dienen nur dazu, die Wahrnehmungen *anderer* für den Neuling fortzusetzen. Wenn sie die Grundlagen dieser Wahrnehmungen einmal überprüfen, können Manager unserer Erfahrung nach ihre Beziehungen mit anderen und die Arbeitsleistung ihrer Mitarbeiter erheblich verbessern. In späteren Kapiteln werden wir dafür Beispiele nennen und Methoden aufzeigen, wie man dies am Arbeitsplatz verwirklichen kann. Doch zunächst müssen wir besser verstehen lernen, was Verhalten ist und welche Rolle es in der Zusammenarbeit mit anderen spielt.

Schauen Sie sich einmal das folgende Gitter an. Wieviele Quadrate erkennen Sie? Schreiben Sie die Anzahl der Quadrate in das dafür vorgesehene Feld.

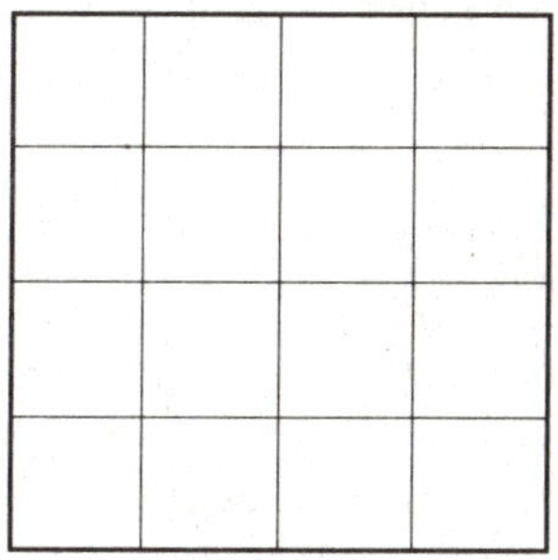

Anzahl der Quadrate: 23

Einfach? Mag sein, doch die Antworten variieren meistens von sechzehn bis dreißig – eine ziemliche Bandbreite! Die verschiedenen Möglichkeiten sehen Sie in der nächsten Abbildung.

Was ist die *richtige* Anzahl der Quadrate? Ist es die höchste Zahl, die der Beobachter mit der größten Aufmerksamkeit für Details entdekken kann? Nein – die *richtige* Anzahl ist die Anzahl, die Sie sehen. Wahrnehmung ist Realität. Hätte ich Sie gebeten, in Verbindung mit diesen Quadraten irgendeine konkrete Handlung auszuführen, so hätten Sie ausgehend von der Anzahl der Quadrate gehandelt, die Sie wahrgenommen haben. Ebenso wie die Lehrer der Klassen A und B auf der Grundlage ihrer Wahrnehmung von den Schülern handelten, handeln die Menschen um Sie herum aufgrund ihrer Wahrnehmung von Ihnen, Ihren Kollegen und der Umwelt. Es gibt eben nicht »die« Realität.

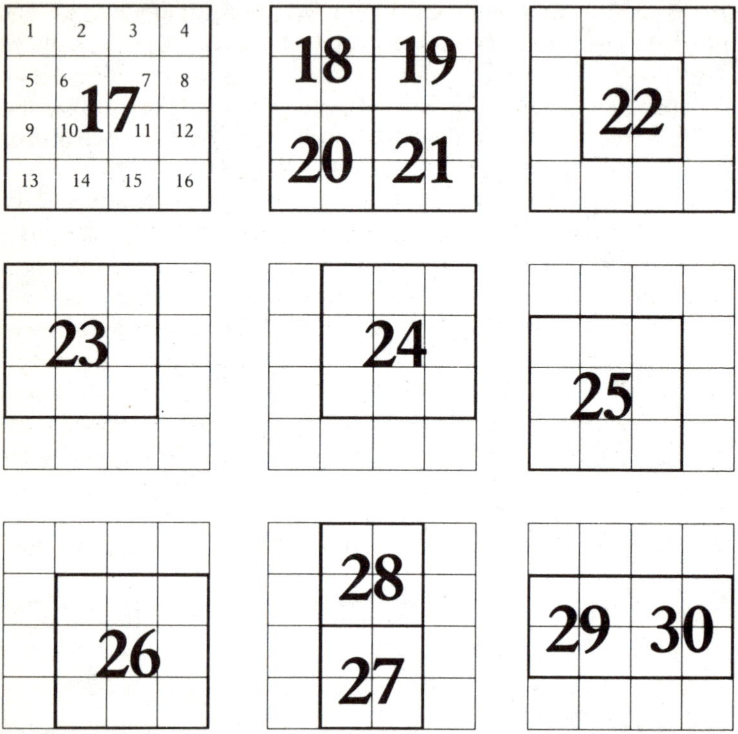

Häufig wird hier als Beispiel eine Übung angeführt, die in den USA manchmal mit Jurastudenten im ersten Studienjahr durchgeführt wird (wie Sie sehen, verfolgt mich dieses Fach noch immer). Während einer Unterrichtsstunde rennt jemand mit einer Schreckschußpistole in den Hörsaal, »erschießt« einen Studenten (der vorher eingeweiht wurde und bei dem Scherz mitspielt) und rennt wieder hinaus. Wenn die Studenten später befragt werden, können die meisten von ihnen sich weder über die Größe des Angreifers noch über Augenfarbe, Haarfarbe, Körperbau oder gar Geschlecht einigen. So zuverlässig sind also Augenzeugenberichte.

Unsere Wahrnehmungen und nicht die tatsächlichen Begebenheiten diktieren oft, wen wir unserer Meinung nach beim Begehen eines Verbrechens gesehen haben, wer der beste Kandidat für eine Beförderung sein könnte und wie sich der Käufer nach einer Verkaufsvorführung entscheiden wird. Wir können zwar in unseren Unternehmen Abteilungen umstrukturieren, Programme zur Arbeitsmotivation durchführen und Marketing-Ansätze verändern, das Ganze kann aber auf Wahrnehmungen gründen, die von der Realität weit entfernt sind. Deshalb werden oft außenstehende Unternehmensberater, Marktforschungsinstitute und Serviceberatungsgruppen zu Rate gezogen, um die Wahrnehmungen der Unternehmensführung anhand der Realität zu überprüfen. (Der Vorsitzende einer Klebstoffirma erzählte mir verlegen, daß er sich erst dann gegen eine kostspielige Änderung an seiner Hauptfertigungsmaschine entschied, als eine außenstehende Beratungsfirma ihm beweisen konnte, daß die Anlage trotz seiner Wahrnehmung, sie arbeite zu langsam, ihre Funktionen zu 100 Prozent erfüllte.)

Für diejenigen von Ihnen, die noch immer glauben, daß es absolute Antworten gibt und daß die Aufgabe mit den Quadraten einfach nur »logisch« angegangen werden mußte, hier noch eine Chance. Jetzt, wo Sie meine Tricks kennen, dürfte es Ihnen ganz leicht fallen.

Welche Linie, A-B oder C-D, ist Ihnen näher?

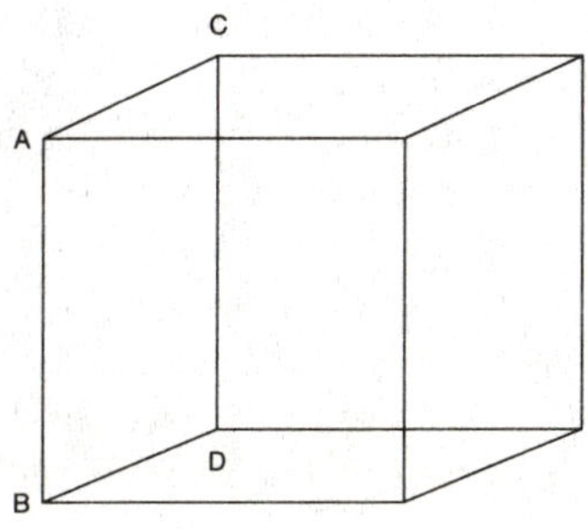

Wie Sie »sehen« können, gibt es keine »richtige«, logische Antwort auf diese Frage. Wenn Sie den Würfel näher betrachten, können Sie sehen, daß man ihn auf zwei verschiedene Arten wahrnehmen kann, auch wenn eine Art Ihnen viel besser gefällt als die andere. (Hinweis: C-D kann auch die linke Kante der Würfelvorderseite bilden, und A-B die linke Kante der Rückseite.) Nimmt ein Kollege den Würfel auf die andere Art wahr, so können Sie wenigstens seine bzw. ihre Sichtweise begreifen. Die Linie A-B könnte beispielsweise eine Auffassung von Führungsstil darstellen, die Linie C-D eine andere. Sie nehmen A-B als »korrekt« (Ihnen näher) wahr, Ihr Kollege hingegen die Linie C-D. Wer hat nun recht?

Eine Firma für Unternehmensberatung und Management-Training, mit der wir einmal zusammengearbeitet haben, entdeckte, daß ihr Verkaufspersonal 25 Prozent weniger Erträge erzielte als die Konkurrenz. Die Geschäftsleitung stützte sich ausschließlich auf die Meinung der Verkaufsleiter; sie nahm wahr, daß die Verkäufer mehr Motivation brauchten. Diese Auffassung wurde durch Zeitschriftenartikel verstärkt, die die Verkaufsleiter herumreichten und die von der Notwendigkeit sprachen, das Verkaufspersonal ständig zu motivieren. Daher bot die Firma den Verkäufern, die die höchsten Erträge erzielten, zwei neue Cadillacs an.

Das Ergebnis war vorherzusehen. Die beiden Mitarbeiter, die im Vorjahr die beste Verkaufsleistung erbracht hatten, gewannen die Autos, und zwar mit *Erträgen in genau der Höhe, die sie im Vorjahr erreicht hatten.* Mit anderen Worten, sie erhielten einen Bonus im Wert von $ 25.000 für die gleiche Leistung, und das Unternehmen wendete $ 50.000 auf, um die gleiche Leistung zu erhalten – geradezu beispielhaft für einen Produktivitätsrückgang.

Der Wahrnehmung der Verkäufer zufolge legte die Firma Wert darauf, daß man besser war als seine Kollegen, und *nicht* darauf, ein höheres gemeinsames Leistungsziel zu erreichen. In dieser Atmosphäre, in der man nur entweder gewinnen oder verlieren kann, wurden die Verkäufer dazu ermutigt, miteinander zu konkurrieren, jedoch nur bis sie die Nummer eins waren. Die Unternehmensleitung nahm das Ganze als Motivationsproblem wahr (ermutigt durch die Verkaufsleiter, die es leichter fanden, Geld zu verschenken, als das System zu beherrschen), und nicht als grundlegendes Problem des Systems an sich.

Mit der Einführung eines offenen Anreizsystems, bei dem *jeder* gewinnen konnte, wenn die Verkaufsziele übertroffen wurden, gelang es uns, die Produktivität mit einem geringeren Aufwand als den Kosten der verschenkten Autos zu erhöhen. Was Kritiker häufig als »schlechtes Problemlösen« bezeichnen, ist oft in Wirklichkeit nur die Folge von Aktionen, die von unterschiedlichen Wahrnehmungen ausgehen.

Selbst-Test: Ihr eigenes Verhalten verstehen

In den folgenden Kapiteln werden Sie erfahren, wie man Verhaltensveranlagungen erkennen und unter Berücksichtigung dieser Veranlagungen Mitarbeiter erfolgreich lenken und motivieren kann. Doch vielleicht interessiert es Sie zunächst einmal, Ihre eigenen Verhaltensstrukturen und Veranlagungen zu verstehen und Ihre eigenen Wahrnehmungen über sich selbst zu testen. Normalerweise wäre es besser, dies mit Hilfe eines ausgefeilten, von einem ausgebildeten Psychologen durchgeführten psychologischen Tests zu tun, aber wenn Sie die Unwissenschaftlichkeit eines Selbst-Tests nicht stört, macht es Ihnen vielleicht Spaß, ein bißchen Zeit darauf zu verwenden, Ihr eigenes Verhaltensprofil zu erstellen.

Bedenken Sie immer, daß wir keine Garantie dafür übernehmen können, daß das Ergebnis hundertprozentig stimmt, doch unserer Erfahrung nach erhalten wir in über 90 Prozent der Fälle zuverlässige Daten. Und die so erhaltenen Informationen dürften Ihnen einige Dinge klarer werden lassen, wenn Sie bei der weiteren Lektüre dieses Buches diese persönliche Rückmeldung vor Augen haben.

Schreiben Sie zuerst in den unten dafür vorgesehenen Zeilen zehn Eigenschaftswörter auf, die Ihrer Meinung nach gut charakterisieren – z.B. durchsetzungsfähig, schüchtern, mitfühlend, fröhlich, streng, rigoros usw. Lassen Sie sich von niemandem dabei helfen.

durchsetzungsfähig	arrogant
mitfühlend	ehrlich
Spaßvogel	verständnisvoll
launisch	Rechthaberisch

Und nun kreuzen Sie alle folgenden Eigenschaftswörter an, die Sie Ihrer Meinung nach wirklich beschreiben. Kreuzen Sie alle Wörter an, die auf Sie zutreffen, und seien Sie dabei so ehrlich wie möglich. Arbeiten Sie schnell; wenn Sie unsicher sind, kreuzen Sie das Wort an.

Selbst-Test

1 ___ ängstlich
2 ___ würdevoll
3 ___ vorsichtig
4 ___ sympathisch
5 ___ schlagfertig
6 ___ zweifelnd
7 ___ träumerisch
8 ___ verletzlich
9 ___ gefühlsbetont
10 ___ zuvorkommend
11 ___ furchtsam
12 ___ unterhaltsam
13 ___ eifrig
14 ___ modebewußt
15 ___ absonderlich
16 ___ nervös
17 ___ wählerisch
18 ___ offen
19 ___ präzise
20 ___ vernünftig
21 ___ schwermütig
22 ___ anmutig
23 ___ selbstlos
24 ___ leidenschaftlich
25 ___ verständnisvoll
26 ___ konservativ
27 ___ solide
28 ___ erwachsen
29 ___ mitfühlend
30 ___ unparteiisch
31 ___ ordentlich
32 ___ ruhig
33 ___ gemächlich
34 ___ kühn
35 ___ vertrauensvoll
36 ___ sorgfältig
37 ___ konformistisch
38 ___ gerecht
39 ___ listig
40 ___ unflexibel
41 ___ wagemutig
42 ___ anspruchsvoll
43 ___ liebenswert
44 ___ fordernd
45 ___ vergeßlich
46 ___ prinzipientreu
47 ___ befangen
48 ___ höflich
49 ___ rechthaberisch
50 ___ freundlich
51 ___ fortschrittlich
52 ___ nachdenklich
53 ___ herzlich
54 ___ hartnäckig
55 ___ sensibel
56 ___ humorvoll
57 ___ lustig
58 ___ liebevoll
59 ___ besorgt
60 ___ unerschütterlich
61 ___ ruhig
62 ___ hilfreich
63 ___ gütig
64 ___ korrekt
65 ___ tolerant
66 ___ zurückgezogen
67 ___ originell
68 ___ hilfesuchend
69 ___ geschätzt
70 ___ sicher
71 ___ unverwechselbar
72 ___ wankelmütig
73 ___ äußerst kompetent
74 ___ moralisch
75 ___ modern
76 ___ impulsiv
77 ___ außergewöhnlich
78 ___ selbständig
79 ___ vorurteilslos
80 ___ intellektuell
81 ___ glücklich
82 ___ intrigant
83 ___ praktisch
84 ___ spaßig
85 ___ problembewußt
86 ___ selbstbewußt
87 ___ beherrscht
88 ___ willensstark
89 ___ mißtrauisch
90 ___ gut informiert
91 ___ dünnhäutig
92 ___ beliebt
93 ___ kraftvoll
94 ___ anständig
95 ___ gelassen
96 ___ milde
97 ___ nicht-aggressiv
98 ___ zufrieden
99 ___ unkompliziert

Im folgenden Bewertungsschlüssel wird jedem der 99 Eigenschaftswörter eine Zahl von 1 bis 5 oder ein Punkt zugeordnet. Suchen Sie nur für die Wörter, die Sie angekreuzt haben, die Entsprechung im Schlüssel. Enthält die Lücke daneben einen Punkt, so ignorieren Sie ihn. Steht dort eine Zahl von 1 bis 5, dann machen Sie einen entsprechenden Strich in den untenstehenden Auswertungskästen.

Bewertungsschlüssel

1 4 ängstlich
2 5 würdevoll
3 4 vorsichtig
4 2 sympathisch
5 · schlagfertig
6 4 zweifelnd
7 2 träumerisch
8 4 verletzlich
9 2 gefühlsbetont
10 5 zuvorkommend
11 4 furchtsam
12 2 unterhaltsam
13 · eifrig
14 2 modebewußt
15 · absonderlich
16 4 nervös
17 5 wählerisch
18 1 offen
19 4 präzise
20 5 vernünftig
21 4 schwermütig
22 2 anmutig
23 5 selbstlos
24 2 leidenschaftlich
25 4 verständnisvoll
26 4 konservativ
27 1 solide
28 3 erwachsen
29 3 mitfühlend
30 3 unparteiisch
31 3 ordentlich
32 3 ruhig
33 3 gemächlich
34 1 kühn
35 · vertrauensvoll
36 1 sorgfältig
37 4 konformistisch
38 5 gerecht
39 1 listig
40 · unflexibel
41 1 wagemutig
42 4 anspruchsvoll
43 2 liebenswert
44 1 fordernd
45 4 vergeßlich
46 5 prinzipientreu
47 4 befangen
48 5 höflich
49 1 rechthaberisch
50 2 freundlich
51 · fortschrittlich
52 · nachdenklich
53 2 herzlich
54 1 hartnäckig
55 4 sensibel
56 2 humorvoll
57 2 lustig
58 2 liebevoll
59 4 besorgt
60 1 unerschütterlich
61 3 ruhig
62 3 hilfreich
63 3 gütig
64 3 korrekt
65 3 tolerant
66 3 zurückgezogen
67 · originell
68 2 hilfesuchend
69 5 geschätzt
70 1 sicher
71 2 unverwechselbar
72 · wankelmütig
73 5 äußerst kompetent
74 5 moralisch
75 · modern
76 1 impulsiv
77 · außergewöhnlich
78 1 selbständig
79 5 vorurteilslos
80 1 intellektuell
81 2 glücklich
82 · intrigant
83 1 praktisch
84 2 spaßig
85 1 problembewußt
86 5 selbstbewußt
87 5 beherrscht
88 1 willensstark
89 4 mißtrauisch
90 5 gut informiert
91 4 dünnhäutig
92 2 beliebt
93 1 kraftvoll
94 3 anständig
95 3 gelassen
96 3 milde
97 3 nicht-aggressiv
98 3 zufrieden
99 3 unkompliziert

1	2	3	4	5
11	8	4	11	6

Haben Sie z.B. das Wort Nr. 9, »gefühlsbetont«, angekreuzt, dann machen Sie einen Strich im Auswertungskasten 2. Haben Sie das Wort Nr. 46, »prinzipientreu«, angekreuzt, so machen Sie einen Strich im Auswertungskasten 5. Haben Sie das Wort Nr. 82, »intrigant«, angekreuzt, so machen Sie keinen Strich.

Gehen Sie bei der Auswertung Ihrer Ergebnisse sorgfältig vor – selbst ein kleiner Fehler kann einen großen Unterschied im Gesamtergebnis machen. Falls Sie in den Kategorien 1 bis 5 insgesamt nur fünfzehn oder weniger Striche haben, ist das Ergebnis vielleicht weniger genau, als wenn Sie mehr Striche gehabt hätten. Machen Sie aber keinen Zweitdurchgang, damit Sie mehr Striche bekommen, denn damit würden Sie das Ergebnis nur verfälschen.

Übertragen Sie nun die Zahlen auf die nächste Tabelle, indem Sie die entsprechende Zahl mit einem Punkt versehen. Verbinden Sie dann die ersten vier Punkte zu einem Linienmuster.

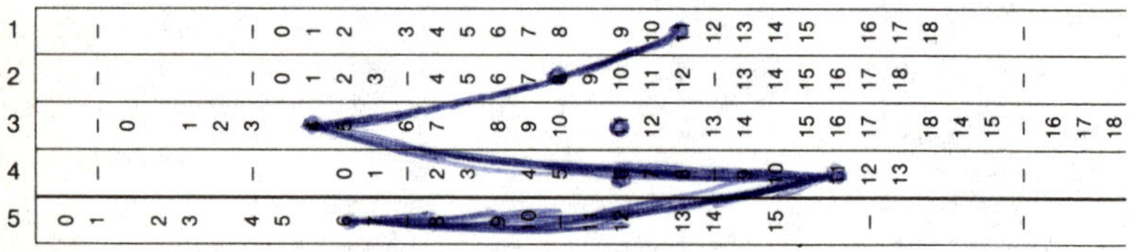

Wenn Ihre Ergebnisse z.B. 1: 12, 2: 8, 3: 6, 4: 4 und 5: 9 lauten, würde Ihr Muster so aussehen:

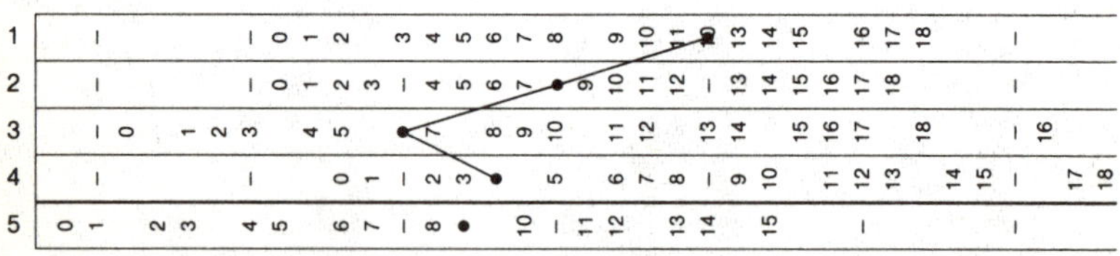

Sie haben nun ein Bild Ihrer natürlichen Veranlagungen kreiert, jenes Verhaltensmusters, das Ihnen am natürlichsten ist, sofern Sie sich selbst überlassen sind. Das ist sozusagen Ihre »natürliche Heimat«, die Seinsart, mit der Sie sich am wohlsten fühlen. Im folgenden geben wir Ihnen eine kurze Zusammenfassung der wichtigsten Verhaltensmuster, die durch diese Art von Test aufgezeigt werden. Vergessen Sie nicht, daß wir dabei keine Ansprüche auf Wissenschaftlichkeit oder Vollständigkeit haben; wir wollen Ihnen lediglich eine Möglichkeit der persönlichen Rückmeldung bieten, die Ihnen helfen soll, aus den folgenden Kapiteln mehr Nutzen zu ziehen und Ihre eigenen Wahrnehmungen über sich selbst besser einschätzen zu können.

Wir werden achtzehn verschiedene Verhaltensprofile besprechen: diese sind keineswegs die einzig möglichen. Falls Ihr Muster zwischen zwei verschiedenen Profilen liegt, weisen Sie wahrscheinlich eine Mischung der jeweiligen Eigenschaften auf. Außerdem werden alle Verhaltensweisen von Faktoren beeinflußt, die hier nicht voll berücksichtigt werden können, wie z.B. Energie, Arbeitsmoral, Flexibilität und Stärke der Veranlagung.

Schließlich sind wir alle fähig, uns zu verändern, wenn auch in verschiedenem Ausmaß. Es gibt vielleicht Situationen, in denen das hier beschriebene Verhalten dem Ihren überhaupt nicht ähnelt. Die entscheidende Frage ist jedoch, ob das Profil Ihr Verhalten unter normalen Umständen beschreibt.

Der akribisch genaue Typ

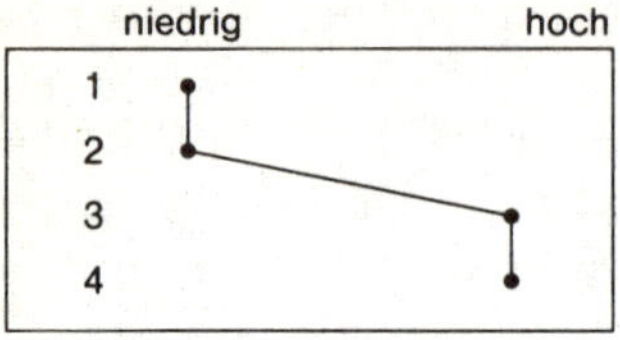

Dieser Typ. . .

. . . neigt dazu, möglichst gründlich und genau zu sein.
. . . geht sehr praktisch vor.
. . . meidet Konfrontationen und Auseinandersetzungen.
. . . liebt eine gemächliche Arbeitsatmosphäre.
. . . ist nachgiebig und stellt andere gern zufrieden.
. . . entscheidet reaktiv und vorsichtig.
. . . sucht Hilfe, Information und häufig den Konsens.
. . . ist umsichtig und sorgfältig.
. . . ist nicht impulsiv und will Fakten, bevor er handelt.
. . . schätzt Ordnung und festgelegte Arbeitsabläufe.
. . . wertet gern Daten, Details und Einzelheiten aus.
. . . delegiert normalerweise ungern.
. . . neigt zu systematischer und ordentlicher Arbeitsweise.

Eigenschaften dieses Typs sind z.B.:

sensibel	methodisch	detailorientiert
höflich	korrekt	rücksichtsvoll
analytisch	umsichtig	aufmerksam
ruhig	entgegenkommend	beherrscht
vorsichtig	reaktiv	verantwortlich

Der liebenswürdige, nachgiebige Typ

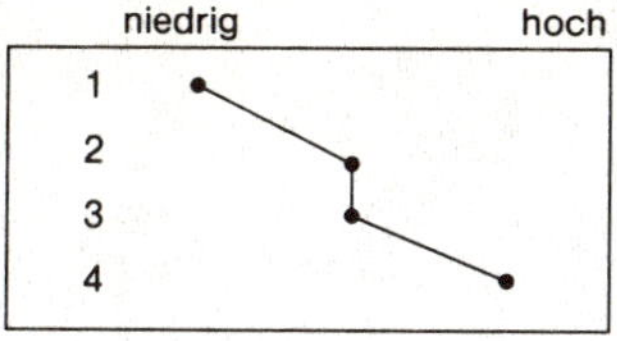

Dieser Typ. . .

. . . fällt Entscheidungen erst dann, wenn er über ausreichende Daten verfügt.
. . . ist sehr verantwortungsbewußt und hält sich streng an eingegangene Verpflichtungen.
. . . ist eher kooperativ und geht Konfrontationen gern aus dem Weg.
. . . neigt dazu, alles »nach Vorschrift« zu erledigen.
. . . gehört gerne einer Gruppe an, ist aber ungern ihr Führer.
. . . löst Probleme auf objektive, vernünftige Weise.
. . . fühlt sich in starkem Maße verpflichtet.
. . . kommt gut mit Termindruck zurecht.
. . . wird von anderen im sozialen Umgang als korrekt beurteilt.
. . . kann als schüchtern und zurückhaltend angesehen werden.
. . . kommt gut mit komplizierten und komplexen Daten zurecht.
. . . wählt meist das geringste Risiko.
. . . arbeitet nicht gern schneller als gewohnt.
. . . ist oft der stereotype »Organisationsmensch«.

Eigenschaften dieses Typs sind z.B.:

methodisch	nachgiebig	formell
genau	vorsichtig	reserviert
ruhig	bescheiden	genügsam
sensibel	verletzlich	datenorientiert

Der geduldige Typ

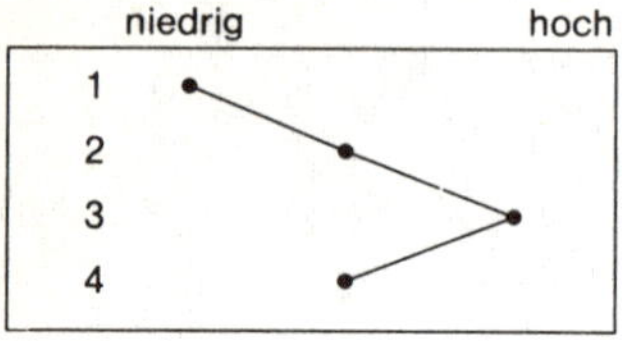

Dieser Typ. . .

. . . macht gerne alles so, wie es »immer« gemacht wurde, und folgt gerne vorgeschriebenen Arbeitsabläufen und Autoritätspersonen.
. . . plant und entscheidet mit großer Sorgfalt.
. . . ist Veränderungen gegenüber wenig aufgeschlossen.
. . . erledigt an ihn delegierte Arbeit sehr zuverlässig.
. . . kommt Autoritätspersonen gerne entgegen.
. . . neigt zu Nachgiebigkeit.
. . . reagiert meist etwas empfindlich auf Kritik.
. . . liebt harmonische Beziehungen und will von anderen akzeptiert werden.
. . . neigt dazu, sich mit dem Status quo zufriedenzugeben.
. . . zeigt meist nicht seine Gefühle.
. . . bringt die beste Leistung, wenn klare Strukturen und eindeutige Anweisungen vorgegeben werden.
. . . gehört gerne einer Gruppe an, ist aber ungern ihr Führer.
. . . ist Freunden und Familienmitgliedern gegenüber loyal.

Eigenschaften dieses Typs sind z.B.:

entspannt	liebenswürdig	hilfsbereit
geduldig	vorsichtig	milde
gelassen	zufrieden	vertrauenswürdig
positiv	zuverlässig	routineorientiert

Der soziale, politische Typ

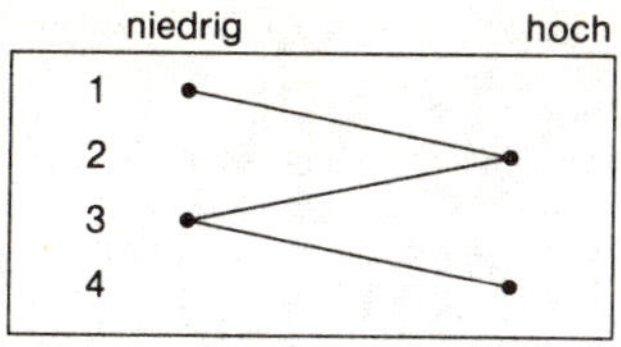

Dieser Typ. . .

. . . liebt den Kontakt mit Menschen.
. . . initiiert soziale Kontakte und Freundschaften.
. . . braucht Anerkennung von Kollegen und Vorgesetzten.
. . . arbeitet am liebsten nach bekannten Schemata und vorgegebenen Arbeitsabläufen.
. . . ist normalerweise heiter, optimistisch und höflich.
. . . ist flexibel im Umgang mit unterschiedlichen Persönlichkeitsstrukturen.
. . . will gerne als hilfsbereit und kooperativ gesehen werden.
. . . engagiert sich oft für karitative Zwecke.
. . . möchte Konfrontationen, Reibungen und Unannehmlichkeiten vermeiden.
. . . sorgt sich aufrichtig um das Wohlergehen anderer.
. . . entwickelt einen selbstbewußten, gewandten Stil.
. . . ist meist politisch bewußt und scharfsinnig.
. . . ist stets sensibel im Umgang mit anderen.

Eigenschaften dieses Typs sind z.B.:

freundlich	höflich	optimistisch
redegewandt	energisch	hilfsbereit
zufrieden	kooperativ	tolerant
charmant		liebenswert

Der freundliche Typ

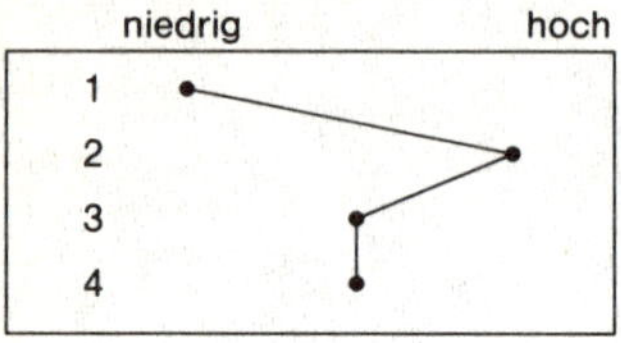

Dieser Typ. . .

. . . wirkt sehr natürlich und initiiert gern soziale Kontakte.
. . . hat meist einen guten, nicht aggressiven Sinn für Humor.
. . . zieht es vor, Ziele durch andere und mit anderen zu erreichen.
. . . freut sich aufrichtig über Kontakte mit anderen Menschen.
. . . schätzt gute Manieren, Höflichkeit und Gewandtheit.
. . . ist liebenswert und wird von den meisten Menschen gemocht.
. . . wird allgemein als angenehm empfunden.
. . . schätzt Beziehungen hoch ein.
. . . kann Schwierigkeiten haben, andere gerecht zu beurteilen.
. . . geht bereitwillig Beziehungen ein.
. . . kann auch Fremden schnell die Befangenheit nehmen.

Eigenschaften dieses Typs sind z.B.:

optimistisch	herzlich	gewandt
zugänglich	flexibel	heiter
lebhaft	extravertiert	sozial
entgegenkommend	nett	ruhig

Der Dienstleistungstyp

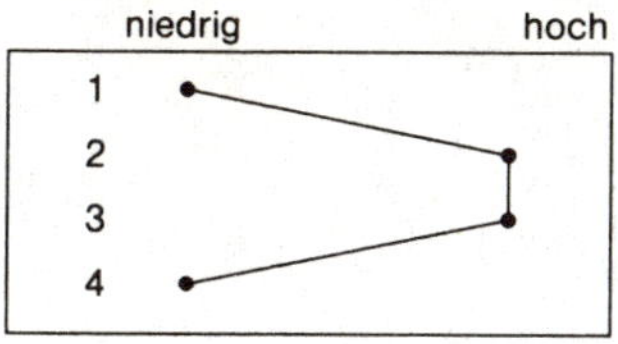

Dieser Typ. . .

. . . ist freimütig und vertritt starke Überzeugungen.
. . . liebt eine herzliche Arbeitsatmosphäre.
. . . unterstützt gern andere.
. . . ist anderen gegenüber allgemein positiv eingestellt.
. . . verläßt sich leicht auf andere.
. . . kann sich leicht entmutigen lassen, wenn andere ihre Verpflichtungen nicht einhalten.
. . . ist sehr zugänglich, auch für Fremde.
. . . kann leicht über alles und mit jedem plaudern.
. . . kann als guter Zuhörer angesehen werden.
. . . ist ruhig und gesammelt, auch in Krisensituationen.
. . . arbeitet am besten in der Gruppe.
. . . arbeitet am besten ohne Druck oder Eile.
. . . kann sehr eigensinnig sein, wenn er oder sie mit Leitsätzen oder Systemen nicht einverstanden ist.

Eigenschaften dieses Typs sind z.B.:

freundlich	ruhig	aufrichtig
konzentriert	liebenswürdig	milde
geduldig	hilfsbereit	zugänglich
interessiert	humorvoll	selbstbewußt

Der gründliche, genaue Typ

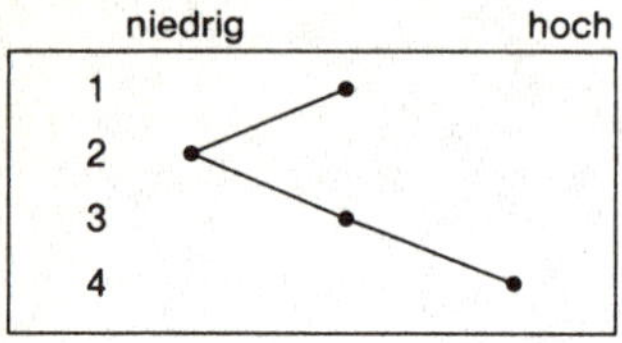

Dieser Typ. . .

. . . plant und organisiert mit großer Sorgfalt.
. . . agiert lieber im Hintergrund auf unauffällige Weise.
. . . neigt dazu, die Dinge im Griff zu haben, wenn das Risiko möglichst gering gehalten wird.
. . . versucht, sich nach Gruppendruck und -normen zu richten.
. . . versucht, den Erwartungen anderer gerecht zu werden.
. . . geht Risiken meist aus dem Weg, wenn der Erfolg nicht so gut wie garantiert ist.
. . . kann als pingelig gesehen werden.
. . . ist weder impulsiv noch vorschnell und überdenkt alles sehr sorgfältig.
. . . ist eigenen Wertvorstellungen sehr treu.
. . . arbeitet ordentlich und sauber.
. . . ist gerne für alle Eventualitäten gerüstet, um das Risiko zu minimieren.
. . . schätzt Qualität hoch ein.
. . . schätzt Sicherheit und Geborgenheit.

Eigenschaften dieses Typs sind z.B.:

genau	ruhig	schlau
analytisch	sorgfältig	detailorientiert
hartnäckig	präzise	perfektionistisch
skeptisch	pragmatisch	ausgeglichen
ordentlich	gründlich	überkritisch

Der kalkulierbare Typ

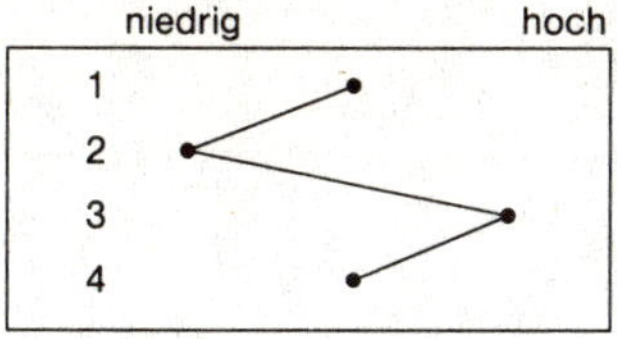

Dieser Typ. . .

. . . wird von anderen oft als unflexibel angesehen.
. . . liebt Gewohnheiten, Routine und festgelegte Arbeitsabläufe.
. . . gerät nur langsam in Wut, aber dann um so heftiger.
. . . bevorzugt eine herzliche Arbeitsatmosphäre.
. . . arbeitet am besten nach vorgegebenen Schemata und Regeln.
. . . ist stolz auf eigene Leistung.
. . . kann ein Eigenbrötler und schwer zugänglich sein.
. . . zieht den Status quo der Veränderung vor.
. . . ist normalerweise ein guter Zuhörer.
. . . ist zu äußerster Aufmerksamkeit und Konzentration fähig.
. . . denkt praktisch.
. . . ist meist milde und beherrscht.
. . . kann entscheidungsschwach und wankelmütig sein.

Eigenschaften dieses Typs sind z.B.:

logisch	ordentlich	bedächtig
gelassen	ausgeglichen	schüchtern
entspannt	konsequent	pragmatisch
praktisch	milde	hartnäckig
reserviert	kooperativ	zurückgezogen

Der genaue, fordernde Typ

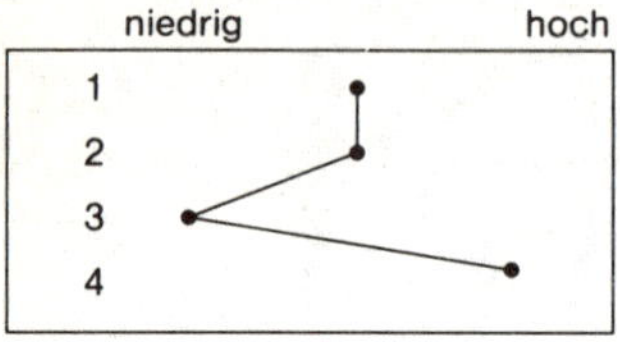

Dieser Typ. . .

. . . neigt dazu, vertraute Aufgaben ruhig und gelassen anzugehen.
. . . langweilt sich schnell bei Routine und Wiederholung.
. . . analysiert Situationen meist, bevor er handelt.
. . . sträubt sich etwas gegen Veränderung.
. . . legt großen Wert auf Details.
. . . versucht, Risiko und Gefahr zu vermeiden.
. . . ist leicht reizbar und beklagt sich häufig.
. . . trifft Entscheidungen aufgrund von Erfahrung und nach gewohntem Muster.
. . . kann gut die Arbeit anderer reproduzieren.
. . . möchte Konfrontationen und Reibungen aus dem Weg gehen.
. . . verlangt Daten, Schemata, feste Anweisungen.
. . . ist sehr ordentlich und organisiert.
. . . gerät in Wut oder wird emotional, wenn er bedroht wird.
. . . kann äußerst defensiv sein.
. . . neigt dazu, angespannt und pingelig zu sein, und sorgt sich um Genauigkeit.

Eigenschaften dieses Typs sind z.B.:

angespannt	rastlos	pingelig
defensiv	ordentlich	datenorientiert
nachgiebig	skeptisch	genau
vorsichtig	besorgt	selbstkritisch

Der methodische Typ

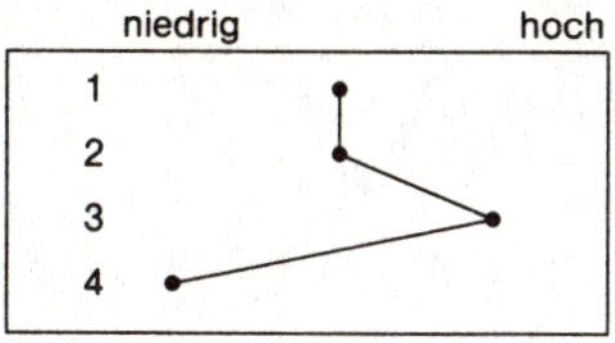

Dieser Typ. . .

. . . liebt es, Probleme gründlich zu untersuchen.
. . . kann unflexibel sein und sich gegen Veränderungen sträuben.
. . . ist selbstbewußt und weiß, »was richtig ist«.
. . . kann unangenehm und unsensibel sein, wenn Veränderungen verlangt werden.
. . . hat einen starken Sinn für angemessenes Verhalten.
. . . hat hohe persönliche Maßstäbe und erwartet das gleiche von anderen.
. . . kann als distanziert und wenig mitfühlend gesehen werden.
. . . arbeitet am besten, wenn er nur reagieren und selbst nicht agieren muß.
. . . kann auf andere undurchsichtig wirken.
. . . ist in einer behaglichen, stabilen Umgebung am produktivsten.
. . . nimmt nicht gerne die Dinge in die Hand.
. . . ist die sprichwörtliche »eiserne Faust im Samthandschuh«.
. . . provoziert selten Wut bei anderen, kann jedoch in starken Zorn geraten.
. . . ist stolz auf seine (ihre) Beherrschtheit und Fassung.
. . . neigt dazu, starke Bindungen und Loyalitäten zu schaffen.

Eigenschaften dieses Typs sind z.B.:

ausgeglichen	ernsthaft	gelassen
korrekt	selbstbeobachtend	rücksichtsvoll
zufrieden	stabil	dienstleistungs-orientiert
selbstbewußt	konservativ	bedächtig

Der sozial durchsetzungsfähige Typ

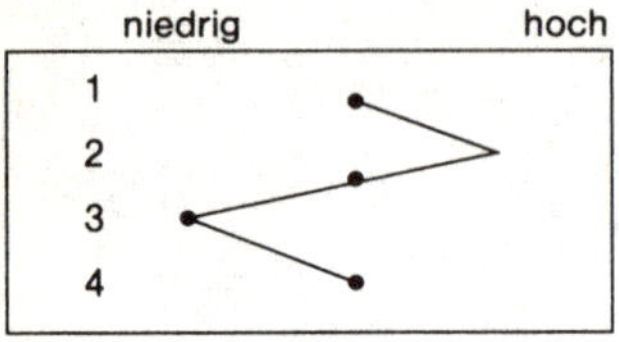

Dieser Typ. . .

. . . neigt dazu, im Kontakt mit Menschen die Dinge in die Hand zu nehmen.
. . . will den Umgang mit Menschen als Selbstzweck.
. . . ist sehr überzeugend und kann helfen, andere zu motivieren.
. . . glaubt, daß Zielsetzungen mit anderen und durch andere verwirklicht werden sollen.
. . . ist leicht durch andere zu beeinflussen, die redegewandt und selbstbewußt auftreten.
. . . genießt es, im Rampenlicht zu stehen und öffentliche Anerkennung zu bekommen.
. . . ist in den meisten Situationen selbstbewußt und selbstsicher.
. . . kann hinauszögern und Entscheidungen in letzter Minute treffen.
. . . kann entscheidungsschwach und wankelmütig wirken.
. . . kann manipulativ und unaufrichtig wirken.
. . . ist meistens gut im Delegieren.
. . . ist normalerweise angenehm, extravertiert und positiv.
. . . steckt andere durch seine Begeisterung an.

Eigenschaften dieses Typs sind z.B.:

einflußreich	freundlich	redegewandt
extravertiert	ruhelos	wankelmütig
energisch	lebhaft	zielorientiert
gewandt	selbstbewußt	sozial initiativ

Der überzeugende Typ

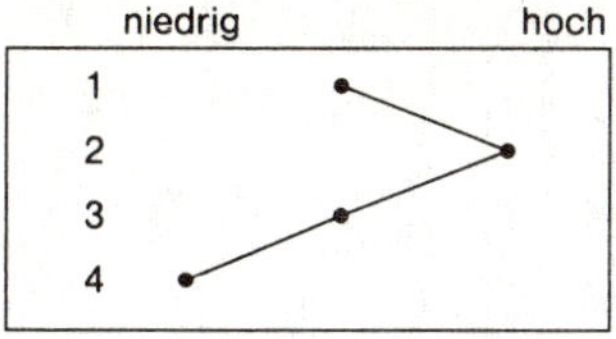

Dieser Typ. . .

. . . erreicht Zielsetzungen am liebsten mit anderen und durch andere.
. . . ist normalerweise äußerst redegewandt.
. . . setzt persönlichen Charme ein, um andere zu überreden.
. . . will gemocht und gern gesehen sein.
. . . betrachtet Kommunikationsfähigkeit als lebenswichtig.
. . . hat ein starkes Bedürfnis nach Anerkennung.
. . . sucht und braucht positive Beziehungen mit anderen.
. . . macht sich meistens viel Gedanken über sein äußeres Erscheinungsbild.
. . . ist energisch und gewandt im Umgang mit Menschen.
. . . ist häufig rechthaberisch.
. . . wird normalerweise von anderen als angenehm beurteilt.
. . . kann, wenn unter Druck, anmaßend werden.
. . . kann manchmal manipulativ und oberflächlich wirken.

Eigenschaften dieses Typs sind z.B.:

gewandt	höflich	charmant
extravertiert	ausdrucksvoll	zielorientiert
optimistisch	kultiviert	temperamentvoll
lebhaft	idealistisch	selbstsicher

Der kreative Typ

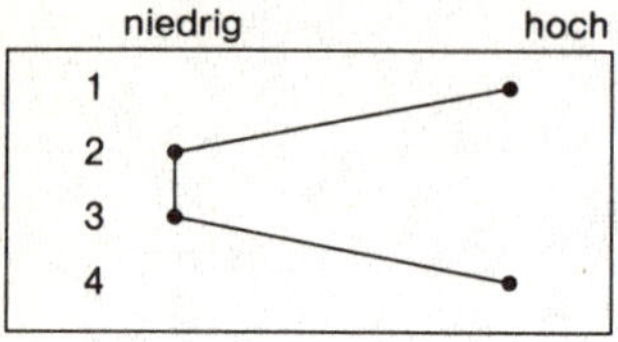

Dieser Typ. . .

. . . neigt dazu, in hohem Maße selbstkritisch zu sein.
. . . schwankt oft lange, bevor er Entscheidungen trifft.
. . . kann defensiv und leicht verletzbar sein.
. . . nimmt *nach* eingehender Prüfung der Tatsachen die Dinge in die Hand.
. . . liebt Veränderung und Vielfalt.
. . . arbeitet am besten unter einem eindeutigen System gerecht verteilter Belohnungen.
. . . hat unter Umständen Schwierigkeiten zu delegieren.
. . . neigt dazu, seine Meinung zu ändern.
. . . kann abstrakt denken und innovativ und kreativ sein.
. . . arbeitet Probleme nach verschiedenen Ansätzen durch.
. . . trifft Entscheidungen unabhängig, ist eigenverantwortlich.
. . . kann von anderen als »Besserwisser« angesehen werden.

Eigenschaften dieses Typs sind z.B.:

innovativ	logisch	selbstbeobachtend
pragmatisch	kreativ	präzise
genau	gewissenhaft	ergebnisorientiert
angespannt	entscheidungsschwach	kritisch
freimütig	methodisch	egozentrisch

Der analytische Typ

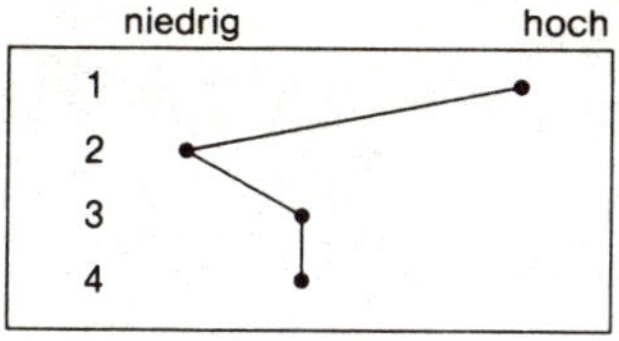

Dieser Typ. . .

. . . stellt sich Herausforderungen, indem er kalkulierbare Risiken eingeht.
. . . arbeitet am besten an der »lockeren Leine«.
. . . arbeitet am liebsten alleine.
. . . hat meistens sehr hohe Ansprüche.
. . . ist meist beherrscht und nicht leicht aus der Ruhe zu bringen.
. . . zeigt die Einstellung »Das mußt Du mir erst mal beweisen« und ist schwer zu beeinflussen.
. . . fordert Fakten und Beweise, nicht Annahmen.
. . . ist stolz auf logische, stichhaltige Schlußfolgerungen.
. . . neigt dazu, äußerst selbständig zu sein.
. . . kann direkt und sogar taktlos im Umgang mit anderen sein.
. . . übernimmt bei klarer Zielsetzung gerne die Führung.

Eigenschaften dieses Typs sind z.B.:

analytisch	skeptisch	problemorientiert
kritisch	zurückgezogen	resolut
vorsichtig	neugierig	selbständig
ängstlich	mißtrauisch	konkurrierend

Der hartnäckige Typ

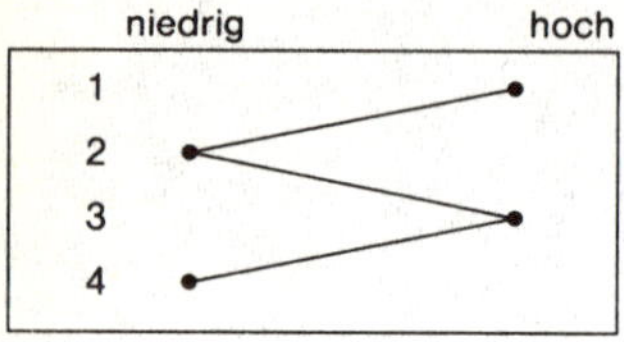

Dieser Typ. . .

. . . neigt dazu, sich gegen Veränderungen zu sträuben, die er nicht selbst in die Wege leitet.
. . . nimmt nicht gerne an gesellschaftlichen Anlässen teil.
. . . kommt am besten mit feststehenden Systemen, bekannten Mustern und Arbeitsabläufen zurecht.
. . . geht methodisch vor und hält sich an abgemachte Termine.
. . . braucht Zeit zum Nachdenken und Alleinsein.
. . . kann schwer zugänglich und schwer zu verstehen sein.
. . . ist äußerst gefaßt und zeigt nicht leicht seine Gefühle.
. . . kann sehr kritisch in bezug auf die Arbeit anderer sein.
. . . kann nachtragend sein, wenn er immer wieder geärgert wird.
. . . ist stolz auf seine Gewandtheit und Selbstbeherrschung.
. . . ist im allgemeinen von selbst nicht sehr wortreich.
. . . bevorzugt Projekte, die zu einem klaren Abschluß gebracht werden können.

Eigenschaften dieses Typs sind z.B.:

gelassen	methodisch	schüchtern
gewandt	stabil	beherrscht
vorsichtig	ruhig	initiativ
eigenbrötlerisch	rigide	ergebnisorientiert
kritisch	pingelig	penibel

Der Dampfmacher

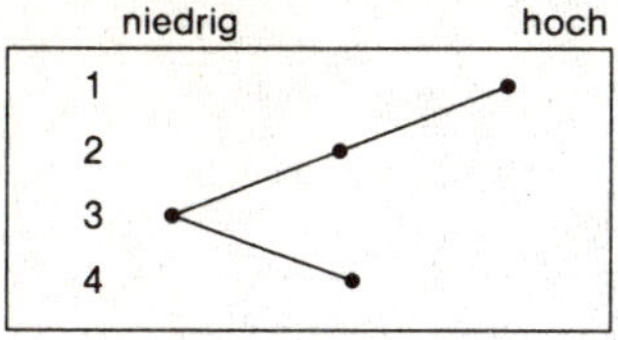

Dieser Typ. . .

. . . hat einen sehr starken Antrieb, Ergebnisse zu erzielen und Ziele zu erreichen.
. . . ergreift selbst die Initiative zum Handeln.
. . . liebt Veränderung und Vielfalt.
. . . trifft schnelle, bestimmte Entscheidungen.
. . . arbeitet gut unter Termindruck.
. . . arbeitet am besten an kurzfristigen Projekten.
. . . sucht nach besseren Wegen, um Ziele zu erreichen, und ist dabei innovativ.
. . . verliert in unbehaglichen Situationen die Geduld.
. . . kann anderen gegenüber unsensibel sein, besonders wenn er unter Druck gesetzt wird.
. . . kann als »tobender Stier« bezeichnet werden.
. . . strebt aktiv nach Macht und setzt sie auch ein.
. . . ist unerbittlich in der Konkurrenz gegen andere und im persönlichen Einsatz zur Erreichung von Zielen.

Eigenschaften dieses Typs sind z.B.:

bestimmt	ruhelos	ergebnisorientiert
unsensibel	angespannt	direkt
initiativ	unerbittlich	Herausforderungen gewachsen
innovativ	ungeduldig	Chancen witternd

Der Entscheidungsträger

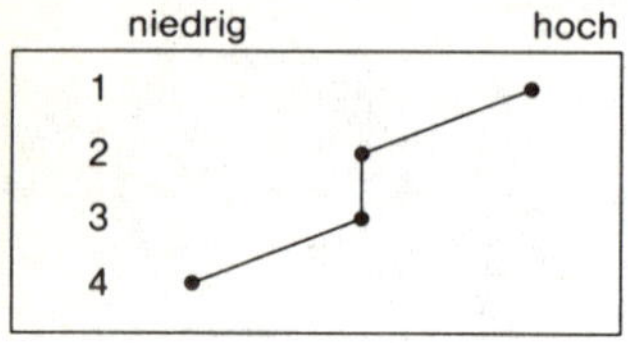

Dieser Typ. . .

. . . braucht Macht und Kontrolle.
. . . braucht Verantwortung und Autorität.
. . . drückt von selbst kühne und eigenständige Meinungen aus.
. . . ist äußerst entschlossen und zielgerichtet.
. . . ist normalerweise dominant und gebieterisch.
. . . konzentriert sich darauf, Aufgaben um fast jeden Preis zu erledigen.
. . . ist der sprichwörtliche »Macher«.
. . . trifft selbständige Entscheidungen schnell und kurz entschlossen.
. . . liebt die Herausforderung, Veränderung und Konkurrenz.
. . . ist risikofreudig.
. . . ist ein starker und konsequenter Problemlöser.
. . . strebt nach Vollendung und Selbstverwirklichung.
. . . kann in seinen Vorstellungen und Ansichten unflexibel sein.
. . . neigt zum Unternehmerischen und Innovativen.

Eigenschaften dieses Typs sind z.B.:

fortschrittlich	dominant	zielorientiert
unabhängig	bestimmt	beherrscht
unflexibel	gerecht	entschlossen
innovativ	durchsetzungsfähig	freimütig
kompetent	selbstbewußt	stark
		leistungsfähig

Der praktische Realist

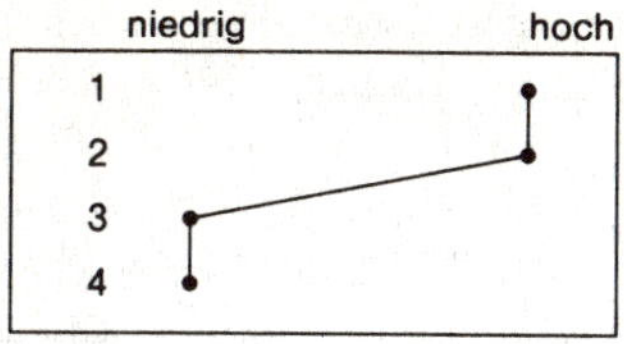

Dieser Typ. . .

. . . schätzt Vielfalt und Veränderung.
. . . liebt neue Herausforderungen und langweilt sich bei allzuviel Routine und Wiederholung.
. . . geht entschlossen und selbstbewußt auf Ziele zu.
. . . fühlt sich von Führungsrollen angezogen.
. . . kann als »Macher« gesehen werden.
. . . kann als ichbezogen gesehen werden.
. . . möchte neue Chancen und Herausforderungen schaffen.
. . . braucht es, an relativ kurzfristigen Projekten zu arbeiten.
. . . arbeitet problemlos unter Termindruck.
. . . ist normalerweise sehr gefühlsbetont und zeigt offen seine Gefühle nach außen.
. . . versteht es ausgezeichnet, neue Vorhaben in die Wege zu leiten.
. . . zeigt manchmal geringe Ausdauer bei der Durchführung von Projekten und in Detailfragen.
. . . ist risikofreudig und trifft schnell Entscheidungen.
. . . kann auf Menschen, die weniger Selbstsicherheit besitzen, bedrohlich wirken.

Eigenschaften dieses Typs sind z.B.:

direkt	unverblümt	entschlossen
optimistisch	begeistert	selbstsicher
überzeugend	energisch	bestimmt
extravertiert	dominierend	durchsetzungsfähig
zielgerichtet	ruhelos	dynamisch

Diese Profile können uns verstehen helfen, weshalb wir bestimmte Aspekte unserer Arbeit lieben oder hassen, weshalb wir die Ratschläge anderer begrüßen oder zurückweisen, weshalb wir uns von unseren Vorgesetzten motiviert oder entmutigt fühlen und weshalb wir mit anderen leicht zu einem Team zusammenwachsen oder aber bei den uns unterstellten Mitarbeitern Uneinigkeit stiften. Indem wir uns selbst verstehen, können wir mit der Zeit unsere Beziehungen mit anderen besser verstehen lernen. Dann sind wir auch in der Lage, Hinweise auf die Beweggründe für bestimmte Verhaltensweisen bei anderen Menschen zu erkennen und, was noch viel wichtiger ist, unsere Aufmerksamkeit auf die *Ursachen* dieses Verhaltens zu richten, anstatt anderen für die Folgen dieses Verhaltens die *Schuld* zuzuweisen.

Je besser sich das Verhaltensprofil mit den Anforderungen einer bestimmten Tätigkeit deckt, um so weniger muß das Verhalten zum Zweck des Erfolgs bewußt angepaßt werden – sei es nun seitens des Managers, des Angestellten oder des Unternehmens. Je schlechter die Übereinstimmung, um so bewußter, aktiver und konstruktiver muß der Einsatz sein, damit die betreffende Person sowohl auf der persönlichen als auch auf der unternehmerischen Ebene erfolgreich sein kann. Das sind sehr grundlegende Überlegungen, keineswegs weniger bedeutend als etwa die Frage, ob ein Bankangestellter zählen oder ein Pilot sehen kann. Doch während wir zur Feststellung dieser Fähigkeiten beispielsweise Rechen-Tests und Sehprüfungen durchführen können, verfügen wir meistens über keine Maßstäbe, die uns helfen würden, Verhaltensweisen besser einzuordnen (und wüßten wohl auch nicht, was wir mit ihnen anfangen sollten, falls wir sie hätten).

Diese Profile sollen eine Grundlage bilden zur Entwicklung entscheidender Führungsmaßstäbe bzw. -maßnahmen in einem Bereich, nämlich dem der Verhaltenskompatibilität, dem oft nicht genügend Beachtung geschenkt wird.

»Können« und »Wollen«

Verstehen Sie wirklich, was Ihre Arbeit von Ihnen verlangt? Die Frage ist gar nicht so einfach, wie sie zunächst erscheinen könnte. Zu diesem Zweck sind Stellenbeschreibungen (sofern überhaupt vorhanden) notorisch schlecht geeignet, weil sie sich meistens darauf beschränken, die wichtigsten erwarteten Leistungen, d. h. den Output, die Aufgaben und den Verantwortungsbereich zu umreißen. Von unmittelbarem Interesse bei der Einschätzung der *Kompatibilität* sind jedoch Input, Ergebnisse und Zuständigkeitsbereiche. Das sind die Parameter, die uns helfen können, festzustellen, ob das Verhaltensprofil zum Anforderungsprofil paßt, weil es dabei um »Wollen«, und nicht nur um »Können« geht.

Eine Klientin, die sich bei mir beruflich beraten lassen wollte, war geradezu beispielhaft für das Problem Können kontra Kompatibilität. Sie arbeitete auf Kommission als Vermittlungsberaterin bei einer großen Personalvermittlungsfirma. Obwohl sie bei der Vermittlung von Stellen eine hohe Erfolgsquote erzielte, machte die Arbeit sie dennoch unglücklich.

»Mein Vorstellungsgespräch lief sehr gut«, erzählte sie, »und nachdem der Geschäftsführer meinen Lebenslauf durchgesehen hatte, sagte er mir, ich sei die eindrucksvollste Bewerberin, die sich jemals bei ihm vorgestellt hätte. Und tatsächlich erzielte ich im ersten Jahr meiner Arbeit dort die zweitbeste Erfolgsquote im ganzen Büro. Dieses Jahr werde ich sogar die Nummer eins sein.«

Trotz ihrer guten Leistung hatte sie aber zwischenmenschliche Probleme mit ihren Mitarbeitern, spürte, wie ihre Energie nachließ, und hatte plötzlich Entscheidungsschwierigkeiten bei Fragen, die sie bis dahin problemlos gelöst hatte. Es handelt sich hier um ein Problem, das ich schon bei vielen hochbegabten Menschen beobachtet habe – sie unterscheiden nicht zwischen dem, was sie tun *können*, und dem, was sie tun *wollen.* Ein Mensch, der über eine breite Palette von Fähigkeiten, einen starken Intellekt und ein positives Selbstbild verfügt, kann eine ungeheure Vielfalt von Tätigkeiten verrichten. Ob dieser Mensch die erforderliche Leistung auch *auf Dauer* bringen kann, ist allerdings eine ganz andere Frage.

Sie haben sicher schon einmal solche Leute gesehen (möglicherweise sogar im Spiegel). In Vorstellungsgesprächen sind sie unschlagbar, und wenn man seinen Lebensunterhalt als professioneller Stellenbewerber verdienen könnte, dann hätten sie ausgesorgt. Sie verstehen es, alle ihre Kräfte, ihren Verstand und ihre Energien zu mobilisieren, um fast jedes Ziel zu erreichen, das sie sich vornehmen, selbst wenn sie keinen bestimmten Bezug dazu haben, der es ihnen leichter machen würde. Nach der anfänglichen Herausforderung, ihr Können unter Beweis zu stellen, verflüchtigen sich allerdings ihre Energie und die Motivation, das dafür nötige Verhalten aufrechtzuerhalten.

Genau das war der Vermittlungsberaterin passiert. Sie legte äußerst hohen Wert auf zwischenmenschliche Beziehungen und Interaktion und hatte sehr klare Wertvorstellungen darüber, wie Menschen miteinander umgehen sollten. Aber sie fand sich in einer Tätigkeit wieder, die zwar angeblich sowohl Arbeitgeber wie Arbeitnehmer dienen sollte, doch in Wirklichkeit Teil einer »Fabrik« war, die es sich zum Ziel machte, innerhalb möglichst kurzer Zeit so viele Arbeitskräfte wie möglich zu vermitteln. Eine Mißerfolgsspanne, d.h. schlechte Übereinstimmungen zwischen Verhaltensprofil der Arbeitskraft und Anforderungsprofil der Tätigkeit, war in die an ihre Arbeit geknüpften Erwartungen eingebaut.

Dadurch geriet sie in einen ungeheuren inneren Konflikt. Sie war hin- und hergerissen zwischen ihrer Erfahrung als hervorragende Bewerbungskandidatin und leistungsfähige Vermittlerin von Arbeitskräften auf der einen Seite und, auf der anderen, ihrem ureigenen Bedürfnis, anderen Menschen mit Sensibilität und Rücksicht zu begegnen. Ihr Streßpegel stieg allmählich an, obgleich sie gute Leistungen brachte, und die daraus resultierende Frustration begann, ihre Beziehungen, ihr Privatleben und ihre Gesundheit zugrunde zu richten. Letztendlich litt auch ihre Arbeitsleistung darunter. Sie war der klassische Fall eines Menschen, der ein breites Spektrum von Tätigkeiten ausüben könnte, der das dafür erforderliche Verhalten jedoch nur für einige wenige dieser Arbeiten aufrechterhalten kann. Es ist äußerst wichtig, daß solche Menschen die Möglichkeit haben, sowohl ihre angeborene Veranlagung als auch jene Verhaltensweisen herauszufinden, die für langfristigen Erfolg in von ihnen angestrebten Positionen erforderlich sind.

Die meisten von uns müssen ähnliche Entscheidungen treffen. Eine Arbeit verrichten können heißt noch lange nicht, sie gerne zu verrichten oder sie auf Dauer verrichten zu wollen. Eine der besten Möglichkeiten, dies festzustellen, besteht darin, einen Vergleich zwischen den Verhaltensanforderungen der Arbeit und Ihren natürlichen Verhaltensweisen anzustellen. Je weniger Sie sich anpassen müssen (bzw.

je weniger Energie Sie aufbringen müssen, um sich zu verändern), um so wahrscheinlicher ist es, daß Sie die erforderlichen Verhaltensformen auf lange Sicht aufrechterhalten können.

Bestandsaufnahme: die Arbeitsanforderungen verstehen

Wir haben ein kurzes »Inventar« mit 25 möglichen jobspezifischen Anforderungen zusammengestellt. Kreuzen Sie einfach Ja oder Nein an, je nachdem, ob Ihr Hauptaufgabenbereich die betreffende Anforderung in den *meisten* Fällen an Sie stellt oder nicht. Keine der Antworten ist gut oder schlecht, also versuchen Sie erst gar nicht, die Liste »auszutricksen«. Antworten Sie einfach so aufrichtig, wie Sie können.

Berufs-Inventar

Diese Tätigkeit erfordert in den meisten Fällen:	Ja	Nein
1. Sorgfalt und Aufmerksamkeit für Details	____	____
2. Ein hohes Maß an Genauigkeit	____	____
3. Ein Mindestmaß an Kreativität	____	____
4. Strikte Einhaltung von Richtlinien und Arbeitsabläufen	____	____
5. Eher Detailorientierung als den »großen Überblick«	____	____
6. Ständige Wiederholung gleicher Arbeitsgänge	____	____
7. Ein hohes Maß an Geduld und Toleranz	____	____
8. Die Erledigung von Routineaufgaben	____	____
9. Mehr Zuhören und Nachdenken als Handeln	____	____
10. Bewährte Lösungen statt Innovationen	____	____
11. Wichtige Aktionen gemeinsam mit anderen angehen	____	____
12. Offizielles oder inoffizielles Führen	____	____
13. Beeinflussungs- und Überredungskünste	____	____
14. Öffentliche Auftritte und Vorträge	____	____
15. Aufbau von Beziehungen und Konsensfindung	____	____

16. Schnelles, kraftvolles Handeln ____ ____
17. Das Eingehen beträchtlicher Risiken ____ ____
18. Antreiben und Problemlösen ____ ____
19. Das Beseitigen oder Umgehen von Hindernissen ____ ____
20. Ein hohes Maß an Kontrolle und Bestimmtheit ____ ____

---

21. Sensible, verständnisvolle Rücksichtnahme auf andere ____ ____
22. Großes Vertrauen, Zuverlässigkeit und Loyalität ____ ____
23. Starkes Selbstbewußtsein und gutes Selbstwertgefühl ____ ____
24. Hohes Maß an Gewandtheit und Selbstbeherrschung ____ ____
25. Starken Glauben daran, »was für mich richtig ist« ____ ____

Tragen Sie nun die Anzahl der Ja-Antworten in die nachstehende Bewertungsskala ein, indem Sie die entsprechende Zahl einkreisen:

Anforderungen 16-20	0	1	2	3	4	5
Anforderungen 11-15	0	1	2	3	4	5
Anforderungen 6-10	0	1	2	3	4	5
Anforderungen 1- 5	0	1	2	3	4	5
Anforderungen 21-25	0	1	2	3	4	5

Verbinden Sie nun die ersten vier Punkte zu einer Linie, und vergleichen Sie dann dieses Tätigkeitsprofil mit dem persönlichen Verhaltensprofil, das Sie vorhin erstellt haben. Inwieweit stimmen sie überein? Sind sie sich ähnlich?

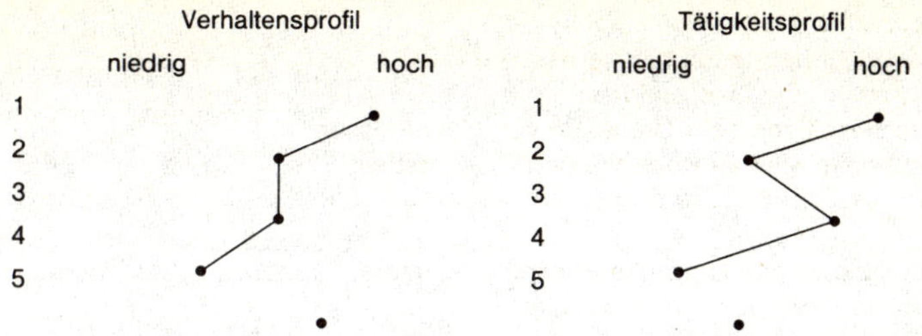

Sind sie ganz unterschiedlich?

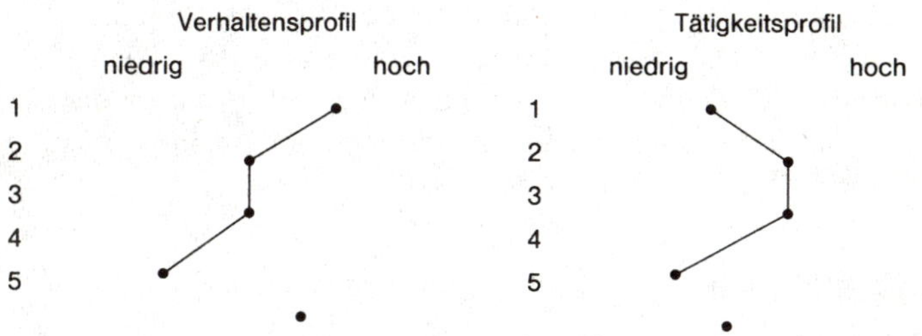

Sind sie völlig entgegengesetzt?

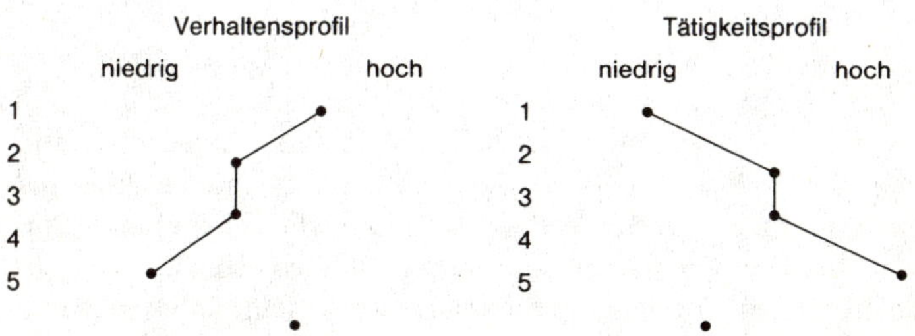

Der Vergleich dieser beiden Profile sollte einen ersten Indikator dafür ergeben, wie gut Ihre natürliche Veranlagung den Verhaltensweisen entspricht, die für Ihre Arbeit nötig sind. Diese Übereinstimmung bzw. mangelnde Übereinstimmung beeinflußt Ihre Arbeitsleistung, Ihren Streßpegel, Ihre Kontaktfähigkeit und viele andere arbeitsspezifische Anforderungen. Diesen Zusammenhang werden wir in den folgenden Kapiteln noch ausführlicher behandeln; an dieser Stelle wollen wir uns erst einmal einem Vergleich zwischen unserer Selbstwahrnehmung und unserer gegenwärtigen Umgebung zuwenden.

Selbstwahrnehmung und Realität

Gehen wir davon aus, daß die Wahrnehmung für unser Verhalten und unsere Arbeitsleistung von grundlegender Bedeutung ist, so spielt dabei die Selbstwahrnehmung die zentrale Rolle. Definieren wir die größere Realität als diejenige, die die meisten Menschen wahrnehmen, so gibt es drei Möglichkeiten der Selbstwahrnehmung:

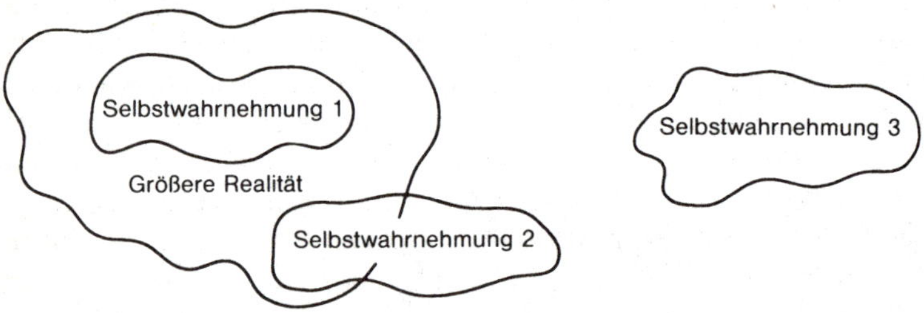

Der Mensch mit der ersten Art von Selbstwahrnehmung ist fest verankert in der größeren Realität. Das bedeutet, daß seine bzw. ihre Handlungen mit den Erwartungen der meisten Menschen im Hinblick darauf, was als angemessenes Verhalten zu betrachten ist, übereinstimmen. Dieser Mensch mag dynamisch oder schüchtern, kühn oder zurückhaltend sein, doch sein Verhalten bewegt sich im Rahmen der üblichen Sitten und Gebräuche.

Die zweite Art von Selbstwahrnehmung kennzeichnet einen Menschen, der sich auf der Kippe befindet zwischen der größeren Realität und seiner eigenen Realitätswahrnehmung. Er oder sie mag gelegentlich (oder sogar häufig) Verhaltensweisen an den Tag legen, die (den gängigen Normen zufolge) unorthodox oder auffällig erscheinen. Solche Menschen können oft sehr schöpferisch veranlagt sein: Künstler, Schriftsteller, charismatische Führer usw. Andere mögen solches Verhalten als originell, als eine »Laune der Phantasie« betrachten oder es schlicht und einfach mit »Typisch Harry!« abtun. Man sagt, daß Jubal Early, ein General der Südstaaten zur Zeit des amerikanischen Sezessionskrieges im letzten Jahrhundert, gelegentlich glaubte, er sei ein Vogel, der auf seinem Kragen nach eingebildeten Körnern pickte. Vielleicht sagten seine Untergebenen einfach »Typisch Jubal!«, denn immerhin war er einer der besten Generäle der Konföderiertenarmee.

Menschen mit der dritten Art von Selbstwahrnehmung sind wir alle schon einmal begegnet. Das ist z.B. die Frau, über die alle, sobald sie den Raum betritt, flüstern: »Wie kann sie sich nur so anziehen?« Oder der Manager, über den sich alle Mitarbeiter beklagen, sobald er eine Sitzung abschließt: »Wie kann er nur so mit uns umgehen? Weiß er denn nicht, wie sich das auf die Arbeitsmoral auswirken wird?« Der Frau würde es jedoch nicht im Traum einfallen, daß irgend jemand auch nur das Geringste an ihrer Kleidung auszusetzen haben könnte, und der Manager ist absolut überzeugt, daß sein Vorgehen in der Situation das beste ist. Nur wenige Menschen kleiden sich absichtlich so, daß sie von anderen begafft werden, oder gehen bewußt so mit anderen um, daß diese sich auflehnen müssen. Doch in solchen Fällen ist die Selbstwahrnehmung weit entfernt von der größeren Realität gemeinsamer Wahrnehmungen und Erwartungen. Es handelt sich um abweichendes Verhalten, das sich auf Wahrnehmungen gründet, die sich grundlegend vom allgemein üblichen unterscheiden. Was hören wir aber meistens in bezug auf solches Verhalten? »Was kann man schon von einer Frau erwarten?« oder »Was kann man von jemandem mit seiner Herkunft schon erwarten?« oder »So ein Verhalten ist ganz typisch für Leute in seinem Alter.« Doch solche Reaktionen sind blanker Unsinn, gefärbt von Gefühlen und Vorurteilen, die unser Denken trüben und unsere Beziehungen stören. Zu solchen platten Vereinfachungen wird jedoch gerne gegriffen, weil wir uns damit die schwierigere Arbeit ersparen, nämlich die Bemühung um ein tieferes Verständnis unseres eigenen Verhaltens.

In seinem klassischen Buch *Self Consistency* stellt Prescott Lecky fest:

> Wir sehen uns selbst auch als größeren Gruppen zugehörig.... Akzeptieren wir diese Definitionen von uns selbst als Mitglieder von Gruppen, so ist es ebenso wichtig, sich nach dieser Definition zu verhalten wie nach unserer Definition von uns selbst als isolierten Einzelpersonen. Sofern ein Mensch sie jedoch nicht akzeptiert, wird er sich auch nicht der Definition entsprechend verhalten. Der Kriminelle ist hierfür ein offenkundiges Beispiel. (Lecky 1951)

Vergleichen Sie die Eigenschaften, die Sie zu Beginn des Selbst- Tests in diesem Kapitel angaben, um sich selbst zu beschreiben, mit denen des Verhaltensprofils. Stimmen sie weitgehend überein, so kennen Sie sich wahrscheinlich recht gut und nehmen auch richtig wahr, wie Sie auf andere wirken (Selbstwahrnehmung 1). Weichen sie geringfügig voneinander ab, so haben Sie möglicherweise die zweite Art von Selbstwahrnehmung, d.h. Sie werden von anderen (oder von sich selbst) manchmal so wahrgenommen, wie Sie sich selbst sehen, und manchmal nicht. Stimmen nur wenige oder gar keine der Eigenschaftswörter mit Ihrem Verhaltensprofil überein, so hat Ihre Selbstwahrnehmung unter Umständen nichts mit der Realität zu tun, wie die meisten Menschen sie sehen.

Inwieweit sind wir die unfreiwilligen Opfer unserer Selbstwahrnehmung, lassen dabei unser eigenes Potential unausgeschöpft und andere Menschen zu kurz kommen? Inwieweit sind wir uns eigentlich im klaren darüber, welche der drei oben beschriebenen Arten der Selbstwahrnehmung auf uns oder auf andere zutrifft?

Manchmal ist es schwer, unsere Selbstwahrnehmung mit der Realität in Übereinstimmung zu bringen. Die Hauptursache für mangelnde Übereinstimmung ist mangelnde Rückmeldung. Sind z.B. Ihre Autoreifen nicht richtig in der Spur, so können Sie spüren, wie das Lenkrad zittert oder wie Ihr Auto beim Fahren nach links oder rechts zieht. Es gibt jedoch keinen solchen sensorischen Rückkoppelungsmechanismus, der uns automatisch auf das Abdriften unserer Wahrnehmungen aufmerksam macht. Jeder von uns kann in die »Erfolgsfalle« tappen, eine tatsächliche *Trübung* unserer

Aufmerksamkeit bei zunehmender Selbstverständlichkeit unserer Erfolge.

Die Notwendigkeit bewußter Kompetenz

Probieren Sie einmal die folgende Übung: Zählen Sie ruhig von eins bis vier und verschränken Sie bei eins und drei Ihre Hände und bei zwei und vier Ihre Arme. Das heißt also: Hände-Arme-Hände-Arme, auf vier Schläge. Fertig? Los!

Jetzt wiederholen Sie die Übung, jedoch diesmal umgekehrt, mit dem anderen Daumen bzw. Arm nach oben. Eins, zwei, drei, vier. . . los!

Haben Sie einen Unterschied bemerkt? Wenn Sie so sind wie 99,9 Prozent Ihrer Artgenossen, ging es beim zweiten Mal langsamer und schwieriger. Wir verschränken unsere Hände bzw. Arme immer so, daß derselbe Daumen bzw. derselbe Arm oben ist, unser ganzes Leben lang. Doch dieses Phänomen ist nicht nur für den Menschen charakteristisch. Auch eine Klapperschlange rollt sich ihr ganzes Leben lang immer in die gleiche Richtung zusammen, entweder im oder gegen den Urzeigersinn. Es handelt sich hier um motorische Fähigkeiten, und die gehen in Fleisch und Blut über. (Welchen Daumen bzw. Arm Sie oben haben, hat wohlgemerkt nichts damit zu tun, ob Sie Rechts- oder Linkshänder sind.)

Verhaltensweisen, sogar Denkmuster gehen auf ähnliche Weise in Fleisch und Blut über, bis wir sie nicht mehr analysieren oder hinterfragen. Ich habe z.B. Schwierigkeiten, meine Krawatte zu binden, wenn ich über die einzelnen Schritte nachdenke, die ich dabei mache. Bevor Sie das nun meiner persönlichen Unzulänglichkeit zuschreiben, denken Sie nur einmal an all die Menschen in Ihrem Bekanntenkreis, die bestimmte Dinge nur rein mechanisch erledigen können und völlig aufgeschmissen sind, wenn sie in der Mitte anfangen oder die einzelnen Schritte erläutern sollen. Ich kann Ihnen versichern, daß ich mich in sehr guter Gesellschaft befinde.

Eine Sequenz verschiedener Arten von Kompetenz kann folgendermaßen dargestellt werden:

Unbewußte Inkompetenz

↓

Bewußte Inkompetenz

↓

Bewußte Kompetenz

↓

Unbewußte Kompetenz

Als Sie das erste Mal Ihre Hände verschränkten, handelten Sie aus einer unbewußten Kompetenz heraus. Sie haben die Handlungen ausgeführt, ohne darüber nachzudenken, ebenso wie Sie in bestimmten Teilbereichen Ihrer Arbeit oder im Umgang mit anderen Menschen manchmal unbewußt vorgehen. Als Sie den Daumen bzw. den Arm vertauschen sollten, wurden Sie, wenn auch nur eine Sekunde lang, zurückgeworfen in die bewußte Kompetenz. Sie mußten darüber nachdenken, wie man es macht.

Das klassische Beispiel für diese Sequenz beginnt mit einem Kind, das die Schuhe nicht zubinden kann und nicht weiß, daß sie zugebunden gehören – unbewußte Inkompetenz. Dann lernt das Kind, daß die Schuhe zugebunden werden müssen, kann es aber nicht selber machen – bewußte Inkompetenz. Also lernt das Kind, die Schuhe zuzubinden, indem es sich darauf konzentriert, den einen Senkel zur Schleife zu machen, den anderen herumzuwickeln und durchzuziehen usw. – bewußte Kompetenz. Schließlich bindet das Kind seine Schuhe zu, ohne darüber nachzudenken – unbewußte Kompetenz.

Wieviele Bereiche Ihrer Arbeit und Ihrer Beziehungen erledigen Sie mit unbewußter Kompetenz? Das ist der Segen und der Fluch erfolgreicher Menschen. Während die unbewußte Kompetenz ihnen auf der einen Seite schnelles und wirksames Handeln ermöglicht, schließt sie auf der anderen Seite eine genaue Überprüfung des Handelns aus. Unsere Verhaltensweisen auswerten, verbessern, begreifen und mitteilen können wir jedoch nur durch bewußte Kompetenz. Wenn Ihre Großmutter eine Hühnersuppe kocht, tut sie das mit unbewußter Kompetenz – eine Prise von diesem, eine Messerspitze von jenem, und wer weiß, was sonst noch dazukommt? Auch wenn die Suppe vorzüglich schmeckt, Sie selbst können sie jedenfalls nicht nachkochen, und sogar die Suppe der Großmutter schmeckt von Mal zu Mal ein bißchen verschieden. Solche mangelnde Kalkulierbarkeit mag im Falle eines Kochrezeptes noch angehen, aber als Grundlage für Arbeitsbeziehungen und Arbeitsleistungen reicht sie einfach nicht aus.

Bei jeder wie auch immer gearteten Tätigkeit, sei es der eines Zolleinnehmers für Straßengebühren, eines Schalterangestellten in einer Bank oder eines Flugzeugpiloten, gibt es lediglich drei grundlegende Komponenten der Kompetenz. Die erste ist die der grundsätzlichen körperlichen Fähigkeit. Verfügen Sie über die erforderlichen physischen Eigenschaften, um die Arbeit zu verrichten, oder können Sie sie in irgendeiner Weise kompensieren? Der Flugzeugpilot muß sehen und hören und mit empfindlichen Bedienungsvorrichtungen umgehen können. Der Schalterangestellte muß Wechselgeld herausgeben und Geldscheine zählen können. Der Zolleinnehmer muß seine Hand zum Auto ausstrecken können, um Mautschein und Geld entgegenzunehmen. Körperliche Fertigkeiten kann man entwickeln (wenn Sie schwere Kisten schleppen müssen, können Sie Muskeln aufbauen) oder kompensieren (wenn Sie sich im Büro bewegen müssen, jedoch nicht laufen können, können Sie einen Rollstuhl benutzen).

Die zweite Komponente umfaßt Fertigkeiten und Kenntnisse. Diese werden erworben und sind meist, wenn auch in unterschiedlichem Ausmaß, erlernbar. Der Schalterangestellte muß zählen und bestimmte Bankformulare ausfüllen können. Er wird zweifellos schon zählen können, sich aber unter Umständen ausbilden lassen müssen, um die Formulare richtig ausfüllen zu können. Der Zolleinnehmer muß Auskünfte geben können, muß wissen, wie er mit Zahlungswilligen umgeht, Falschgeld erkennen können usw. Der Flugzeugpilot muß navigieren können, wissen, was in Notfällen zu tun ist, und den Treibstoffverbrauch kalkulieren können. Niemand kommt mit allen für diese Tätigkeiten erforderlichen Fertigkeiten auf die Welt, und niemand würde sie ohne eigenes Dazutun einfach so erwerben. Doch all diese Fertigkeiten und Kenntnisse können von manchen Menschen erlernt werden.

Arbeitskompatibilität: Veranlagung und Tätigkeit aufeinander abstimmen

Die meisten Unternehmen kriegen es relativ gut hin, potentielle Mitarbeiter auf körperliche Fähigkeit sowie auf Fertigkeiten und Kenntnisse hin zu testen und einzuschätzen. Die dritte, ebenso wichtige Komponente lassen sie dabei jedoch nahezu gänzlich außer acht: die Kompatibilität von persönlicher Veranlagung und Tätigkeit, die der Arbeitsleistung zugute kommt. Die richtige Übereinstimmung zwischen individuellen Verhaltensweisen und solchen, die zur Ausübung einer bestimmten Tätigkeit erforderlich sind, ist ein grundlegendes Element erfolgreicher Arbeitsleistung, die allerdings nur selten gelingt. Sie ist jedoch besonders wichtig, da es in diesem Punkt weniger Möglichkeiten der Kompensation gibt als in den anderen beiden. Manche Tätigkeiten erfordern ein hohes Maß an Geduld und Aufmerksamkeit für Details – Buchhaltung etwa, oder das Versicherungswesen oder die Chirurgie, um nur einige zu nennen. Ein Mensch mit wenig Geduld und geringer Liebe zum Detail, der aus welchem Grund auch immer in eine solche Position geraten ist, kann Schlimmes anrichten, nicht nur innerhalb des Unternehmens, sondern auch in seiner eigenen Psyche. Dies kann trotz aller Fähigkeiten und aller Kenntnisse, die dieser Mensch mitbringen mag, verheerende Folgen haben – für die Jahresbilanz, für Schadensersatzansprüche oder gar für Menschenleben.

Unser Zolleinnehmer z.B. verrichtet eine langweilige, höchst eintönige Arbeit. Wenn er ein hohes Maß an Geduld besitzt, wird diese Arbeit diesem Menschen besser entsprechen als einem Menschen, der äußerst ungeduldig ist und sich nach Veränderung und Vielfalt sehnt. Je weniger sich solche Faktoren miteinander decken, um so wahrscheinlicher werden innerer Konflikt, schlechte Arbeitsleistung und Streß die Folgen sein. (Vgl. auch Kapitel 5, in dem näher auf das Phänomen Streß und dessen Beziehung zur Arbeitskompatibilität eingegangen wird.) Sie fragen, was einen Menschen mit einem geringen Maß an Geduld wohl dazu bringt, eine Arbeit anzunehmen, die ein hohes Maß an Geduld erfordert? Die gleichen Gründe, die zu Beginn dieses Kapitels zitiert wurden: Gruppendruck, finanzielle Gründe, Ehrgeiz oder sozialer Druck. Oft gehen wir einer Arbeit oder sogar einer ganzen Karriere aus genau den falschen Gründen nach und vergessen dabei das Wichtigste: Wie gut entspricht die Arbeit unserem Temperament und unserer Veranlagung? Unser Verhalten kann zwar etwas modifiziert, jedoch nicht grundlegend verändert werden. Dem Manager z.B., der sich hundeelend fühlt, weil er eine Abteilung leitet, die ihn zu Tode langweilt, ist durch keine Gehaltserhöhung zu helfen. Er wird dann ein etwas wohlhabenderer, aber immer noch gelangweilter Manager sein. Das Unternehmen ist genauso daran schuld, wenn es einen ungeduldigen Menschen als Zolleinnehmer einstellt, wie der Zolleinnehmer selbst, wenn er einen solchen Job nur deshalb annimmt, weil die Sozialleistungen gut sind und die Arbeit als sicher gilt.

Vor einigen Jahren bat die amerikanische Fernsehgesellschaft CBS meine Firma, sich um ein »Problem« zu kümmern, das sie mit der Telefonzentrale hatte. Es hieß, die Telefonistinnen würden grundlegende Fehler machen, Anrufer zu lange warten lassen, Anrufe falsch verbinden und allgemein schlechte Leistungen zeigen. Die Telefonistinnen wurden einer neuen Aufsicht unterstellt, doch ohne Erfolg. Die Geschäftsleitung kam zu dem Schluß, daß es sich um ein »Schulungsproblem« handeln müsse, und fragte uns, welche Art von Schulung wohl die beste sei.

Zu unserem großen Erstaunen fanden wir heraus, daß die Telefonzentrale ausschließlich von Frauen mit Universitätsabschluß besetzt war. Wir erfuhren, daß die meisten von ihnen diese Arbeit nur deshalb angenommen hatten, weil es sich dabei um den einzigen verfügbaren Job handelte, der auch nur im entferntesten mit einer Tätigkeit beim Fernsehen – ihrem wirklichen Berufsziel – zu tun hatte. So hatten diese ehrgeizigen, durchsetzungsfähigen Mitarbeiterinnen keinerlei Interesse daran, Telefonanrufe weiterzuleiten, und brachten jede frei Minute damit zu, auf ihre Vorgesetzten Druck auszuüben, sie zu befördern. Sie hatten einen Fuß bereits in der Tür, und mit dem anderen wollten sie auch noch hinein. Als wir bei der Geschäftsleitung nachfragten, weshalb gerade diese Einstellungen erfolgt waren, bekamen wir eine nicht weiter überraschende »Weisheit« zur Antwort: Man hielt es für ein gutes Geschäft, zu dermaßen niedrigen Gehältern Mitarbeiter mit hohem Bildungsgrad zu bekommen. Wahrhaftig ein tolles Geschäft!

Obwohl Unternehmen also in bezug auf Fähigkeiten, Fertigkeiten und Kenntnisse schon einige Überlegungen anstellen, machen sie sich selten die Mühe, zu prüfen, wie gut die persönlichen Voraussetzungen eines Mitarbeiters den Anforderungen einer bestimmten Arbeit entsprechen. Jeder von uns versucht, sich in einem möglichst günstigen Licht darzustellen, besonders bei einem Vorstellungsgespräch oder wenn wir für eine andere Position in Betracht gezogen werden. Die meisten von uns können vieles machen. Die Frage ist aber: *Wollen wir es denn auch?* Ich könnte mich dem Eignungstest für den Job als Zolleinnehmer unterziehen und wahrscheinlich gut dabei abschneiden. Und ich bin sicher, daß ich beim Vorstellungsgespräch ein gutes Bild eines Mautners abgeben könnte. Die Arbeit würde mich aber binnen zwanzig Minuten langweilen, und ich wäre todunglücklich. Es handelt sich hier um ein einfaches Beispiel – doch wie steht es mit den vielen Menschen, wie Sie selbst vielleicht, die viele Male im Verlauf ihrer Karriere gefragt werden, ob sie nicht eine »bessere« Stelle wollen, eine mit beträchtlichen Vergünstigungen und einem traumhaften Gehalt, *oft jedoch eine, die sie genauso unglücklich machen würde wie mich als Zolleinnehmer?*

Zu Beginn dieses Kapitels fragten wir nach der wahren Motivation Ihres Zahnarztes. Zahnärzte in den USA haben die zweithöchste Selbstmordrate von allen untersuchten Berufsgruppen. (An erster Stelle stehen die Psychologen.) Ich kenne keine wissenschaftliche Studie, die dieses Phänomen erklärt, obgleich viele ganz blauäugig davon ausgehen, es hänge in irgendeiner Weise mit der Depression des Zahnarztes aufgrund seiner Verbindung mit Schmerz zusammen. Mag sein, doch ich glaube es eigentlich nicht. Zahnärzte beenden ihr Studium meist mit erheblichen Schulden wegen ihrer Ausbildungs- und Praxiseinrichtungskosten. Haben sie sich einmal etabliert, so üben erfolgreiche Zahnärzte einen Beruf aus, der es ihnen ermöglicht, sowohl diese beträchtlichen Schulden abzubezahlen als auch einen großzügigen Lebensstil zu führen. Und dort liegt möglicherweise der Hase im Pfeffer.

Eine gutgehende Zahnarztpraxis ist in ihrer Gemeinde verwurzelt. Im Unterschied zu den meisten Freiberuflern ist ein Zahnarzt in hohem Maße auf seinen regelmäßigen Patientenstamm angewiesen. Die Arbeit des Zahnarztes ist eine sitzende Tätigkeit. Hinzu kommt, daß die Arbeit sich ständig wiederholt. Trotz der Fortschritte in der Zahnarztpraxis und der Zahntechnologie konzentriert sich die Arbeit im wesentlichen auf die Zahnpflege und -behandlung. Stecken Sie nun jemanden, der sehr durchsetzungsfähig ist, der Veränderung und Vielfalt liebt, und der wenig Liebe zum Detail hat, in eine solche Arbeit, und schon haben Sie einen äußerst frustrierten und unzufriedenen Menschen.

Diese Beschreibung trifft natürlich nicht auf alle Zahnärzte zu. Doch bei denjenigen, auf die sie zutrifft, beginnt die Diskrepanz zwischen der individuellen Veranlagung und den Verhaltensweisen, die diese Arbeit erfordert, die Inkompatibilität also, sich auf die Leistung und/oder die Arbeitsmoral nachteilig auszuwirken. Warum wird ein solcher Mensch überhaupt Zahnarzt? Aus den ganzen falschen Gründen, die wir schon vorher genannt haben: weil seine Eltern Zahnärzte waren oder weil die Verdienstmöglichkeiten attraktiv erschienen oder weil Freunde Zahnmedizin studierten. So etwas geschieht laufend. Wenn Sie Veränderung und Aufregung lieben, Ihre Arbeit aber Wiederholung und Regelmäßigkeit erfordert, wird irgendwann einmal die Zeitbombe hochgehen.

Die besten Zahnärzte, die ich kennengelernt habe, *lieben* die Zahnmedizin. Fragt man sie nach einem Backenzahn, so kommen sie ins Schwelgen und lassen sich ausgiebig über die Geschichte des Zahnschmelzes aus. Früher fand ich das ganz schrecklich, aber inzwischen habe ich erkannt, daß je mehr sich ein Zahnarzt für die Zahnmedizin begeistert, die Wahrscheinlichkeit um so größer ist, daß er zufrieden ist und sein Handwerk versteht. Bei Ärzten, die eine Sprechstunde unterbrechen, um einen Anruf von ihrem Vermögensberater entgegenzunehmen, werde ich äußerst nervös. Bei Arbeiten, die Routine und Aufmerksamkeit für Details erfordern, will ich es auch mit Leuten zu tun haben, die Routine lieben und sich mit Genuß den Details hingeben.

Jeden Tag stellen Unternehmen und die Menschen, die sie führen, die falschen Leute als »Zahnärzte« ein, ob es sich nun um leitende Versicherungsangestellte, Handelsvertreter, Werbetexter oder einen Fast-Food-Koch handelt. Woher ich das weiß? Nun, weil ich jeden Tag die Folgen davon zu spüren bekomme, so wie Sie auch. Sie erleben doch auch die Telefonistin, die mürrisch Auskunft gibt, den Rechtsanwalt, der nicht zurückruft, die Empfangsdame, die eine Nachricht nicht weiterleitet, den Kreditberater, der vergißt, Sie auf alle Möglichkeiten hinzuweisen, die Ihnen offenstehen. Mangelnde körperliche Fähigkeit? Nein. Mangel an Fertigkeiten oder Kenntnissen? Auch nicht, selbst wenn das Unternehmen möglicherweise versucht, diesen Mitarbeitern mehr und bessere »Schulung« zukommen zu lassen, um ihre Arbeitsleistung zu verbessern. Es liegt ganz einfach an der mangelnden Übereinstimmung zwischen ihrer individuellen Veranlagung und dem für diese Arbeit erforderlichen Verhalten.

Unser Verhalten am Arbeitsplatz ist weder zufällig noch in allen Einzelheiten festgelegt. Persönliche Verhaltensweisen sind das Ergebnis der Selbstwahrnehmung, die durch laufende Rückmeldungen genau geprüft werden kann – und sollte. Solche Rückmeldung kann nur dann effektiv sein, wenn wir bereit sind, in unserem Handeln und unserem Einwirken auf andere mit bewußter Kompetenz vorzugehen, und darauf achten, daß wir nicht von der »Erfolgsfalle« eingelullt werden.

Die Wechselbeziehungen zwischen unserer persönlichen Veranlagung, dem bei unserer Arbeit erforderten Verhalten und unserer Selbstwahrnehmung könnten so aussehen:

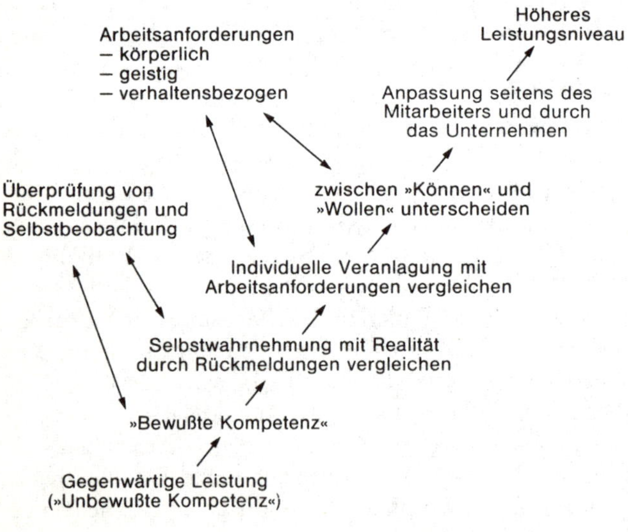

Beachten Sie, daß dies signifikante Auswirkungen für den Manager und das Unternehmen haben kann – »höhere Arbeitsleistungen«. Führungspraktiken, die Verhaltensfragen berücksichtigen, sind für die wirksame Nutzung der menschlichen Arbeitskraft unerläßlich. Manager sollten ganz gezielt:

- bei der Einstellung und Auswahl von Mitarbeitern zwischen »Können« und »Wollen« unterscheiden;
- Rückmeldungsmechanismen anbieten, damit Mitarbeiter laufend ihre Selbstwahrnehmung und die Wahrnehmung anderer überprüfen können;
- die Verhaltensanforderungen jeder Tätigkeit klären;
- dafür sorgen, daß gute Arbeitsleistung stets mit einer neuen und frischen Herausforderung konfrontiert wird, um die Schlingen der »Erfolgsfalle« zu vermeiden; und
- bei der Bewertung von Arbeitsleistung und Entscheidungen über Beförderungen die Übereinstimmung zwischen persönlicher Veranlagung und Arbeitsanforderungen prüfen.

Das sind große Anforderungen, aber diese Richtlinien bilden das Fundament jedes Führungssystems, das an Spitzenleistungen interessiert ist. In den folgenden Kapiteln wollen wir Ihnen das nötige Wissen und die nötigen Methoden an die Hand geben, die Ihnen helfen werden, diese zu erreichen.

Kapitel 2
Das Mosaik der Verhaltensfaktoren

Denn freier Wille bedeutet nicht ein einziger Wille, sondern viele verschiedene Willen, die in einem Menschen miteinander im Widerstreit stehen.
Flannery O'Connor

Wie etwa der Kauf eines Ferraris, bevor man überhaupt die Fahrprüfung bestanden hat, so mag das Streben nach Spitzenleistungen ehrgeizig oder gar arrogant erscheinen, wenn man die Grundlagen noch nicht richtig erfaßt hat. Es heißt zwar immer, daß wir uns um Ziele bemühen sollten, die über unsere normale Reichweite hinausgehen, doch wonach wir die Hand ausstrecken, sollte zumindest in Sichtweite sein.

Viele Unternehmen verfügen jedoch nicht einmal über die nötigen Grundkompetenzen, um in den nächsten Jahren überhaupt zu überleben, geschweige denn um Spitzenleistungen zu erzielen. Und diese Kompetenzen fehlen auf allen Ebenen, von der Poststelle bis hin zur Chefetage.

Sie glauben das nicht? Dann kreuzen Sie doch unten einmal an, welche Situationen Sie in den vergangenen sechs Monaten selbst erlebt haben:

___ Ein Handwerker nennt Ihnen einen Tag (eine Uhrzeit nennt er nicht), an dem er bei Ihnen eine Installations- oder Reparaturarbeit ausführen will. Sie opfern die Zeit und bleiben zu Hause, aber der Handwerker läßt sich nicht blicken.

___ Eine Kreditkartengesellschaft macht einen Fehler bei Ihrer monatlichen Abrechnung, und etliche Telefonanrufe, Briefe und Monate sind nötig, bis er berichtigt ist.
___ Vor einem Bankschalter stehen Sie in einer Schlange, die sich im Schneckentempo vorwärtsbewegt. Hinter dem Schalter stehen mehrere Angestellte und plaudern unbekümmert.
___ Ihre Autowerkstatt »repariert« etwas, was kurz darauf wieder kaputtgeht.
___ Sie bekommen keine Reservierung fürs Flugzeug oder im Hotel, weil die Telefonleitungen ständig besetzt sind.
___ Sie haben alle möglichen Schwierigkeiten mit einer Versicherungsgesellschaft.

Wieviele der oben angeführten Situationen haben Sie angekreuzt? Die meisten Menschen kreuzen mindestens die Hälfte an, und ich erlebe solche Dinge andauernd. Obwohl es viele Ursachen dafür gibt, liegt der gemeinsame Nenner all dieser Situationen in einem Mangel an grundlegender Kompetenz.

In manchen Fällen kann der Mangel an Kompetenz wahrhaft grandiose Ausmaße annehmen. In seinem Buch *The Art of Problem Solving* zeigt Russel Ackoff, wie man durch selbstauferlegte Zwänge Probleme schaffen kann, wo im Grunde gar keine sind (Ackoff 1978).

Die fünf Verhaltensfaktoren

Will man auch morgen und übermorgen noch ein kluger Manager sein, so muß man die Gründe verstehen, weshalb Menschen sich in bestimmten Situationen in einer bestimmten Weise verhalten, und außerdem voraussehen können, wie sie sich in zukünftigen Situationen verhalten werden. Das erfordert geistige Arbeit, die jedoch ohne weiteres von jedem Durchschnittsmanager zu leisten ist. Doch heutzutage bevorzugt man billige, schnelle Lösungen – glatte, einprägsame Formeln, die es Managern ermöglichen, anstrengender Arbeit aus dem Weg zu gehen. Auf die Dauer bringt es der »Ein-Minuten-Manager« eben auch nur auf »Ein-Minuten-Lösungen«. Methoden mit geistreich klingenden Titeln wie »Management durch Herumlaufen«

bewirken gar nichts, wenn Manager nicht über die nötigen Fertigkeiten, Einsichten und Verhaltensweisen verfügen, um solche Methoden wirksam auf ihre eigene Situation zu übertragen. Statt dessen brauchen Manager praktische Ansätze, die es ihnen ermöglichen, in jeder Situation auf wirksame Weise Menschen zu führen und dabei ihr Augenmerk mehr auf Erfolge als auf bisherige Leistungen zu richten.

Es folgen fünf wesentliche Bereiche des Verhaltens, die einzeln und zusammen genommen die allgemeine Bandbreite der Verhaltensweisen abdecken, mit denen wir es bei der Arbeit im wesentlichen zu tun haben. Diese Bereiche entsprechen den fünf Linien der Tabellen im Kapitel 1, mit denen Sie Ihr Verhaltensprofil erstellt haben:

1. Durchsetzungsvermögen
2. Kontaktfreudigkeit
3. Ausdauer
4. Detailorientiertheit
5. Selbstbewußtsein

Wir wollen uns jeden dieser fünf Bereiche näher ansehen; dabei wollen wir beachten, daß es uns in erster Linie um die Übereinstimmung des persönlichen Verhaltensstils mit den Anforderungen der ausgeübten Tätigkeit geht. Anschließend werden wir das Gesamtbild betrachten, das sich daraus ergibt.

Durchsetzungsvermögen

Collis P. Huntington, der Gründer der amerikanischen Eisenbahngesellschaft Southern Pacific Railroad, zweifelte keinen Augenblick daran, daß ihm die Welt gehörte: »Alles, was nicht niet- und nagelfest ist, gehört mir, und alles, was ich losreißen kann, ist nicht niet- und nagelfest.« Durchsetzungsvermögen ist ein Maßstab für die Bereitschaft eines Menschen, einen Standpunkt offen und mit Nachdruck zu äußern. Menschen mit großem Durchsetzungsvermögen werden in einem Gespräch das Wort ergreifen, um eine stark empfundene Meinung kundzutun, auf den Tisch hauen, um einem Argument Nachdruck zu verleihen, und bereitwillig Konflikte riskieren, um ihren Standpunkt klar zu machen (und andere spüren zu lassen). Menschen mit geringem Durchsetzungsvermögen neigen dazu, von Meinungsäußerungen abzusehen, besonders wenn daraus ein Konflikt entstehen könnte. In den meisten Fällen werden sie den Meinungen anderer beipflichten, selbst wenn sie dafür persönliche Ziele kompromittieren oder opfern müssen. Beachten Sie, daß es sich hierbei um *verallgemeinernde Beschreibungen* handelt: Auch ein Mensch mit wenig Durchsetzungsvermögen kann sich auf einmal unter Umständen sehr gut durchsetzen, wenn es um eine Wertvorstellung oder Überzeugung geht, die ihm sehr wichtig ist, und ein Mensch mit starkem Durchsetzungsvermögen kann sich eher zurückhalten, wenn eine Frage für ihn unbedeutend ist oder es ihm aus taktischen Überlegungen ratsam erscheint, mehr auf Distanz zu gehen.

Die nachfolgende Skala sowie die vier weiteren in diesem Kapitel enthaltenen Skalen decken die normale Bandbreite menschlichen Verhaltens ab. Abweichendes Verhalten interessiert uns hier nur in dem Maße, wie es zur Definition der äußeren Grenzen unserer Skalen dient. So kann sehr starkes Durchsetzungsvermögen als angriffslustig, abweisend oder sogar feindselig erlebt werden; sehr geringes Durchsetzungsvermögen kann wie Apathie oder Teilnahmslosigkeit wirken. Wir aber beschäftigen uns mit dem normalen Bereich des Verhaltens zwischen diesen beiden Extremen. (Für die Wissenschaftler unter Ihnen: Wir betrachten auf einer Normalverteilungskurve alle Antworten innerhalb einer Standardabweichung.) Die Skala für Durchsetzungsvermögen sieht also so aus:

Durchsetzungsvermögen

abweichend	*niedrig*			*hoch*	*abweichend*
apathisch	furchtsam	zurückhaltend	direkt	energisch	angriffslustig

Normalbereich

Werfen Sie noch einmal einen kurzen Blick auf Ihre ersten Testergebnisse im Kapitel 1. Wo lagen Sie auf der ersten Linie, die ja, wie gesagt, das Durchsetzungsvermögen mißt? Vergessen Sie nicht, daß hiermit Ihr Verhalten in den *meisten* Fällen, aber nicht unbedingt in *allen* Fällen beschrieben wird. Nachstehend die Tabelle, die Sie zur Erstellung Ihres Persönlichkeitsprofils im Kapitel 1 verwendet haben, hier auf die Skala für Durchsetzungsvermögen ausgerichtet.

Durchsetzungsvermögen

abweichend niedrig — *abweichend hoch*

① | | 0 1 2 3 4 5 6 7 8 9 10 11 12 13 14 15 16 17 18 |
2 | | 0 1 2 3 | 4 5 6 7 8 9 10 11 12 | 13 14 15 16 17 18 |
3 | 0 1 2 3 4 5 6 7 8 9 10 11 12 13 14 15 16 17 18 |
4 | | 0 1 | 2 3 4 5 6 7 8 | 9 10 11 12 13 14 15 | 16 17 18
5 0 1 2 3 4 5 6 7 | 8 9 10 | 11 12 13 14 15 | |

Kontaktfreudigkeit

Sie weist auf das Ausmaß hin, in dem ein Mensch zwischenmenschliche bzw. soziale Kontakte initiiert. Sehr kontaktfreudige oder gesellige Menschen schließen schnell Bekanntschaft bzw. Freundschaft mit anderen und nehmen sogar fremden Menschen leicht die Befangenheit. Auf jeder Party stehen sie im Mittelpunkt, und sie sind meist redegewandt, lebhaft und ausdrucksstark. Sie suchen und haben Freude an Beziehungen. Menschen, die wenig kontaktfreudig sind, ziehen es eher vor, von anderen Menschen angesprochen zu werden, als selbst auf andere zuzugehen. Sie sind eher aufgaben- als beziehungsorientiert und können sich etwas unwohl fühlen, wenn sie soziale und/oder geschäftliche Kontakte knüpfen müssen. Sehr kontaktfreudige Menschen schreiten in einen Sitzungssaal voll von unbekannten Menschen und stellen sich sofort vor; so beginnen sie auf Anhieb, Beziehungen herzustellen. Weniger kontaktfreudige Menschen suchen sich einen sicheren Platz in den hinteren Reihen und lassen die ganze Szene auf sich wirken, wählen gezielt ihre Ansprechpartner aus und hoffen, daß jemand anderes sie zuerst anspricht. (Ahnen Sie jetzt langsam, wie wertvoll es sein kann, bestimmte Verhaltensweisen mit spezifischen Arbeitsanforderungen zu verknüpfen? Es ist natürlich noch recht früh dafür, doch welcher der beiden oben beschriebenen Typen würde wohl am ehesten einen guten Verkäufer abgeben, und welcher würde sich am besten für den Umgang mit geheimen und vertraulichen Informationen eignen?)

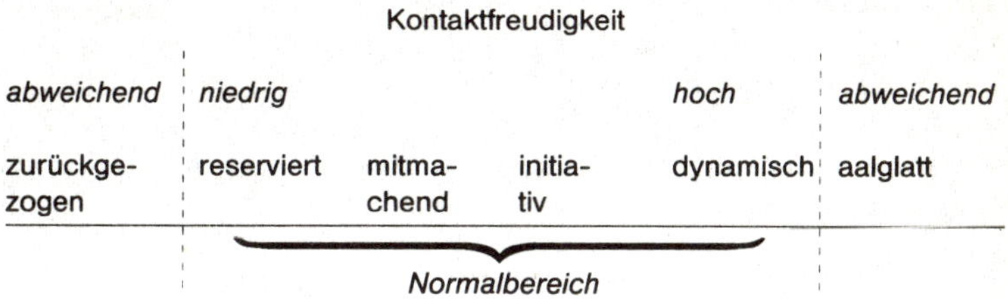

Abweichend hohe Kontaktfreudigkeit wird meist als »schmieriges« und unaufrichtiges Verhalten angesehen. »Händeschüttler« und im abwertenden Sinne Taktiker sind z.B. Menschen, die als übertrieben kontaktfreudig gelten können. Am anderen Ende der Skala sind die Eremiten und Einsiedler – und die gibt es nicht nur auf Berggipfeln, sondern auch am Arbeitsplatz. Wo liegen Sie auf dieser Skala?

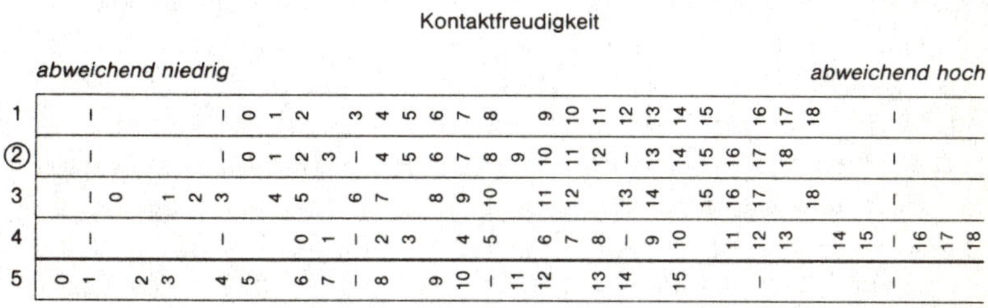

Sie haben jetzt zwei Rückmeldungen: eine über Ihr Durchsetzungsvermögen und eine über Ihre Kontaktfreudigkeit. Hatten Sie bei beiden eine hohe Punktzahl, so sind Sie wahrscheinlich energisch, gesellig, extravertiert und in gleichem Maße aufgaben- wie menschenorientiert. Hatten Sie bei beiden eine niedrige Punktzahl, so sind Sie wahrscheinlich eher reaktiv, zurückhaltend, risikoscheu und vorsichtig. Hatten Sie viele Punkte auf der Skala für das Durchsetzungsvermögen und wenige auf der Skala für die Kontaktfreudigkeit, so sind Sie wahrscheinlich zielorientiert und effizient im Erledigen von Aufgaben, und Sie ziehen es möglicherweise vor, als »Einzelkämpfer« aufzutreten. Haben Sie umgekehrt viele Punkte beim Durchsetzungsvermögen und wenige bei der Kontaktfreudigkeit erreicht, so sind Sie wahrscheinlich menschenorientiert und ausdrucksstark und ziehen es bei den meisten Aktivitäten vor und mit anderen und durch andere zu wirken.

Ausdauer

Menschen, die auf der Ausdauerskala eine hohe Punktzahl aufweisen, schätzen den Status quo. Sie mögen normalerweise keine Veränderungen, vor allem keine plötzlichen, und lieben Routine und Regelmäßigkeit. Es befriedigt sie, ähnliche Aufgaben immer und immer wieder auszuführen, und sie erzielen dabei beständig ausgezeichnete Ergebnisse. Menschen, die auf der Ausdauerskala eine niedrige Punktzahl erreichen, bevorzugen Veränderung, Abwechslung und Vielfalt. Sie fühlen sich nicht herausgefordert, wenn sie nicht ständig mit neuen Fragen und Situationen konfrontiert werden. Je weiter nach links ein Mensch auf dieser Skala liegt, um so mehr nervöse Energie besitzt er. Menschen mit geringer Ausdauer neigen dazu, Sitzungen und ähnliche Situationen, in denen sie sich eingesperrt fühlen, zu verabscheuen, und zeigen oft ihre Ungeduld durch Fingertrommeln, Fußgewackel und andere nervöse Gewohnheiten. Menschen mit einer abweichend hohen Ausdauer stecken in einem Trott fest und haben kein Bedürfnis danach, dem zu entrinnen.

Darunter finden Sie die Tabelle aus dem ersten Kapitel. Die Zahl, die Sie in der Zeile 3 eingekreist haben, zeigt Ihnen, wieviel Ausdauer Sie besitzen.

Ausdauer

abweichend	*niedrig*			*hoch*	*abweichend*
hyperaktiv	unruhig	ungeduldig	ruhig	gemächlich	unbeweglich
	Normalbereich				

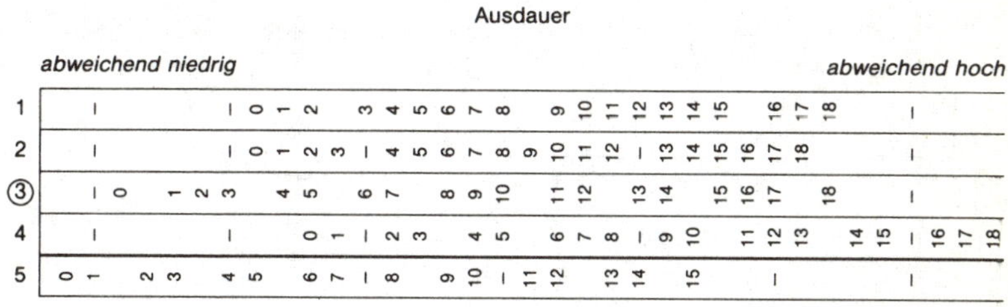

Kombinieren wir diese Rückmeldung mit den bisherigen Ergebnissen, so können wir z.B. beobachten, daß ein in hohem Maße ausdauernder, kontaktfreudiger Mensch dazu neigen wird, leicht ansprechbar und unbedrohlich zu sein, und sich wahrscheinlich die nötige Zeit nehmen wird, um anderen Menschen Sicherheit zu geben. Eine in gleichem Maße ausgeprägte Kontaktfreudigkeit in Verbindung mit niedriger Ausdauer wird jedoch Verhaltensweisen ergeben, die aufdringlicher, intoleranter und daher für andere bedrohlicher sind. Solche Verhaltensweisen sind weder gut noch schlecht, sie setzen jedoch voraus, daß alle Beteiligten sich im klaren sind über ihren Ursprung, ihre Auswirkungen und ihre Folgen.

Detailorientiertheit

Unser letzter Verhaltensfaktor betrifft die Detailorientiertheit. Menschen, die auf dieser Skala eine hohe Punktzahl erreichen, legen sehr hohen Wert auf Einzelheiten, Gründlichkeit, Genauigkeit und Anerkennung von anderen. Sie wollen gefallen und sich nach Vorschriften, bewährten Lösungen, festgelegten Arbeitsabläufen und Unternehmensrichtlinien richten. Menschen mit geringer Detailorientierung sind meist sehr selbständig. Sie legen wenig Wert auf Details und sind oft am ehesten als unternehmerisch und bahnbrechend zu bezeichnen.

Detailorientiertheit

abweichend	*niedrig*			*hoch*	*abweichend*
nihilistisch	denkt in großen Zusammenhängen	selbständig	richtet sich nach bewährten Lösungen	reglementiert	zwanghaft
	Normalbereich				

Verhalten, das von abweichend niedriger Detailorientiertheit gekennzeichnet ist, ist nihilistisch und zerstörerisch; abweichend hohe Detailorientiertheit wirkt hingegen unterwürfig und besessen.

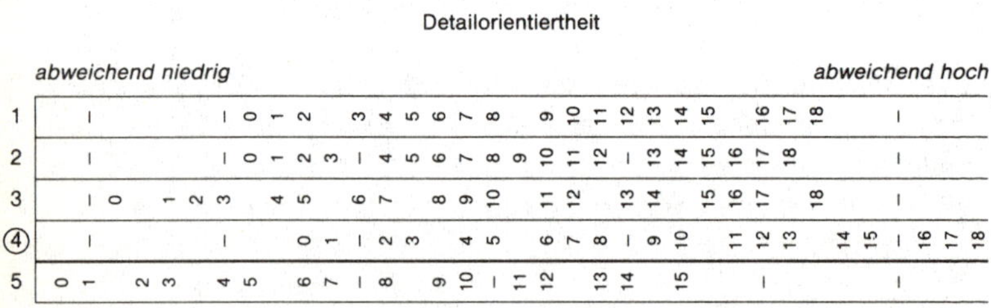

Mit dieser vierten Rückmeldung dürften Sie schon beobachten können, wie sich bestimmte Muster herauskristallisieren. Verhalten, das hohes Durchsetzungsvermögen und hohe Detailorientiertheit verbindet, ergibt eine Einstellung, die auch kleinere Details mit der größten Sorgfalt behandelt wissen und die Probleme aufgeschlüsselt, analysiert und schnell gelöst haben will. Geringes Durchsetzungsvermögen in Verbindung mit hoher Detailorientiertheit kennzeichnet eine analytische Vorgehensweise: Ein solcher Mensch unterzieht die kleinsten Einzelheiten einer eingehenden Prüfung und geht, falls er gleichzeitig große Ausdauer besitzt, bei der Lösung jedes Problems gewissenhaft, langsam und methodisch vor.

Auf den verschiedenen Kombinationsmöglichkeiten dieser Faktoren beruhen die Beschreibungen der 18 Verhaltensprofile in Kapitel 1. Es gibt eine endliche Anzahl von Kombinationen dieser Verhaltensformen, und die 18 Verhaltensprofile spiegeln diese grundlegenden Kombinationen und nicht irgendeine magische Formel wieder. Anhand der obigen Beispiele sollte es Ihnen nun möglich sein, eine Rückmeldung über Ihr eigenes Verhaltensmuster zu bekommen. Vergessen Sie nicht, daß es sich hier nicht um einen wissenschaftlichen Test handelt und Ihnen damit nur ein Bild davon gegeben werden soll, wie Sie sich *im Normalfall* verhalten. Jeder von uns ist in der Lage, sich zu ändern, und etwas später in diesem Buch werden wir uns mit unseren Möglichkeiten zur Veränderung noch ausgiebiger befassen. Doch vorher wollen wir uns noch weiteren verhaltensbestimmenden Faktoren zuwenden.

Selbstbewußtsein

Die letzte Skala gibt in etwa den Grad des Selbstbewußtseins, der sozialen Reife, der Rücksichtnahme auf andere und allgemein der Selbstachtung wieder.

Wenn Sie es hier auf eine hohe Punktezahl brachten, haben Sie höchstwahrscheinlich eine gute Vorstellung davon, wer Sie sind. Sie verfügen über ein klares Wertesystem und können dieses falls erforderlich wahrscheinlich auch gut artikulieren. Sie neigen dazu, auch unter Druck auf andere Menschen Rücksicht zu nehmen, und haben ein Gespür für geschäftliche und soziale Umgangsformen. Darüber hinaus wissen Sie auch, was für Sie richtig ist. Ihre Erfahrung und Ihr Hintergrund haben Sie mit einem »Ruder« ausgestattet, das Sie auch in den stürmischeren Wechselfällen des Lebens meist in die richtige Richtung lenkt. Sind Sie mit einem Rückschlag oder einer ungünstigen Situation konfrontiert, so hilft Ihnen dieses Gespür für sich selbst, sich nicht entmutigen zu lassen. Sie haben eine Vorstellung davon, wie Sie sich möglicherweise geirrt haben können, ob und wie die Situation hätte vermieden werden können und was aus dieser Erfahrung für die Zukunft zu lernen ist.

Selbstbewußtsein

abweichend	*niedrig*			*hoch*	*abweichend*
sprunghaft und ängstlich	unsicher	situationsabhängig gelassen	auf sich selbst vertrauend	äußerst selbstbewußt	übermäßig rigide und blind selbstbewußt
	Normalbereich				

Haben Sie hier eine niedrige Punktzahl erreicht, so ist Ihr Selbstbewußtsein (und möglicherweise auch Ihr Wertesystem) entweder noch nicht voll entwickelt oder, aus welchem Grund auch immer, gerade in einer Veränderung begriffen. Sie neigen möglicherweise dazu, Ihre eigenen Interessen um jeden Preis in den Vordergrund zu stellen und andere nur dann zu berücksichtigen, wenn Sie Ihre Ziele erreicht haben und sich diesen relativen Luxus erlauben können. Ihr Umgang in geschäftlichen und vielleicht auch sozialen Beziehungen ist möglicherweise eher situationsabhängig, wobei Ihre Reaktionen in starkem Maße von den spezifischen Umständen und den jeweiligen Persönlichkeiten abhängen. Menschen mit niedrigem Selbstbewußtsein sind manchmal neu in der Geschäftswelt, jung, erst kurz mit der Ausbildung fertig, in einer für sie völlig neuen Situation und noch damit beschäftigt, ihre grundlegenden Wertvorstellungen und Vorgehensweisen zu überprüfen und/oder noch nicht ganz sicher im Hinblick auf ihre Fähigkeiten und Perspektiven. Wie die anderen vier Faktoren wirkt sich auch Selbstbewußtsein auf das Verhalten des Menschen in den meisten Situationen aus.

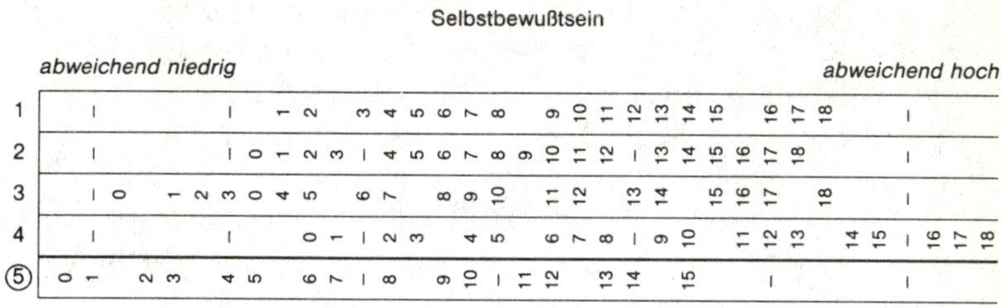

Wie bei den anderen Faktoren bezieht sich diese Bandbreite auf normales Verhalten. Menschen, die rechts außerhalb der Skala liegen, könnten als arrogant, selbstgefällig, herablassend und rigide bezeichnet werden. Oft sind sie in solchem Maße von Recht und Unrecht überzeugt, daß sie doktrinär und dogmatisch wirken. (Der Philosoph Blaise Pascal sagte einmal, daß Böses selten so gut oder so gründlich verrichtet wird, wie wenn der Täter dabei ein gutes Gewissen hat.) Menschen, die links außerhalb der Skala liegen, können äußerst unkalkulierbar sein, können sich oft wie das »Fähnlein im Wind« verhalten und sich in erster Linie von kurzfristigen Interessen und Zielen leiten lassen. Sie neigen häufig zu Unzuverlässigkeit und Unsicherheit über sich selbst und über ihre Beziehungen zu anderen. Im geschäftlichen Rahmen stellen sie wahrscheinlich ihre eigenen Interessen und ihr persönliches Wohlbefinden über das ihrer Kollegen und der Firma.

Im folgenden wollen wir Ihnen die Verhaltensprofile zweier Menschen mit unterschiedlichen Werten auf der Selbstbewußtseinsskala aufzeigen. Wie würde sich das Verhalten dieser beiden Menschen wohl in einer Situation unterscheiden, die von starkem Druck gekennzeichnet ist?

Die erste Person würde dazu neigen, in Beziehungen mit anderen Menschen herzlich, diplomatisch und verständnisvoll zu sein. Wenngleich nicht übermäßig umgänglich, würde sie sich dennoch rücksichtsvoll und entgegenkommend verhalten. Trotz dringender Erfordernisse in Drucksituationen und trotz ihrer Tendenz, die Dinge lieber allein in Angriff zu nehmen, würde sie die anderen in ihre Überlegungen mit einbeziehen. Im Gegensatz hierzu würde sich die zweite Person im Umgang mit anderen Menschen eher als eine Art »Dampfwalze« aufführen. Mit zunehmendem Druck könnte der Mangel an Selbstbewußtsein bei diesem Menschen ihn zu einer Haltung von »wo gehobelt wird, fallen Späne« verleiten; solange die Aufgabe verrichtet würde, wären diesem Menschen die Gefühle und die Behandlung anderer ziemlich gleichgültig. So könnten zwei Menschen mit ansonsten identischen Verhaltensprofilen aufgrund der jeweiligen Stärke bzw. Schwäche des »Ruders« ihres Selbstbewußtseins in der gleichen Situation ganz unterschiedlich reagieren.

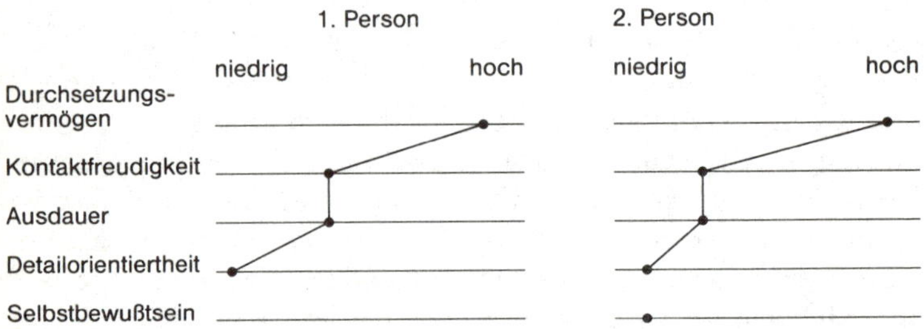

Das Selbstbewußtsein kann sich sowohl in die eine als auch in die andere Richtung entwickeln, während Menschen wachsen, reifen, mehr Erfahrungen im Leben sammeln und mehr über sich, ihre Fähigkeiten und die Erfolge, die sie in einer Reihe unterschiedlicher Lebenssituationen erzielt haben, lernen. Dieser Faktor sowie sein jeweiliger Stand und Entwicklungstrend ist oft ein zuverlässiger Indikator dafür, ob Sie sich weiterentwickeln, wie gut Sie Ihre »Lektionen lernen« und wie gut Sie mit Situationen, die Veränderungen und Herausforderungen beinhalten, umgehen können.

Der Umgang mit Ihrer Energiebatterie

Jeder von uns besitzt eine »Batterie«. Diese Batterie ist genauso eine physiologische Tatsache des Lebens wie unsere Augenfarbe oder die Spanne unserer Hand. Im Alltag sprechen wir von »Energieschüben« oder »nachlassender Energie«, und wir können tatsächlich zusätzliche Energie erzeugen, wenn wir sie brauchen, unsere Energie aufsparen oder sie vergeuden. Dennoch hat jeder seinen ganz eigenen Energiepegel, der die Grundlage seiner Fähigkeit bildet, mit allen Fährnissen des Lebens fertigzuwerden. (Zum Thema »Energie und ihre Beziehung zu menschlichen Unternehmungen« vgl. Ingalls 1976.)

Manche haben eine größere Batterie als andere. Doch eine große Batterie ist nicht definitionsgemäß gut, noch ist eine kleine Batterie schlecht. Es kommt darauf an, *wie Sie mit Ihrer Batterie umgehen.* Hier ein kleiner Test: Welcher der beiden ehemaligen US-Präsidenten hat eine größere Batterie, Ronald Reagan oder Jimmy Carter?

Als Jimmy Carter Präsident war, blieb er bis tief in die Nacht auf und prägte sich Details von Dokumenten und Protokollen ein. Er verlangte unersättlich nach Fakten und Zahlen (von Haus aus ist er Fachingenieur für Nukleartechnik) und arbeitete lang und hart, um alle Details zu verarbeiten. Er delegierte relativ wenige Aufgaben an andere – angeblich machte er sogar den Zeitplan für den Tennisplatz des Weißen Hauses selbst. Carter besitzt eine riesige Batterie, die es ihm ermöglicht, viele Stunden lang harte und komplexe Arbeit auszuführen.

Ronald Reagan hingegen pflegte seinen Mittagsschlaf einzulegen. Er machte oft Urlaub auf seiner Ranch in Kalifornien. Er delegierte alles was er nur konnte; das ging sogar so weit, daß man ihn beschuldigte, sich in wichtigen politischen Fragen nicht auszukennen. Ronald Reagan besitzt eine relativ kleine Batterie, einen niedrigen Energiepegel.

Am Ende seiner vierjährigen Amtszeit im Jahre 1979 hielt Carter eine Ansprache vor dem amerikanischen Kongreß. Er sah furchtbar aus. Im Vergleich zu dem lächelnden Kandidaten, der er vier Jahre vorher noch gewesen war, sah er nun 10 Jahre älter aus. Ronald Reagan hingegen wurde während *seiner* Amtszeit von den Schüssen eines Attentäters verletzt und an Krebs operiert. Doch nach einer Amtszeit von *acht* Jahren sah er besser aus denn je. Carter hat zwar eine größere Batterie,

Reagan aber weiß besser mit seiner Batterie umzugehen. Und politische Überzeugungen einmal beiseite gelassen, würde fast jeder zustimmen, daß die Präsidentschaft Reagans bei weitem die produktivere und bemerkenswertere war.

Es kommt also nicht auf die Größe der Energiebatterie an, sondern darauf, wie man mit ihr umgeht. Hat man Ihnen noch nie davon abgeraten, einen bestimmten Manager wegen einer Entscheidung allzu spät am Nachmittag (oder auch nur nach dem Mittagessen) aufzusuchen? Oder Ihnen den Tip gegeben, daß es besser sei, einen anderen ganz früh am Morgen aufzusuchen? In den meisten Fällen handelt es sich hier um Menschen, deren Batterie am Ende eines Arbeitstages oder am Ende eines Projekts oder Auftrags aufgebraucht ist.

Aus zwei Gründen kann die Batterie eines Menschen den Anforderungen einer bestimmten Tätigkeit nicht gewachsen sein: Entweder verlangt die Tätigkeit eine größere Batterie, als der betreffende Mensch sie besitzt, oder der Mensch besitzt eine größere Batterie, als die Tätigkeit erfordert. Der Krankenschwesternberuf erfordert z.B. eine große Batterie. Krankenschwestern arbeiten lange Schichten auf unterbesetzten Stationen. Während sie ihre normale Routinearbeit verrichten, müssen sie auch in Notfällen noch reagieren können. Sie müssen sich den Ärzten, der Krankenhausverwaltung, der Öffentlichkeit und den Patienten gegenüber verantworten. Der Energieaufwand ist enorm.

Was passiert, wenn Sie solche Aufgaben einer Person anvertrauen, die zufällig eine kleine Batterie besitzt? Wahrscheinlich ist sie in Kürze restlos überfordert. Was sind aber die Folgen permanenter Überforderung bei Krankenschwestern? Die Anweisungen der Ärzte können etwa nicht schnell oder nicht effektiv genug ausgeführt werden. Auf das Klingeln von Patienten wird vielleicht nicht schnell genug reagiert. Die Angehörigen des Patienten werden möglicherweise nicht mit der gebührenden Höflichkeit oder ausreichendem Takt behandelt. Fehler könnten bei der Verabreichung von Medikamenten auftreten. Symptome könnten falsch diagnostiziert werden. Mit anderen Worten, die Krankheit könnte verschlimmert werden, es könnte zu Todesfällen kommen. (Es gibt sogar ein Wort für Krankheiten, die durch Ärzte oder Pflegepersonal verursacht werden: »iatrogen«.) Überforderung ist also nur ein Euphemismus dafür, daß andere Menschen darunter leiden können, wenn die Batterie eines Menschen in einer Schlüsselposition nicht groß genug ist für die Aufgaben, die er zu bewältigen hat.

Wieviele Menschen haben wohl an den Folgen des unzulänglichen Umgangs eines Managers mit seiner Energiebatterie zu leiden? Das heißt, wieviele Menschen werden schlecht geführt, schlecht betreut und schlecht behandelt, weil die Batterie einer Führungskraft nicht groß genug ist, um seiner bzw. ihrer Verantwortung bezüglich der Menschenführung nachkommen zu können? Leider gibt es viele solche Manager, und wir begegnen ihnen im Alltag ständig. Eine Tätigkeit als Versicherungsstatistiker erfordert z.B. eher eine Batterie mit wenig Energie. Ein Versicherungsstatistiker arbeitet nicht mit Kunden und nur selten mit Kollegen. Die Arbeit beinhaltet die Übertragung versicherungsstatistischer und risikobezogener Bestimmungen aus Handbüchern auf die vom Versicherungsnehmer in seinem Antrag gewünschten Bedingungen. Es handelt sich um eine methodische und routinemäßige Tätigkeit, und sie kann gut von jemandem mit niedrigem Energiepegel verrichtet werden.

Wenn Sie einen Menschen mit großer Batterie als Versicherungsstatistiker einstellen, wird das Ergebnis Langeweile sein. Es kommt dann zu Unterlassungsfehlern oder möglicherweise zu kreativer Versicherungsstatistik, das letzte, was ein Unternehmen brauchen kann. Das ist aber die unvermeidbare Folge der Besetzung eines Postens, der wenig Energie erfordert, mit einem Menschen, der eine große Energiebatterie besitzt.

Ein ernst zu nehmendes Problem in der gegenwärtigen Geschäftswelt ist die sogenannte »Schwarzarbeit vom Schreibtisch aus«. Der »Schwarzarbeiter« betreibt einen Beratungsdienst oder irgendeine andere Tätigkeit »nebenbei«, in Wirklichkeit jedoch oft tagsüber von seinem Schreibtisch am regulären Arbeitsplatz aus. Ein Aufseher in einer amerikanischen Wasseraufbereitungsanlage arbeitete, wie sich herausstellte, über zehn Jahre lang nur dreißig Minuten am Tag in seiner regulären Tätigkeit und brachte die restliche Zeit damit zu, vom Schreibtisch aus noch diversen anderen Geschäften nachzugehen. »Meine Arbeit konnte ich in dreißig Minuten erledigen, und es hat sich nie jemand über meine Arbeit beschwert«, sagte er, als der Tatbestand endlich von den verblüfften Vorgesetzten aufgedeckt wurde. »Wem habe ich dabei geschadet?« Menschen, die Nebenbeschäftigungen nachgehen, sind von ihrer Arbeit nicht ausgefüllt. Ihre Begabungen, Interessen und Fähigkeiten suchen noch nach anderen Ventilen. Manche spielen Baßgitarre in einer Rockband, andere spielen Squash, und einige arbeiten eben »schwarz«.

Der individuelle Energiepegel und die Energie, die eine bestimmte Arbeit erfordert, entsprechen sich selten ganz genau, doch die beiden Größen sollten sich wenigstens ungefähr decken, oder es sollten sowohl vom Mitarbeiter als auch vom Unternehmen bestimmte Anpassungen vorgenommen werden, um den Unterschied auszugleichen. Ernsthafte Diskrepanzen den Schicksalsgöttern zu überlassen ist der Gipfel der Verantwortungslosigkeit.

In späteren Kapiteln werden wir uns noch näher mit Verhaltensveränderung und dem Ausmaß an Veränderung befassen, das uns möglich ist. Es sollte aber jetzt schon deutlich sein, daß man um so tiefergehende Verhaltensveränderungen aushalten kann, je größer die Energiebatterie ist. Das liegt daran, daß es bei Verhaltensveränderungen nicht um so einfache Dinge geht wie etwa, ob man lieber auf einem Sessel oder auf einem Sofa sitzen will. Es ist eher vergleichbar mit der Entscheidung eines Rechtshänders, bestimmte Aufgaben mit der linken Hand (oder umgekehrt) zu verrichten. Je komplexer die Aufgaben und je feiner die erforderlichen motorischen Fertigkeiten, um so größer ist das Maß an Energie und Konzentration, das zur Meisterung der Augabe aufgewendet werden muß. Irgendwann gelangt man an einen Punkt, wo die verfügbare Energie und Konzentration nicht mehr ausreichen – und dieser Punkt ist von Mensch zu Mensch verschieden –, um die Veränderung beizubehalten. Bei den unten aufgelisteten Aufgaben würde z.B. der Wechsel von der natürlichen Hand zur anderen zunehmende Energie und Konzentration erfordern:

Ein feines, maßstabgetreues Modell anfertigen
Einen Ball präzise werfen
Ein einfaches Bild zeichnen
Eine Schere benutzen
Einen Taschenrechner bedienen
Ein Zahlenschloß öffnen

↑ zunehmende Energieanforderung

Bei den schwierigen motorischen Fertigkeiten wird der verstärkte Energieaufwand wahrscheinlich auch zunehmende Frustration mit sich bringen.

Die gleichen Grundsätze gelten auch für Verhaltensveränderung. Je weiter sich die mit der Verhaltensveränderung verbundenen Aufgaben vom normalen Verhalten entfernen, um so mehr Energie und Konzentration sind erforderlich, um bei der Veränderung zu bleiben. Und je *länger* das veränderte Verhalten erforderlich ist, um so größer ist die »Energieentladung«.

Im folgenden werden einige Tätigkeiten aufgezählt, in die ein Manager mit niedrigem Durchsetzungsvermögen wahrscheinlich immer mehr Energie investieren müßte, um den neuen Anforderungen an sein Verhalten gerecht zu werden:

Volle Verkaufstätigkeit auf einem Markt mit intensivem Wettbewerb
Eine Betriebseinheit mit aufmüpfigen Gewerkschaftern führen
Täglich Mitarbeitersitzungen leiten, bei denen es laut zugeht
Störrische Mitarbeiter regelmäßig disziplinieren
Sich bei Zulieferbetrieben über schlechten Service beklagen
Wöchentlich einstündige Verkaufssitzungen leiten

↑ zunehmende Energieanforderung

Dementsprechend würden die Anforderungen der nachstehenden Tätigkeiten von jemandem mit geringer Detailorientiertheit ebenfalls einen zunehmenden Energieeinsatz verlangen:

Einer vollen Tätigkeit als Forschungsanalytiker nachgehen
Wöchentlich die Steuerbuchhaltung fürs Unternehmen erledigen
Täglich statistische Auswertungen machen
Produktionsberichte erstellen
Gültigkeit von Verkaufsprognosen prüfen
Spesenbericht erstellen

↑ zunehmende Energieanforderung

Gleichermaßen kann ein seinem Wesen nach wenig ausdauernder Mensch sehr viel ausdauernder sein, wenn er bzw. sie eine große Batterie besitzt, aus der er/sie für die nötige Verhaltensveränderung Energie beziehen kann. Ebenso kann ein wenig durchsetzungsfähiger Mensch sein Durchsetzungsvermögen enorm steigern, wenn seine Batterie imstande ist, diese verstärkte Leistung über längere Zeit zu erbringen. Ist die Batterie jedoch nicht groß genug, um die Veränderung aufrechtzuerhalten, so werden sich die Kräfte dieses Menschen auf die Dauer erschöpfen. Die wichtigste Folge hiervon ist der Streß, von dem im Kapitel 5 näher die Rede sein wird.

Dieses Phänomen dürften Sie auch in Ihrem eigenen Verhalten leicht feststellen können. Eine Tätigkeit, die Ihnen behagt, also Ihrer ureigenen Veranlagung entspricht, können Sie spielend auch über sehr lange Zeit ausüben. Bei Tätigkeiten, die Ihrer grundlegenden Veranlagung nicht entsprechen, werden Sie viel eher Ermüdung und Anspannung erleben. Ich habe eine geringe Aufmerksamkeit für Details, aber wenn ich über einen kurzen Zeitraum eine Arbeit verrichten muß, die hohe Aufmerksamkeit für Details erfordert, bin ich auch dazu fähig. Über einen längeren Zeitraum hinweg werde ich jedoch gereizt und unruhig. Wäre meine Batterie kleiner als sie ist, würde ich diesen Streß wahrscheinlich noch schneller und stärker spüren oder wäre sogar ganz und gar unfähig, überhaupt Detailarbeit zu verrichten. Denjenigen von Ihnen, die bei der Detailorientiertheit eine niedrige Punktzahl erreicht haben, ergeht es wahrscheinlich ganz ähnlich.

Im Gegensatz dazu arbeitete ich einmal für einen Vorgesetzten, der eine sehr große Liebe zum Detail und einen hohen Geduldspegel hatte. Für ihn war es das höchste der Gefühle, seine Unterlagen auf dem Boden auszubreiten und die ganze Nacht durchzuarbeiten. Wenn wir ihn jedoch wegen einer schnellen Entscheidung bedrängten, wurde er gestreßt und unruhig. Er hatte zufällig eine kleine Batterie. Obwohl die arbeitsspezifische Anforderung – sofort eine Entscheidung zu treffen – uns relativ klein erschien, war die Anstrengung im Hinblick auf die Verhaltensveränderung – von seinem gewohnten Verhalten abzusehen, um unserer Forderung nachzukommen – für ihn sehr groß. Unsere Batterie ist dann am stärksten beansprucht, wenn wir gezwungen sind, unser Verhalten zu verändern.

Die Anwendung der fünf Verhaltensfaktoren bei der Personalführung

Bei der Personalführung sollten Sie stets die Ist- und die Soll-Leistung prüfen und parallel dazu die Arbeitsanforderungen sowie das tatsächliche Verhalten der Mitarbeiter. Wir wollen Ihnen ein paar Situationen schildern, denen Sie am Arbeitsplatz begegnen könnten (oder schon begegnet sind). Schreiben Sie drei Maßnahmen auf, die man zur Verbesserung der Situation unternehmen könnte. Vergleichen Sie dann Ihre Antworten mit den nachstehend angeführten Lösungsvorschlägen.

1. Szene: Eine Ihnen unterstellte Mitarbeiterin ist die beste Kundendienstberaterin der ganzen Firma. Von Kunden wird sie wegen ihrer sorgfältigen, umsichtigen und geduldigen Arbeit vor Ort immer wieder gelobt. Und ihre Arbeit muß nie überprüft oder korrigiert werden. Mit allen Menschen ist sie herzlich und kooperativ, aber man darf sie nicht drängen. So macht sie auch im Durchschnitt 15 Prozent weniger Kundenbesuche als andere Mitarbeiter in vergleichbaren Tätigkeiten, und ihre Berichte treffen immer zu spät ein, weil sie solange dafür braucht.

Ihre Ausdauer und Detailorientiertheit sind sehr hoch:

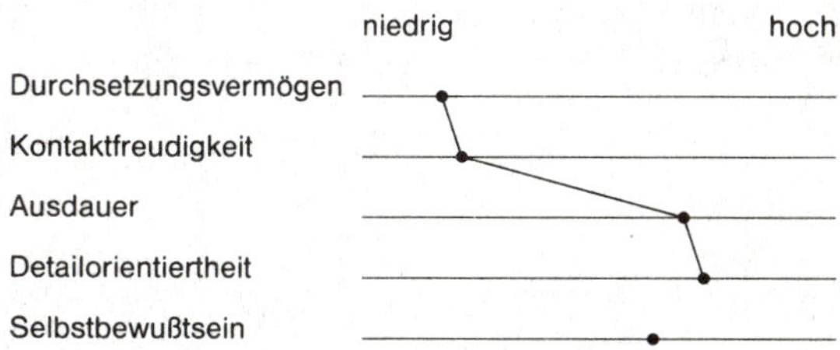

Was könnten Sie unternehmen, um die Zahl ihrer Kundenbesuche zu erhöhen und die rechtzeitige Abgabe ihrer Kundendienstberichte zu erreichen?

1. ______________________________

2. ______________________________

3. ______________________________

2. Szene: Ihr Kollege ist sehr gesellig und extravertiert, aber auch sehr unbeständig. Sie haben Probleme, mit ihm an einem gemeinsamen Projekt zu arbeiten, das Ihnen zugeteilt wurde, weil er eher redegewandt und dynamisch ist als besonders analytisch oder systematisch. Er geht davon aus, daß alles rechtzeitig fertig wird, doch trotz der allerbesten Absichten hat er Schwierigkeiten, bei der Durchführung seiner Ideen genügend Sorgfalt aufzubringen, um zu gewährleisten, daß auch alle Einzelheiten bedacht werden. Sie wollen nicht nur das Projekt rechtzeitig fertigstellen, sondern auch ein konstruktives Arbeitsverhältnis mit Ihrem Kollegen aufrechterhalten, dessen Verhaltensprofil so aussieht:

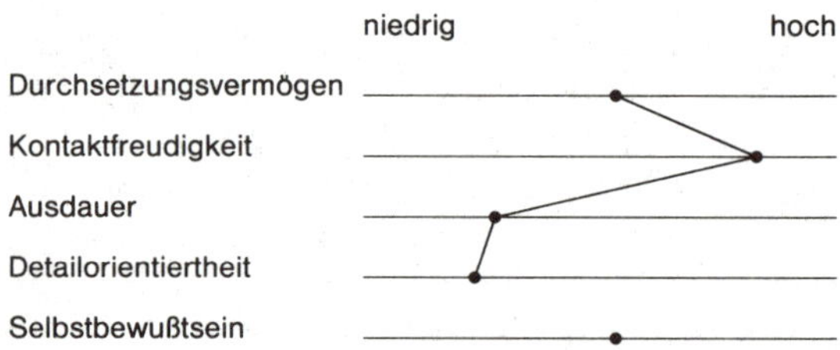

Sie wissen, daß Sie nicht alles alleine erledigen können. Was können Sie also unternehmen, um dafür zu sorgen, daß das Projekt vorankommt und keine Details dabei auf der Strecke bleiben?

1. ______________________________

2. ______________________________

3. ______________________________

3. Szene: Ihr Chef scheint in ein »Angstloch« gefallen zu sein. Sein Selbstbewußtsein ist niedrig, und er versucht ständig herauszukriegen, »woher der Wind weht« und was sein Vorgesetzter wohl von ihm denkt. Ihr Chef ist relativ risikoscheu und sehr wenig durchsetzungsfähig; obwohl angenehm und extravertiert, mag er Veränderungen überhaupt nicht. Sie haben jedoch einen Vorschlag zur Umstrukturierung Ihrer Abteilung, für den Sie seine Zustimmung brauchen. Die Umstrukturierung wird für Ihren Zuständigkeitsbereich eine enorme Produktivitätssteigerung bedeuten.

Das Verhaltensprofil Ihres Chefs sieht so aus:

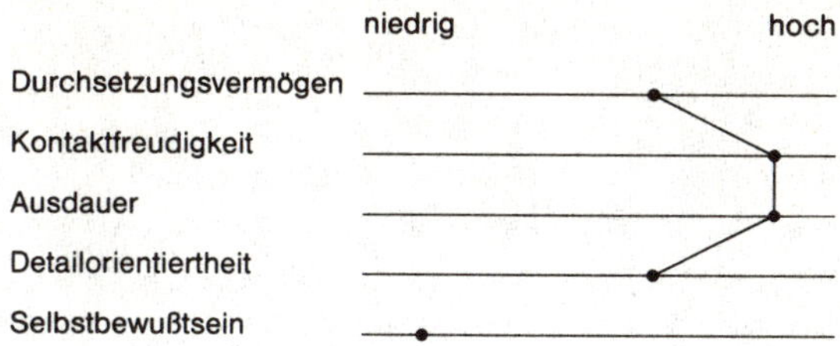

Was könnten Sie unternehmen, um ohne Verzögerung oder Behinderung durch Ihren Chef die Zustimmung für die von Ihnen vorgesehene Umstrukturierung zu erhalten?

1. ______________________________

2. ______________________________

3. ______________________________

Lösungsvorschläge

Alle hier dargestellten Szenen wurden auf der Grundlage von tatsächlichen Situationen ausgedacht. Die unten angeführten Lösungsvorschläge basieren auf dem tatsächlichen Verhalten der Personen, und nicht auf Vorurteilen, Gefühlen oder Gerüchten, die man über sie gehört hat. Es sind keineswegs die einzig denkbaren Lösungen; sie sollen lediglich veranschaulichen, wie einige angemessene Lösungswege aussehen könnten.

1. Szene

1. Sorgen Sie bei jeder Kundendienstphase für eine »Zeitkontrolle«, an der die Mitarbeiterin ihren Fortschritt messen kann.
2. Liefern Sie für die Kundendienstberichte vorgedruckte Formulare, auf denen man nur bestimmte Stichworte ankreuzen und keine ausführlichen Erklärungen abgeben muß.

3. Bitten Sie die Mitarbeiterin herauszufinden, wie routinemäßige Kundendienstbesuche zeitlich beschränkt werden können, und ihre Ideen dann in die Tat umzusetzen.

Diese Maßnahmen sagten der Mitarbeiterin mit ihrer detailbewußten, konsequenten Art zu. Weder wurde von ihr Veränderung *verlangt,* noch machte ihr Vorgesetzter irgendwelche Androhungen nach dem Muster: »Steigern Sie Ihre Kundenbesuche, sonst kracht's!« – eine Vorgehensweise, die überhaupt keine Rücksicht auf unterschiedliche Verhaltensweisen nimmt. Beachten Sie auch, daß ihr Vorgesetzter einfache Hilfestellungen bieten konnte, um die Verhaltensveränderung überprüfbar zu machen. Schließlich konnte sie die ihr eigene Detailorientierung nutzen, um ihre Verhaltensweisen bei der Arbeit zu verändern.

2. Szene

1. Teilen Sie Ihrem Projektteam einen Mitarbeiter zu, der dafür verantwortlich ist, herauszufinden, welche Einzelheiten wichtig sind, und darüber Bericht zu erstatten.
2. Erstellen Sie für jede Sitzung eine Tagesordnung mit Zielvorgaben, die zu erfüllen sind.
3. Sprechen Sie zwischen den Arbeitssitzungen einmal täglich mit Ihrem Kollegen übers Telefon, um zu verfolgen, wie weit das Projekt schon gediehen ist.

Der gesellige Kollege sprach gut auf häufige Telefonate an und freute sich über den zusätzlichen Mitarbeiter und die Unterstützung bei der Erledigung der Einzelheiten. Zudem war er gezwungen, sich an die festgelegte Tagesordnung zu halten, weil sie sichtbar und zielgerichtet war. Beachten Sie, wieviel konstruktiver solche Maßnahmen sind, die reales Verhalten zu ihrem Ausgangspunkt nehmen, als solche, die auf Schuldzuweisung basieren. (»Er will seine Last nicht tragen, na gut, aber ich mache auch nicht mehr als meinen Anteil.« Oder: »Die Sache verläuft im Sande – er ist inkompetent, und ich werde dem Chef genau darlegen, weshalb dieses Projekt zum Scheitern verurteilt ist.«)

3. Szene

1. Liefern Sie eine ausführliche Bewertung der geplanten Maßnahmen und zeigen Sie, wie ähnliche Vorschläge vom Vorgesetzten Ihres Chefs in der Vergangenheit aufgenommen wurden.

2. Schlagen Sie vor, daß Sie das Vorhaben gemeinsam mit Ihrem Chef seinem Vorgesetzten unterbreiten, wobei Sie den Plan präsentieren und auch die Verantwortung übernehmen, falls er schlecht aufgenommen wird.
3. Organisieren Sie für alle drei ein inoffizielles Treffen beim Mittagessen, bei dem Sie Ihre Idee erwähnen und es auf diese Weise Ihrem Chef ermöglichen, die offene, jedoch informelle Reaktion seines Vorgesetzten zu beobachten.

Hier geht es darum, das Selbstvertrauen Ihres Chefs nicht noch mehr anzukratzen, indem Sie ihm die Pistole auf die Brust setzen und ihn zu einer schnellen Entscheidung zwingen. Besser ist es, Garantien zu bieten und ihn zu einer Zusage zu ermutigen, indem Sie eine produktive Zusammenarbeit mit gegenseitiger Unterstützung anstreben. Ihn zu hintergehen, zu bedrohen oder zu ignorieren bringt keine langfristige Verbesserung und verschlimmert das Problem nur noch, da solche Handlungen das Selbstvertrauen Ihres Chefs noch mehr untergraben.

Diese Lösungsvorschläge sind nur kleine Beispiele dafür, wie man am realen Verhalten ansetzen kann, anstatt es mit vermeintlichen Beweggründen, unnötiger Schulung oder Methoden der »Erleuchtung« zu versuchen, um Mitarbeiter zu führen und positiv zu beeinflussen. In diesem Buch werden wir noch näher darauf eingehen, welche Rolle die beschriebenen Verhaltensfaktoren bei der Menschenführung spielen, doch einige Zusammenhänge sollten bereits jetzt deutlich geworden sein:

- Schlechte Leistung ist nicht unbedingt eine Frage von Fähigkeit, Ausbildung oder Motivation. Sie kann sehr wohl durch eine Inkompatibilität zwischen dem Verhaltensprofil des Mitarbeiters und dem Anforderungsprofil der Arbeit verursacht sein. Worauf verwenden die meisten Manager aber fast immer sofort ihre Zeit und Energie, wenn sie es mit schlechter Arbeitsleistung zu tun haben?
- Nur selten entspricht das Verhaltensprofil eines Mitarbeiters genau den Anforderungen seiner Arbeit. Meistens können durchaus praktikable Anpassungen – sowohl durch die Person als auch durch den Betrieb – vorgenommen werden, die das gewünschte Ergebnis herbeiführen können.
- Verhaltensveränderungen sind für jeden von uns möglich, doch sie sind abhängig vom *Ausmaß* der nötigen Veränderung, von der er-

forderlichen *Dauer* der Veränderung und davon, ob die *Kapazität* unserer eigenen Batterie ausreicht, das Ausmaß und die Dauer der Veränderung zu bewältigen.

Das vollendete Mosaik: das Berufsbild

Im folgenden zeigen wir Ihnen typische Ergebnisse beim Vergleich zwischen dem persönlichen Verhaltensprofil und dem Profil der von Ihnen ausgeübten Tätigkeit:

1. Beispiel: gute Übereinstimmung

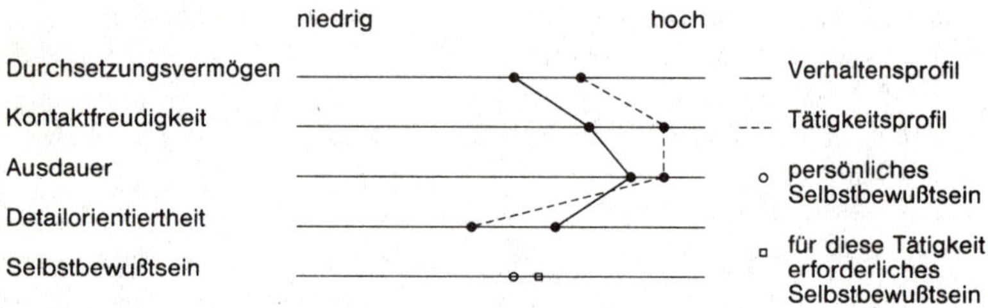

2. Beispiel: teilweise Übereinstimmung

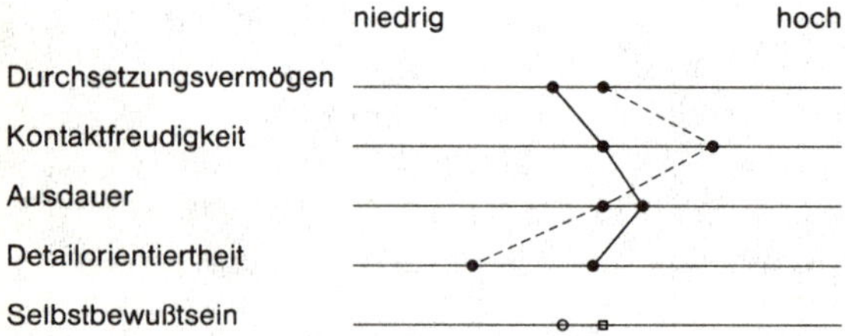

3. Beispiel: schlechte Übereinstimmung

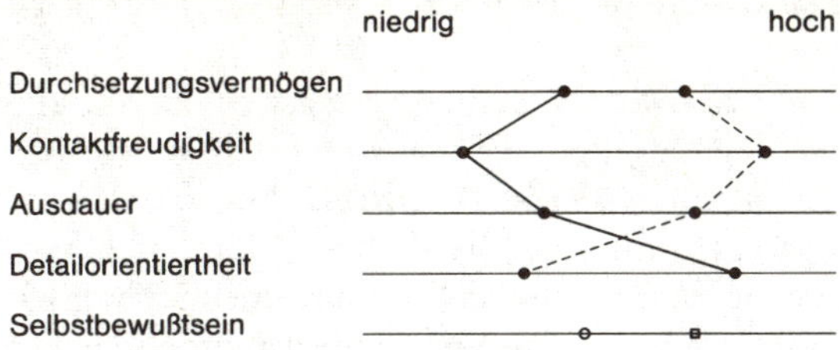

Die Winkel und Steigungen der Linien deuten auf das Ausmaß der Kompatibilität zwischen dem Verhaltens- und dem Tätigkeitsprofil hin. Im allgemeinen gilt die Übereinstimmung als gut, wenn die Linien beider Profile wie in Beispiel 1 relativ gesehen etwa den gleichen Verlauf aufweisen. Weichen die beiden Linien leicht voneinander ab, so kann man von einer teilweisen Übereinstimmung sprechen. Beachten Sie im Beispiel 2, daß die Steigungen der Linien, die die Faktoren Kontaktfreudigkeit und Ausdauer miteinander verbinden, entgegengesetzt sind. Bei dieser Tätigkeit ist Kontaktfreudigkeit also das wichtigste Merkmal, während die Person, die sie ausübt, Ausdauer als hervorstechende Verhaltenseigenschaft aufweist und Kontaktfreudigkeit in viel geringerem Maße besitzt.

Benutzen Sie zwei verschiedene Farben, um aus dem ersten Kapitel Ihr Verhaltensprofil und Ihr Tätigkeitsprofil aus dem »Inventar« in die untenstehende Tabelle einzutragen.

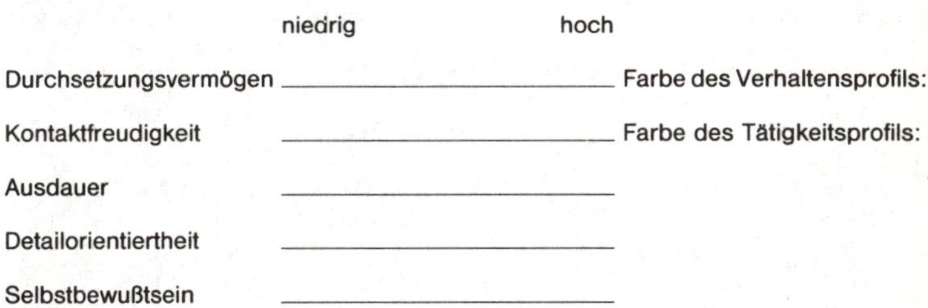

Je mehr Ihre Linien dem Beispiel 1 entsprechen, um so größer ist die Übereinstimmung zwischen Ihrem Verhaltensprofil und Ihrem Tätigkeitsprofil; je mehr sie dem Beispiel 3 gleichen, um so geringer ist die Übereinstimmung.

Sie werden vielleicht denselben Test für die Aufgabenbereiche und Mitarbeiter durchexerzieren wollen, die Ihnen unterstellt sind. Haben Sie die Stellen mit Mitarbeitern besetzt, deren Verhaltensprofile auch auf die Tätigkeiten passen? Falls nicht, haben Sie für Hilfestellungen persönlicher Art oder auf Betriebsebene gesorgt, um die Unterschiede zwischen den Anforderungen, die eine bestimmte Tätigkeit in bezug auf das Verhalten stellt, und der natürlichen Veranlagung eines Mitarbeiters auszugleichen? Haben Sie beim Auftreten von Leistungsproblemen die Möglichkeit der Inkompatibilität von Verhaltensweisen in Betracht gezogen oder sind Sie immer davon ausgegangen, daß das Problem lediglich auf mangelnde Fertigkeiten, Kenntnisse oder Motivation zurückzuführen sei?

Und wie gehen Sie bei der Planung von Beförderungen und der Auswahl von Nachfolgern vor? Bereiten Sie Mitarbeiter auf zukünftige Tätigkeiten in einer Weise vor, die ihr natürliches Verhalten miteinbezieht und berücksichtigt? Oder geben Sie ihnen im Endeffekt zu verstehen: »Da ist der Ball, Sie wissen ja, wie man damit rennt, also nichts wie ran«?

Wenn Sie andere Menschen innerhalb oder außerhalb Ihres direkten Aufsichtsbereichs beeinflussen wollen, beziehen Sie bei Ihrer Entscheidung darüber, wie Sie am besten an sie herantreten, eine Beurteilung ihres Verhaltensstils mit ein? Oder beschränken Sie sich einfach darauf, »Sie selbst« zu sein, ohne sich darüber Gedanken zu machen, wie Sie auf die anderen wirken?

Diese Fragen stellen wir, weil sie die Kernpunkte erfolgreichen Managements sind. Sie machen den Unterschied zwischen der vagen Wahrnehmung:

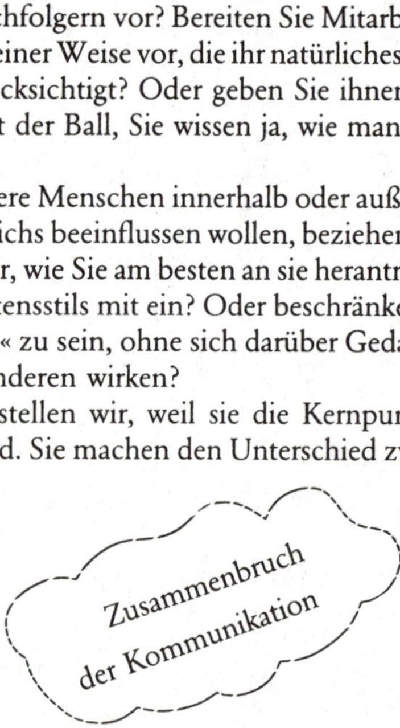

und der klaren Erkenntnis:

Mensch mit großem Durchsetzungsvermögen in einem Job, der wenig davon erfordert	Mensch mit geringer Detailorientiertheit in einem Job, der mehr davon erfordert

Was hilft uns eine so vage Formulierung wie »Zusammenbruch der Kommunikation« (oder »Persönlichkeitskonflikt« oder »nicht miteinander können«) überhaupt? Wie können wir herausfinden, woran es liegt? Oder wie können wir so etwas von vornherein vermeiden?

Die zweite Art, mit Leistungsproblemen umzugehen, berücksichtigt die Notwendigkeit einer verhaltensmäßigen Übereinstimmung, anstatt sich auf Schuldzuweisungen, Intuition oder Vorurteile zu verlassen. So erkennen wir, daß Verhaltens- und Tätigkeitsprofile nicht miteinander übereinstimmen, und es stehen uns faßbare, fest umrissene Lösungsmöglichkeiten zur Verfügung, um mit diesen Diskrepanzen umzugehen. Wir können die Tätigkeit abändern (Systemveränderung), dem Mitarbeiter bei der Arbeit Hilfestellungen bieten (Leistungsveränderung) oder unsere eigenen Erwartungen modifizieren (persönliche Veränderung – »Ich finde mich damit ab, daß Toms Spesenberichte immer mit einer Woche Verspätung eintreffen. Ich ärgere mich zwar ein bißchen darüber, aber ich kann damit leben.«).

Ist ein Leistungsproblem auf Verhaltensfaktoren zurückzuführen, so wird es also nur frustrierend, teuer und letztendlich wertlos sein, Mitarbeiter schulen, motivieren oder generell gängeln zu wollen. Man kann niemanden durch Schulung dazu bringen, kontaktfreudiger zu sein; man kann niemanden dazu motivieren, weniger auf Details zu achten; man kann niemanden dazu gängeln, mehr – oder auch weniger – Ausdauer zu zeigen.

Treten Sie also einmal einen Schritt – oder vielleicht auch mehrere Schritte – zurück und betrachten Sie das Mosaik, das sich aus dem Verhaltens- und dem Tätigkeitsprofil, die Sie erstellt haben, und dem Vergleich zwischen den beiden ergibt. Wie sinnvoll erscheint Ihnen das Gesamtbild im Hinblick auf:

- Gegenwärtige Leistung
- Zukünftige Leistungsanforderungen

- Karriereplanung
- Zwischenmenschliche Beziehungen
- Managementaufgaben
- Arbeitszuteilung
- Verantwortlichkeiten

In den folgenden Kapiteln wollen wir Ihnen Instrumente und Methoden für Manager aufzeigen, die dazu dienen sollen, das Mosaik aus persönlichen Verhaltensfaktoren und den stellenspezifischen Arbeitsanforderungen klar und ausgewogen zu gestalten.

Kapitel 3
Die Grenzen der Verhaltensänderung

Das ungeprüfte Leben ist nicht lebenswert.

Sokrates

Carly Simon ist eine bekannte und hoch angesehene amerikanische Pop-Sängerin, die nur selten in der Öffentlichkeit auftritt. Ihr mangelndes Auftreten im Rampenlicht ist jedoch weder auf die Strategie eines kalkulierenden Stars noch auf die Eigenart einer launischen Künstlerin zurückzuführen. Carly Simon hat Angst, vor einem Publikum live aufzutreten. Vor Konzerten muß sie sich übergeben und verliert fast völlig die Kontrolle über sich selbst. Und das bei einer Frau, die eine Schallplatte herausgebracht hat, auf deren Hülle sie nur in einem knappen Unterkleid und mit herausforderndem Blick abgebildet ist.

Barbra Streisand leidet unter der gleichen Angst und mußte hart dagegen ankämpfen, als sie auf einer politischen Benefizveranstaltung bei sich zu Hause 500 Gäste zu unterhalten hatte. Die Eigentümlichkeiten eines mimosenhaften Filmschauspielers oder eines launischen Athleten führen wir oft auf mangelnden Respekt, Undankbarkeit oder schlechte Erziehung zurück. In Wirklichkeit mögen ganz andere Faktoren im Spiel sein, ob es sich nun um das eigenwillige Verhalten eines John McEnroe, eines Klaus Kinski oder eines Götz George handelt.

Wo liegen die Grenzen, oder: Was uns alle verbindet

Daß das Verhalten eines Menschen in einem bestimmten Bereich angemessen und erfolgreich ist, heißt noch lange nicht, daß diese Verhaltensweisen sich auch auf andere Bereiche übertragen lassen. Marshall MacLuhan sprach vom »Effekt gemischter Medien«, der uns dazu verleitet, Menschen, die auf *einem* Gebiet Experten sind, für Experten auf *allen* Gebieten zu halten (MacLuhan 1964). Dies verleitet uns dazu, zu hören, was ein berühmter Schauspieler über die Politik zum besten gibt, einen Politiker mit der Rezension eines Romans zu beauftragen und »Fernsehpersönlichkeiten« zu kreieren – Menschen, die offenbar keinen weiteren Anspruch auf Ruhm und Ansehen haben als die Tatsache, daß sie eben Fernsehpersönlichkeiten *sind,* deren Entstehung von ähnlichen Unwägbarkeiten bestimmt zu sein scheint, wie etwa, ob man als Italiener auf die Welt kommt oder christdemokratisch wählt. Wie hätten wohl sonst Frank Elstner oder Wim Thoelke oder Helga Feddersen so berühmt werden können?

In ähnlicher Weise erwarten wir von Spitzenathleten, daß sie mit aufdringlichen Reportern souverän umgehen können, und wir begreifen nicht, weshalb Marilyn Monroe sich von der Öffentlichkeit so gequält fühlte. Hätte nicht jeder gern solche Probleme? Nur her mit der Presse!

Doch wie kann die Fähigkeit, einen Ball über ein Netz zu schlagen oder eine stimmungsvolle Ballade zu singen, einen Menschen darauf vorbereiten, mit Fragen, die auf ihn niederprasseln, bewußten Anspielungen und unter Hochspannung stehender zwischenmenschlicher Kommunikation fertig zu werden? Wer von uns kann einem solchen Druck und einer so intensiven Prüfung schon standhalten?

Hier ist ein weiterer kleiner Test zur Selbsteinschätzung. Schreiben Sie in die dafür vorgesehenen Zeilen Ihre drei größten Ängste, ganz unabhängig davon, ob Sie Ihrer Meinung nach erfolgreich mit ihnen umgehen können oder nicht. Welche drei Dinge oder Situationen in Ihrem Beruf und Ihrem Leben lösen bei Ihnen die meisten Spannungen, Angst und allgemeine Unbehaglichkeit aus?

1. ____

2. ____

3. ____

Rowohlts bunter Liste (Wallechinsky 1983) zufolge sind die drei folgenden Ängste in der Bevölkerung allgemein am weitesten verbreitet:

1. Angst vor öffentlichem Reden
2. Höhenangst
3. Angst vor Insekten und Käfern

Zwar ist es für diejenigen unter uns, die damit ihren Lebensunterhalt verdienen, schwer vorstellbar, doch die Angst, vor einer großen Gruppe von Menschen zu sprechen, ist bei den meisten Menschen eine der häufigsten Ängste. Wenn dem so ist, warum sind wir dann so erstaunt, wenn ein Filmschauspieler bei der Oscar-Verleihung stottert (deshalb läuft es bei den Tony-Preisverleihungen für ausgezeichnete Leistungen an den Broadway-Theatern meistens völlig glatt, denn die Preisträger sind es gewöhnt, vor einem Live-Publikum aufzutreten) oder wenn ein Athlet im Fernsehinterview im Anschluß an ein Spiel kaum einen zusammenhängenden Satz herausbringt? Es gibt sogar große Unternehmen, die Geschäftsleuten beibringen, wie sie am besten Vorträge halten und ihre Redeangst überwinden. Warum sollte es sich ein Mittelstürmer jedoch antun, sich solches für ihn nebensächliche Verhalten anzutrainieren?

Vor Jahren war der berühmte Baseballspieler Willie Mays in der amerikanischen Unterhaltungssendung »The Ed Sullivan Show« zu Gast. Er trat hinter einem Vorhang hervor und fand sich plötzlich ganz allein, mitten auf der Bühne wieder unter dem ohrenbetäubenden Beifall des Studiopublikums und vor den Augen von Millionen Fernsehzuschauern. Mays war im wahrsten Sinn des Wortes erschüttert. Es war offensichtlich, daß niemand ihn auf diesen einsamen, beängstigenden Augenblick vorbereitet hatte, und er verlor buchstäblich die Kontrolle über seine Handlungen. Dort auf der Bühne, vor Millionen ihn anbetender Fans frönte der große Baseballheld einer persönlichen Gewohnheit, die uns unsere Mütter immer wieder verboten haben. Er bohrte in der Nase. Die Kamera konnte nirgendwohin diskret ausweichen. Soweit kann also der Druck führen, wenn wir in starkem Widerspruch zu unserer angeborenen Veranlagung handeln müssen.

Warum haben manche von uns keine Schwierigkeiten, vor einer Gruppe zu sprechen oder Fremden ihre Befangenheit zu nehmen oder mit komplexen Details umzugehen, während andere unter gleichen Bedingungen Höllenqualen leiden? Warum schaffen es manche Manager besser als andere, die Arbeitsmoral zu fördern, mit einer Krise fertigzuwerden oder einen Nachfolger in seine neue Tätigkeit einzuweisen? Warum können wir einen guten Sprecher, einen geduldigen Berater oder eine »Stimmungskanone« nicht einfach nachahmen?

Der Grund dafür ist natürlich, daß es hier um *Verhalten* geht, und nicht um *Fertigkeiten.* Fertigkeiten können durch die Aneignung und Wiederholung einzelner Schritte erlernt werden. Verhalten kann jedoch nur modifiziert werden, und dann auch nur innerhalb eines bestimmten Rahmens und nur mit subtilen und auf den einzelnen abgestimmten Mitteln.

Das wichtigste bei einer Verhaltensveränderung ist, sie *beizubehalten.* Praktisch jeder kann sein Verhalten für kurze Zeit verändern, doch es zu verändern und die Veränderung über längere Zeit beizubehalten, da liegt die Schwierigkeit. Die wichtigsten Faktoren, die den Erfolg eines Menschen bei der Modifizierung seiner natürlichen Veranlagung ausmachen, sind:

1. Die Batterie: Wieviel Energie ist vorhanden, um in die erforderliche Veränderung investiert zu werden?
2. Das Ausmaß der Veränderung: Verlangen wir akribische Genauigkeit von einem Menschen, der Details haßt, oder bitten wir einen Menschen mit mäßiger Detailorientiertheit darum, etwas gründlicher zu sein?
3. Die Dauer der Veränderung: Wird ein wenig durchsetzungsfähiger Mensch dazu aufgefordert, einmal pro Woche eine zweistündige Sitzung mit Bestimmtheit zu leiten, oder soll dieser Mensch ununterbrochen die Rolle eines aggressiven Verkaufsleiters erfüllen?
4. Rückmeldung und Bestätigung: Ist sich der Mitarbeiter über die Auswirkungen der Verhaltensveränderung im klaren, und besteht eine Verbindung zwischen diesem Verhalten und der Selbstwahrnehmung und Selbstachtung des Mitarbeiters?

Wie ich bereits erwähnte, lege ich keinen besonders hohen Wert auf Details. Dazu eine kleine Geschichte: Als Junge begann ich, Briefmarken zu sammeln. Es machte mir Spaß und es war lehrreich, die bunten Bildchen ins Album zu kleben. Als ich reifer wurde und an geistiger Differenziertheit dazugewann, wurde meine Briefmarkensammlung von der zunehmenden Differenziertheit der Philatelie und der Philatelisten beeinflußt. Ich wurde Mitglied der Vereinigung amerikanischer Philatelisten; meine Sammlung wurde nach Ländern geordnet; ich begann, mich mit Wasserzeichen, Perforationsarten, Plattennummern, Zustand der Gummierung, Fälschungen, Restaurierungen, Farbabweichungen, vorzeitiger Entwertung, Überdrucken und Fehlern zu beschäftigen. Plötzlich hatte ich vier verschiedene Zeitschriften für Briefmarkensammler abonniert, nahm regelmäßig per Post an sechs verschiedenen Versteigerungen und zwei verschiedenen Verkaufsrunden teil. Und wenn ich von einer Geschäftsreise zurückkam, sagte ich mir, ich müsse meinen Rückstand bei der Briefmarkenarbeit aufholen.

Moment mal – *Arbeit?*

Mein Hobby umfaßte so viele Verhaltensweisen, die für mich »Arbeit« sind, daß ich es langsam als Zweitjob betrachtete! Die erforderliche Aufmerksamkeit für allerkleinste Details, Akribie und die penible Gründlichkeit (ein denkwürdiger Artikel hieß z.B. »Das Erkennen von Perforationsfehlern bei Zollmarken aus dem 19. Jahrhundert«) hatten mir mein hübsches kleines Hobby vergällt. In diesem Fall bedeutete mehr *nicht* besser.

Wenn Sie feststellen, daß ein Beruf, eine Beschäftigung oder sogar eine Beziehung Ihnen auf einmal nicht mehr so viel zu bringen scheint wie früher, vergessen Sie nicht, daß sich die Umstände tatsächlich ändern können. Um z.B. vor zehn Jahren ein leistungsfähiger Reiseveranstalter zu sein, mußte man nicht annähernd soviel Aufmerksamkeit für Details aufbringen, wie es heute angesichts der gelockerten Bestimmungen für Fluggesellschaften, verwickelter Flugrouten und hochkomplizierter Preisgestaltung sowie des inflationsartigen Anstiegs der Zahl der Fernreisenden der Fall ist. Vor fünfzehn Jahren mußte ein leistungsfähiger Polizeibeamter keineswegs soviel Geduld aufbringen wie einer von heute, der stets angemessene polizeiliche Maßnahmen, ordnungsgemäßes Vorgehen, die Rechte des einzelnen und den Verzicht auf unnötige Gewaltanwendung vor Augen haben muß. In diesem Zeitraum hat sich der Wandel der äußeren Bedingungen auch für die meisten Manager und Fachleute bemerkbar gemacht. Am Arbeitsplatz im Büro verlangen Fragen wie sexuelle Belästigung, Drogenmißbrauch, unrechtmäßige Kündigung, Maßnahmen gegen die Diskriminierung von Minderheiten, vielleicht ein Arbeitskräfteabbau, heute ganz andere Reaktionen von Managern als noch vor einem Jahrzehnt.

Nur wenige von uns können sich den Luxus leisten, niemals das Verhalten ändern zu müssen – nicht wenn wir uns weiterhin entwikkeln und Spitzenleistungen erbringen wollen. Und als Manager müssen wir lernen, auch anderen den Weg zur Veränderung zu erleichtern, wenn wir durch ihre Mithilfe bestimmte Ergebnisse erzielen wollen.

Methoden der Verhaltensveränderung

Es gibt im wesentlichen drei Methoden, die normalerweise angewandt werden, um Verhaltensveränderungen herbeizuführen: Einschüchterung, Gruppendruck oder der Appell an das rationale Eigeninteresse.

Einschüchterung

Hier handelt es sich um die sogenannte »Knüppel«-Methode, deren Anhänger der Meinung sind, man könne am ehesten die Aufmerksamkeit eines Menschen gewinnen, indem man ihm als erstes ein paarmal feste auf den Kopf haut. Verhaltensveränderung durch Einschüchterung – ob sich diese Macht nun auf Autorität, Bedrohung, Angst oder Entzug von Privilegien gründet – ist immer kurzlebig. Sie wirkt nur so lange, wie eingeschüchtert wird. Und wer einen solchen »Knüppel« anwendet, ist immer gegen den noch größeren Knüppel eines anderen anfällig. Macht, die in dieser Weise ausgeübt wird, schafft *Bewegung*, aber keine Motivation.

»Meier, wenn Sie mit Ihren Kundendienstleuten nicht härter durchgreifen, dann werden Sie sich wohl bald nach einem neuen Job umsehen müssen«. Das wäre eine typische Äußerung zur Einschüchterung aus der traditionellen Management-Schule. Liegt Meier im unteren Bereich der Durchsetzungsvermögensskala, so sind nur eine begrenzte Anzahl von Reaktionen auf diesen Einschüchterungsversuch möglich:

1. Meier kann sich nicht besser durchsetzen, der Chef macht weiterhin Androhungen, und die schlechte Leistung im Kundendienst dauert viel länger an, als unbedingt nötig wäre.
2. Meier versucht, sich besser durchzusetzen, hat keinen großen Erfolg damit, und seine Arbeitsleistung nimmt dadurch nur noch mehr ab, während sein Streßpegel gleichzeitig ansteigt.
3. Meier steigt aus dem Job aus, entweder wirklich oder im übertragenen Sinne.

Verhaltensveränderung durch Einschüchterung oder per Erlaß ist in erster Linie deshalb zum Scheitern verurteilt, weil sich diese Vorgehensweise auf die Annahme stützt, menschliches Verhalten lasse sich beliebig verändern. Diese Sichtweise ignoriert jedoch die natürliche Veranlagung eines Menschen und läßt die Frage außer acht: »Wie lange und zu welchem Preis erwarte ich von diesem Menschen eine Verhaltensveränderung?«

Gruppendruck

Es gilt als normales menschliches Verlangen, mit der Mode gehen und zu einer Gruppe dazugehören zu wollen, die momentan gerade »in« ist; infolgedessen werden uns offen oder versteckt Verhaltensweisen aufgedrängt, die sich mit denen unserer Kollegen oder Gleichaltrigen, den sogenannten »Peers«, decken.

Je homogener – oder kontrollierter – eine Kultur, um so größer ist der mögliche Einfluß des Gruppendrucks. So kann die Regierung von Singapur in großem Umfang monatelange »Höflichkeits«-Kampagnen, Fitneß-Wochen und Aufräum-Aktionen auf landesweiter Ebene durchführen. Und im Gegensatz zu ähnlichen Versuchen in weniger straff geführten Ländern funktionieren sie dort auch.

Solche durch Gruppendruck motivierte Verhaltensveränderungen weisen allerdings eine Reihe von Einschränkungen auf:

1. Moden ändern sich; allzuoft handelt es sich um kurzlebige Trends, die morgen vergessen sind. Es gibt keine langfristige Garantie dafür, daß die Kräfte, die die Verhaltensveränderung bewirken, auch weiterhin bestehen werden.
2. Das modifizierte Verhalten kann für den einzelnen beträchtlichen Streß nach sich ziehen, wenn die erforderliche »Dehnung« des Verhaltens das für den betreffenden Menschen natürliche Maß übersteigt.
3. Diese Art der Verhaltensveränderung funktioniert selten bei sehr selbständigen, durchsetzungsfähigen und/oder energischen Menschen. Ein Einzelgänger wird solche Versuche, sein Verhalten zu beeinflussen, aktiv zurückweisen.

»Was ist denn los, Meier, kannst du es nicht genauso machen wie alle anderen aus unserem Team? Von den Leuten an der Kundenfront erwarten wir vollen Einsatz, damit wir unsere Zielvorgaben erreichen. Also mach's wie wir und streng dich mal ein bißchen an und rede mit den Leuten – ein bißchen mehr Engagement!« So sehen aufreibende Alternativen aus: entweder einen äußerst ungemütlichen Austausch mit Ihren Mitarbeitern beginnen oder das ganze Team im Stich lassen!

Auch wenn wir beobachten können, wie Bankiers sich plötzlich en masse einen Schnurrbart wachsen lassen oder wie die Länge der Röcke steigt und fällt wie die Gezeiten, überläßt man solche Verhaltensveränderungen für »Mit-dem-Strom-Schwimmer« trotz allem besser den Lemmingen. Ebenso wie Einschüchterung erzeugt Gruppendruck nicht mehr als eine Art »Bewegung«. Denn er motiviert nicht wirklich, und darin liegt seine Schwäche.

Rationales Eigeninteresse

Dieser Ansatz beruht auf einer sehr einfachen Prämisse: Erkennt ein Mensch, daß er durch eine bestimmte Verhaltensänderung sein Leben, seine Arbeit und/oder seine Beziehungen verbessern kann, so wird er sich wahrscheinlich dazu durchringen und sie solange beibehalten, wie die Verbesserung anhält. (Zur besseren Veranschaulichung können Sie diese drei Triebfedern der Veränderung – Einschüchterung, Gruppendruck und Eigeninteresse – einmal darauf übertragen, wie Kinder in der Schule unterrichtet werden: 1) »Wenn du das große Einmaleins nicht lernst, mußt du nachsitzen!«; 2) »Willst du nicht wie alle deine Freunde sein und das große Einmaleins aufsagen können?« und 3) »Wenn du das große Einmaleins beherrscht, kannst du ausrechnen, wieviele Tage uns noch bis zu den Sommerferien bleiben.«) Ein Bankangestellter, der angewiesen wird, Kunden über eine neue Darlehensmöglichkeiten aufzuklären, tut dies nur solange, wie sein Vorgesetzter ihn überwacht. Wird der Angestellte gebeten, das neue Darlehen deshalb anzupreisen, weil es die anderen Angestellten auch tun, wird er dies so lange tun wie die anderen auch. Wird ihm aber eine Belohnung (Geld, Anerkennung, Freizeit) in Aussicht gestellt, so wird er das Darlehen so lange anpreisen, wie die Belohnung ihm attraktiv erscheint, ungeachtet dessen, wie sich die anderen verhalten.

	Bewegung	**Motivation**
Quelle	äußerlich	innerlich
Dauer	kurzlebig	langlebig
Auslöser	äußere Einflüsse	selbsterzeugt
Reichweite	nur solange erforderlich	ständig um Ausweitung bemüht
Ziel	andere zufriedenstellen	sich selbst zufriedenstellen

Wahre Motivation kann nur selbstinduziert sein. Ich kann Sie nicht *motivieren,* indem ich Sie *bewege.* Ich kann jedoch versuchen, eine Umgebung zu schaffen, in der Sie sich selbst eher motivieren wollen. Das ist das genaue Gegenteil von »Bewegung«.

Indem wir an das gesunde Eigeninteresse appellieren, beziehen wir den betreffenden Menschen in die Verhaltensveränderung mit ein. Von den drei primären Quellen der Verhaltensveränderung ermöglicht nur das Ansprechen des rationalen Eigeninteresses eine dauerhafte Veränderung.

Wirkliche Appelle an das Eigeninteresse umfassen sowohl äußere Faktoren (Geld, Status, Verantwortung) als auch innere Faktoren (positives Selbstwertgefühl, Befriedigung, Wohlbefinden). Die Wirksamkeit solcher Appelle ist sehr unterschiedlich, und Appelle an innere Werte hängen insbesondere vom jeweils unterschiedlichen Ausmaß der Selbstachtung der betreffenden Menschen ab.

Die Rolle der Selbstachtung bei Verhaltensveränderung

Praktisch bei jedem von uns hat die Selbstachtung den einen oder anderen Knacks aufzuweisen. Wenden wir uns nun kurz der Rolle zu, die Selbstachtung bei unseren gegenwärtigen und angestrebten Verhaltensmustern spielt.

Selbstachtung bedeutet nicht nur, eine gute Meinung von sich zu haben. Sie bedeutet, *ständig und unbeirrbar* sich selbst zu achten. Die Selbstachtung sollte immer konstant bleiben, trotz Problemen bei der Arbeit, persönlicher Rückschläge und »schlechter Tage«. Die Selbstachtung ist mit dem Selbstvertrauen eng verwandt – auch sie ist ein »Ruder«, ein stabilisierender Einfluß, ein Mittel, um seine eigene Mitte zu finden. Hohe Selbstachtung bietet eine Möglichkeit der Selbstkontrolle und verschafft ein Gefühl dafür, was für einen selbst richtig ist.

Schwierigkeiten im Alltag können oft unsere Selbstachtung beeinträchtigen; so ergeht es praktisch jedem von uns, in irgendeiner Form. Es ist jedoch möglich, die Selbstachtung zu steigern, und sie bildet eines der Schlüsselelemente wirksamer Verhaltensveränderung.

Die Stärke Ihrer Selbstachtung wird durch drei Faktoren beeinflußt:

1. *Bestätigung:* Wenn Sie eine gute Leistung erbringen oder irgendeine lohnende Aufgabe erfüllen, sollte Ihr Vorgesetzter Ihren Erfolg auf ehrlich gemeinte Art bestätigen. Jeder spürt den Unterschied zwischen

»Tolle Arbeit! Das sollen alle sehen!« und »Ach ja, ist ganz schön. Und wie steht's mit den anderen Projekten?« Die Eigenschaften, die durch die erste Bemerkung verstärkt werden, entwickeln sich zu Selbstvertrauen, Selbstachtung und dazu, daß man sich mit sich selbst im Einklang fühlt.

Und hier noch ein Beispiel: Der Empfangschef in einem großen Hotel bleibt kurz am Empfang stehen und sagt dem Angestellten, der dort arbeitet: »Das haben Sie ganz toll hingekriegt mit dem wütenden Gast, der meinte, zu einem günstigeren Tarif gebucht zu haben. Der ist mit einem Lächeln im Gesicht wieder weggegangen. Hätte ich selbst nicht besser machen können.« Dieser Manager hat damit einen riesigen Beitrag zur Stärkung der Selbstachtung dieses Mitarbeiters geleistet, die auf diese Weise trotz des Ärgers mit wütenden Gästen aufrechterhalten wird.

2. *Perspektive:* Die richtige Perspektive ist: »Was soll's – auch das geht vorbei.« Eine schlechte Perspektive ist: »Jetzt habe ich mir wahrscheinlich meine ganze Karriere verpfuscht!« Eine gesunde Perspektive lindert Ängste und Streß. Ihr Fehlen kann zu Depression und zur Verwendung künstlicher Stimulanzien führen. Eine gute Perspektive hält das obenerwähnte »Ruder« stabil, indem sie Ihnen ein Gefühl dafür vermittelt, wo Sie im größeren Plan der Dinge stehen.

Der Manager, der so mit einem Mitarbeiter verfährt: »Na gut, es war also eine schlechte Entscheidung, so einen komplizierten Vorschlag zu machen, aber was können wir daraus für die Zukunft lernen?«, schafft konstruktive Perspektiven. Der Manager, der nur warnt: »Beim nächsten Mal sind Sie dran«, schafft eine ganz andere Perspektive. Selbstachtung stützt sich weitgehend auf die Freiheit, auch mal Fehler machen zu dürfen.

3. *Mentoren:* Menschen mit Vorbildcharakter leben durch ihr Verhalten eine Einstellung vor, die von Disziplin und Selbstwertgefühl geprägt ist. Solche Vorbilder, die andere aktiv beraten, werden oft als »Mentoren« bezeichnet.

Mentoren können die Selbstachtung verstärken, indem sie als »objektives Gegenüber« fungieren, das dem einzelnen zutreffende, vorurteilsfreie, jedoch auch persönliche Rückmeldung liefern kann. Es kommt gar nicht so selten vor, daß sich sogar Spitzenmanager einen persönlichen Mentor suchen, und viele Unternehmen haben ein offizielles System eingerichtet, bei dem Dienstältere Nachwuchskräfte zugeteilt bekommen, die sie sozusagen unter ihre Fittiche nehmen. (Wird man als Nachwuchskraft willkürlich jemandem zugeteilt, so ist es allerdings wichtig zu wissen, unter wessen Fittichen man sich befindet – unter denen eines Adlers oder eines Truthahns.)

Sehr erfolgreiche Leistungstypen können manchmal sogar an *geringer* Selbstachtung leiden. Der Zwang, sich ständig einem Leistungsdruck unterwerfen zu müssen, ist ein Ersatz für innere Erfüllung. Ein Zeichen für geringe Selbstachtung ist ein Gefühl von Leere oder Selbstzweifel trotz beruflichen Erfolgs und finanzieller Sicherheit. Es folgen einige Empfehlungen für Manager in puncto Selbstachtung:

- Überbewerten Sie Tiefs und Niederlagen nicht. Gehen Sie wegen anfänglicher Fehler nicht allzu hart mit anderen ins Gericht. Akzeptieren Sie andere als menschliche Wesen mit Stärken und Schwächen und begreifen Sie, daß wir alle unsere Hochs und Tiefs erleben. Vergessen Sie nicht, daß Selbstachtung ein *anhaltend* gutes Gefühl in bezug auf sich selbst bedeutet – und daß man dieses Gefühl bei anderen auch fördern kann.
- Nehmen Sie die Freizeit genauso wichtig wie die Arbeitszeit. Haben Sie kein schlechtes Gewissen, wenn Sie es sich gutgehen lassen, und erwarten Sie nicht von anderen, daß sie »workaholics« werden. Handeln Sie auch gelegentlich nach Ihren Impulsen und Eingebungen bezüglich anderer Menschen, ohne das Gefühl zu haben, Sie müßten Ihr Handeln immer vernünftig begründen.
- Beurteilen Sie Ihre Freundschafts- und Arbeitsbeziehungen. Achten Sie darauf, daß Sie nicht nur mit solchen Menschen Beziehungen eingehen, die eine geringe Selbstachtung besitzen. Dienen Sie anderen als Vorbild für positives Selbstwertgefühl und Selbsterfüllung.
- Geben Sie anderen Bestätigung für ihre Erfolge und Siege. Suchen Sie auch andere Menschen, die diese Aufgabe übernehmen können, und machen Sie diese Funktion zum festen Bestandteil Ihrer täglichen Führungsaufgaben.
- Begreifen Sie, daß Selbstachtung von innen kommt. Verwechseln Sie sie nicht mit einem bestimmten Geldverdienst oder dem Errei-

chen eines bestimmten beruflichen Ziels. Sie müssen *trotz äußerer Einflüsse* mit sich zufrieden sein können. Und Sie müssen auch andere dazu ermutigen, sich ebenfalls um diese Erfüllung zu bemühen.

Die Selbstachtung spielt bei Verhaltensveränderungen eine ebenso wichtige Rolle wie der Energiepegel und das gesunde Eigeninteresse. Keiner kann alles, und dem Ausmaß möglicher Verhaltensveränderung sind Schranken auferlegt. Diese Elemente sind jedoch die Parameter, innerhalb deren wir unser eigenes Verhalten sowie das Verhalten anderer bewußt und auf intelligente Art und Weise modifizieren können. Sie beinhalten das, was wir machen *können* (Energieniveau), was wir machen *wollen* (rationales Eigeninteresse) und was wir machen *würden* (Selbstachtung).

Verhaltensveränderungen werden oft vom Verstand her begrüßt, während sie gleichzeitig emotional abgelehnt werden. »Ich muß mein Verhalten ändern«, »Ich muß wirklich aufhören, mich so zu benehmen« – wie wir alle wissen, ist das viel leichter gesagt als getan. In unserem Streben danach, konsequent mit uns selbst umzugehen, bemühen wir uns unbewußt auch um Ausgewogenheit – d.h. um Verhaltensweisen, die mit unserer Selbstwahrnehmung übereinstimmen.

Eine Personalchefin der Citibank in Singapur bat mich um Rat bei der Beurteilung des Verhaltens einer wichtigen Mitarbeiterin. »Meine Kollegin zeigt ihr wahres Gesicht nicht offen«, erklärte sie. »Sie sieht sich selbst als unschuldig und umgänglich, aber in Wirklichkeit wirkt sie auf die Menschen in ihrer Umgebung recht bedrohlich und einschüchternd.« Ihre Kollegin verhielt sich jedoch im Grunde ganz konsequent: Sie nahm sich selbst als charmante, umgängliche Person wahr, und in ihren Augen wurden diese Eigenschaften durch ihr Verhalten auch reflektiert. Sie war blind für die abweichende Wahrnehmung ihrer Kollegen, weil diese ihr keine Rückmeldung zukommen ließen, die vermittelt hätte, daß ihr Verhalten von ihrem Selbstbild abwich. Die Kollegen reagierten höflich auf sie, obgleich sie jeden Kontakt mit ihr in ihrer anmaßenden Art fürchteten. Ihr Verhalten stimmte mit der Verstärkung durch die Kollegen überein.

Wir konnten ihr anmaßendes Verhalten modifizieren, indem wir mittels strukturierter Rückmeldung an ihr Eigeninteresse und ihre

Selbstachtung appellierten. Mit Hilfe eines Verhaltenstests, an dem sich ihre Kollegen anonym beteiligten, begann sie, die tatsächliche Wirkung ihres Verhaltens auf andere zu begreifen, d.h. wie andere sie übereinstimmend wahrnahmen und sie durch ihre künstliche Höflichkeit schonten. Sie begriff, daß sie weniger Kraft aufwenden und ehrlichere Reaktionen bekommen konnte (was sehr in ihrem eigenen Interesse lag), wenn sie ihre Art etwas dämpfte, besser zuhörte und nicht darauf bestand, sich in jedem kleinen Punkt durchzusetzen.

Wir scheinen alle eine Art inneren Kreiselkompaß zu besitzen, der dafür sorgt, daß unser Verhalten mit unserem Selbstbild stimmig bleibt. Eine Neuausrichtung des Kreiselkompasses setzt eine triftige Rückmeldung voraus – einen wirklichen Nachweis dafür, daß der gegenwärtige Kurs möglicherweise nicht der beste ist, um die Verwirklichung unserer Ziele zu erreichen. Diesbezüglich stellte Loren Eiseley einmal fest: »Bestimmte Küsten sind dem Schiffbruch vorbehalten.« An diese gefährlichen Küsten wird man bisweilen auf seiner Lebensreise dann verschlagen, wenn die Rückmeldung gefehlt hat und wenn unser Verhalten für eine bestimmte Umgebung und bestimmte Beziehungen nicht geeignet ist. Demnach besteht eine Hauptaufgabe der Mitarbeiterführung darin, Untergebenen (und Kollegen) gezielte, konstruktive Rückmeldung zu geben – und zwar nicht in Form einer schriftlichen Bewertung einmal im Jahr, sondern in einem kontinuierlichen Prozeß, der die Selbstachtung fördert.

Reaktionen auf Veränderung: Chance oder Bedrohung?

Es ist oft schwer, eine Veränderung emotional zu akzeptieren, insbesondere bei Verhaltensweisen, die wir bisher immer als im Einklang mit unserer Selbstwahrnehmung erachtet haben. Hier eine kleine Übung für Sie: Denken Sie einmal an Ihre Geschäftskollegen, Freunde, Familienmitglieder und Bekannten. Schreiben Sie in die unten dafür vorgesehenen Zeilen die Namen derjenigen, die wie angegeben auf Veränderung reagieren.

	Diese Menschen sehen Veränderung sofort als *Chance.*	Diese Menschen betrachten Veränderung sofort als *Bedrohung.*
1.		
2.		
3.		
4.		
5.		
6.		
7.		
8.		
9.		
10.		

Welche Liste ist länger? In den meisten Fällen wird die rechte Liste länger sein; zumindest werden Ihnen die betreffenden Personen wahrscheinlich sehr viel schneller in den Sinn kommen. Auf welcher Liste stehen Sie?

Wie können Manager Veränderung als Chance und nicht als Bedrohung verkaufen? Indem sie sich z.B. folgende Verhaltensweisen angewöhnen:

- Unterstützen Sie keine Konkurrenzsituationen nach dem Prinzip »Wir gewinnen/sie verlieren«.
- Beginnen Sie Erklärungen nie mit den Worten: »Wir haben es aber schon immer so gemacht.«
- Sagen Sie nie: »Ja, aber. . .«
- Suchen Sie nicht nach einem Sündenbock, dem Sie die Schuld zuweisen können.

- Sehen Sie Ja-Sager nicht als wertvolle Mitarbeiter an.
- Akzeptieren Sie Versagen zu einem guten Zweck – die Freiheit, Fehler zu machen.
- Verlangen Sie neue Lösungen für alte Probleme.
- Beraumen Sie feste Termine an, um über Innovationen zu diskutieren.
- Versuchen Sie, mit der Konkurrenz »bockzuspringen«, anstatt bloß mit ihr mitzuhalten.
- Fragen Sie: »Warum nicht?« anstatt »Warum?«

Sehen Sie sich noch einmal die Namen an, die Sie aufgeschrieben haben. Auf welcher Seite finden Sie die meisten »Erfolgsmenschen«, ganz gleich, wie Sie nun »Erfolg« definieren? Meistens sind die erfolgreicheren (oder »zufriedeneren« oder »erfüllteren« oder »motivierteren«) Personen in der linken Rubrik zu finden. Das liegt daran, daß sie der Notwendigkeit der Veränderung offen gegenüberstehen – sowohl geistig als auch emotional. Während das Ausmaß, in dem wir zur Veränderung *fähig* sind, je nach Typ variiert, sind im Hinblick auf die *Bereitschaft* zur Veränderung ganz andere Faktoren im Spiel. Demnach wird ein Mensch mit geringer Fähigkeit, jedoch großer Bereitschaft zur Veränderung viel flexibler und spannkräftiger sein als ein Mensch, der große Veränderungsfähigkeit besitzt, aber keinen Wunsch zeigt, sich auch wirklich zu verändern.

Reaktionen auf Veränderung

Veränderung als Chance	**Veränderung als Bedrohung**
zuversichtlich	angstvoll
motiviert	deprimiert
mutig	furchtsam
experimentierfreudig	vorsichtig
innovativ	am Bewährten haftend
gewandt	unbeholfen
expansiv	schützend
flexibel	starr
überzeugt	zweifelnd
Führer	Mitläufer

wagemutig	konservativ
extravertiert	introvertiert
hellsichtig	ahnungslos
entscheidungsfreudig	wankelmütig
aktiv	reaktiv

Schauen Sie noch einmal Ihre Listen an. Beschreiben die Eigenschaftswörter der Liste links in etwa die Menschen, die auf Ihrer Liste auf der linken Seite stehen? Welche Eigenschaftswörter treffen am ehesten auf Sie selbst zu? Welche auf die wichtigsten der Ihnen unterstellten Mitarbeiter, auf Ihren Vorgesetzten oder Ihre engsten Kollegen?

Die Tendenz vieler Menschen, Veränderung als etwas im Grunde Bedrohliches anzusehen, stellt eine wesentliche Behinderung für die Modifizierung von Verhalten am Arbeitsplatz dar. Trachtet einer nur danach, sich selbst zu schützen, so können sich, auch wenn dieser Schutz gewährleistet ist, kein Wachstum und keine Verhaltensveränderung einstellen. Sind die Planwagen eng im Kreis aneinandergereiht, dann ist die einzige auch nur im entferntesten mögliche Art der Bewegung kreisförmig. Die Schildkröte ist in der Tat geschützt, wenn sie sich in ihren Panzer zurückzieht, aber solange sie in diesem Zustand verharrt, bewegt sie sich auch nirgendwohin. Während sie also gesund und munter an einem Ort verweilt, macht sie keinerlei Fortschritte auf der Reise, auf die sie sich nun mal begeben hat.

Einer der ersten Schritte bei der Überwindung der gefühlsmäßigen Ablehnung von Verhaltensveränderungen ist, zu begreifen, daß die Veränderung – welche Form auch immer sie annehmen mag – sich eher heilsam als schädlich auswirken wird. Wenn dem nicht so wäre, dann wäre die Welt schon vor langer Zeit quietschend zum Stillstand gekommen. (Der Autor und Unternehmensberater Edgar Schein bemerkte einmal: »Willst du etwas verstehen, dann versuche erst einmal, es zu verändern.«)

Noch schwieriger lassen sich Verhaltensveränderungen am Arbeitsplatz erreichen. Durch Schulungsprogramme, Anreizkampagnen und Veränderungen im Arbeitsumfeld kann man zwar kurzfristige Veränderungen bewirken, es handelt sich hierbei aber meist nur um »Bewegungen« und nicht um wirkliche Veränderungen des Verhaltens, die sich selbst weiterentwickeln. Ein Handelsvertreter legt unter Umständen seine Spesenberichte rechtzeitig vor, wenn die Geschäftsführung damit droht, bei verspätet eingegangenen Berichten die Rückerstattung zu verzögern. Doch dadurch wird weder die Aufmerksamkeit dieses Vertreters für Details in anderen Bereichen seiner Arbeit wirklich verbessert, noch wird überhaupt ein kontinuierliches, verantwortungsbewußtes Verhalten bei der Abgabe von Spesenberichten garantiert. Ich ging einmal dazu über, die Spesenrückerstattung für jede Woche Verspätung bei der Abgabe des Spesenberichts um dreißig Tage zu verzögern. Nach drei Monaten konnte die Hälfte meines Vertreterstamms nicht mehr reisen, weil ihr Kredit erschöpft war, und ihre Spesenberichte waren immer noch nicht eingegangen. Erraten Sie, wer sein Verhalten ganz schnell änderte?

Kurzfristige Veränderungen sind deshalb nicht besonders produktiv, weil sie mit der Zeit nachlassen; überdies sind sie selten stark genug, um Rückfällen in alte Verhaltensweisen – oder noch schlimmer, in Verhaltensweisen, die das Ziel des Anreizes umgehen, und trotzdem noch in den Genuß des Anreizes kommen – vorzubeugen.

Gefahrenzonen im Betrieb

Warum werden Verhaltensveränderungen so oft vom Arbeitsalltag im Betrieb vereitelt? Im folgenden werden einige der häufigsten Gründe dafür aufgezählt:

1. Unternehmen neigen dazu, Menschen so zu behandeln, als seien sie genauso austauschbar wie Maschinen. Das heißt: So wie Sie vielleicht eine Sorte Öl für alle Maschinentypen kaufen, bieten Unternehmen oft nur eine einzige Art von Anreiz oder Motivationshilfe für sämtliche Mitarbeiter an. Das ist völliger Unsinn. Für manche Menschen besteht das Eigeninteresse (das einzige, was wirklich langfristig Veränderungen bewirkt) in der Anerkennung durch andere, für andere in der Leistung, für wieder andere in der Macht usw. Einheits-Motivationsprogramme sind genauso ineffektiv wie einheitliche Besteuerungssysteme – sie lassen die spezielle Situation des einzelnen außer acht.

2. Der Gruppendruck ist mächtig. Er kann spezifischen Verhaltensveränderungen regelrecht entgegenwirken. Mitglieder der Peer-Gruppe können auf den einzelnen einen starken Druck ausüben, nicht »zusammenzubrechen« oder »nachzugeben«. In den Augen der Peer-Gruppe wird eine Verhaltensveränderung oft als eine Kapitulation des einzelnen angesehen. So entsteht durch die Sicherheit, die man durch Konformität mit Gruppennormen empfindet, ein außerordentlicher Druck, individuelle Veränderungen *nicht* in die Wege zu leiten.

3. Aktivität und Ergebnis werden oft miteinander verwechselt. So kann es dazu kommen, daß Hotelangestellte, die dazu angehalten wurden, geduldiger und höflicher mit Gästen umzugehen, und denen als Anreiz dafür ein Preis für den »Höflichsten Angestellten« in Aussicht gestellt wurde, einen müden Reisenden mit Informationen über die Annehmlichkeiten, die das Hotel zu bieten hat, über Freizeitmöglichkeiten, über die Stadt und über Aktivitäten für Familien überwältigen – und ihm dabei tausendmal einen »Schönen Tag« wünschen –, ohne sich jemals wirklich um den Gast zu kümmern. Ich weiß nicht, wie oft ich im Restaurant mittelmäßig bedient wurde von einem Kerl, der sich in etwa so vorstellte: »Hallo, ich heiße John und ich freue mich, heute abend Ihr Kellner zu sein.« Die Anweisungen und Anreize, die sich meistens hinter solchem Verhalten verbergen, verwechseln ständig Aktivität – »einen schönen Tag wünschen« – mit Ergebnissen, nämlich einem wirklich zufriedenen, gut bedienten Kunden. Wie im Falle des aufdringlichen Kellners werden Worte und Handeln oft mit dem Resultat verwechselt. Worauf kommt es mir als Manager *wirklich* an? Will ich geschwätzige Kellner oder glückliche Gäste? Redselige Mitarbeiter oder einen Verkaufszuwachs? Es ist einfach, sich auf Aktivität zu konzentrieren; schließlich ist sie einfach zu überprüfen und wegen ihrer geringen Dauer auch leicht überschaubar. Schwieriger ist es jedoch, sich auf Ergebnisse zu konzentrieren, die sich oft erst langfristig einstellen und eher subjektiv sind. Während des amerikanischen Sezessionskriegs baute General George B. McClellan eine Unionsarmee auf, die exerzieren, marschieren und in ihren Uniformen »militärisch« schmuck aussehen konnte. Sie konnte jedoch keine Schlachten gewinnen. General Ulysses S. Grant hingegen hatte eine viel laschere Einstellung in bezug auf die Disziplin und das Paradieren, aber er wußte, wie er seine Armee am besten einsetzen konnte, um die Südstaatler zu besiegen. McClellan ist heute lediglich eine Fußnote der Geschichte, Grant kennt jeder.

4. Verhaltensveränderungen müssen vom Inneren eines Menschen ausgehen. Den »Weisen« der Unternehmens- und Personalberatung ist allgemein bekannt, daß Menschen in jene Verhaltensweisen wieder zurückfallen, die am bequemsten sind, wenn das Verhalten nicht ständig (sei es durch Angst, sei es durch Druck) bestärkt wird. Diese Tendenz kann man jedoch auch in dem Sinne verstehen, daß Menschen immer in ihre »natürliche Heimat« zurückkehren, d.h. sich in einer Weise verhalten, die mit ihrem Selbstbild am ehesten übereinstimmt. Eine solche Tendenz ist der unmittelbarste Ausdruck des Wunsches, mit sich selbst im Einklang zu sein. Der einzige Weg, sein Verhalten wirklich zu ändern und es nicht nur vorübergehend zu »bewegen«, besteht darin, die Selbstwahrnehmung durch Appelle an das Eigeninteresse zu beeinflussen.

Als ich noch auf der High School war, gab es einen Verein, der sich die »Laternenanzünder« nannte und in einem ausschließlich von Spenden finanzierten Heim für blinde Kinder ehrenamtlich Wohltätigkeitsarbeit leistete. Für Jungs galt es nicht als »in«, Mitglied dieser Vereinigung zu sein, obwohl sie für sportliche Aktivitäten und Mannschaftstraining dringend gebraucht wurden. Der Betreuer der »Laternenanzünder« kam auf die glorreiche Idee, ein paar der beliebtesten Mädchen der Schule in die Organisation aufzunehmen, in der Hoffnung, dadurch zumindest für kurze Zeit einige Jungen zur Mithilfe bewegen zu können.

Daraufhin passierte etwas Interessantes. Eine Kerngruppe von Jungen – ein paar Sportler, ein paar »Streber«, ein paar Quasi-Schlägertypen – bissen nicht nur auf den Köder an, sondern blieben das ganze Schuljahr über dabei, auch als einige der Mädchen wegblieben. Das lag daran, daß ihr Selbstwertgefühl durch diese Erfahrung eine enorme Steigerung erfuhr. Wir alle hatten das Gefühl, daß unser Selbstbild durch diese Tätigkeit etwas dazugewann. Die »Bewegung« – die Verlockung durch die Mädchen – wurde durch *Motivation* ersetzt. Das Bild der »Laternenanzünder« im High-School-Jahrbuch sah am Ende dann auch aus wie ein Bild der versammelten Schulprominenz.

5. Positive Verhaltensveränderungen (d.h. solche, die den Unternehmenszielen und der Geschäftsentwicklung nützen) *werden oft bestraft.* Veränderung fordert Kompromisse sowohl vom Unternehmen als auch vom Individuum. Allzu oft wird aber der Manager, der ehrlich und aufrichtig beginnt, bei der Kostendämpfung in seiner Abteilung größeres Durchsetzungsvermögen zu zeigen, von einem Vorgesetzten auf den Teppich zurückgeholt, indem er ihn in bevormundender Weise darüber aufklärt, daß sich seine Mitarbeiter über die neuen Einschränkungen beschweren. »Wir wollen nicht so behandelt werden«, »Wir brauchen mehr Freiraum« sind Beschwerden, die einen Vorgesetzten beunruhigen, der ein glückliches Team haben will, in dem sich keine Unzufriedenheit regt. »Können Sie nicht Ihre Leute dazu bringen, diesen neuen Kostendämpfungsmaßnahmen zuzustimmen?« wird der Manager dann gefragt.

Das Ergebnis dieser fragwürdigen Haltung ist weiterhin ungezügeltes Geldausgeben durch grollende Mitarbeiter. Mit Verhaltensänderungen ist es wie mit umgetopften Pflanzen – sie brauchen liebevolle Fürsorge und Pflege, während sie sich an die neuen Umstände gewöhnen.

6. Betriebsinterne Systeme arbeiten oft gegen die erwünschte Verhaltensänderung. Wir hatten unter unseren Kunden einmal eine große Fluggesellschaft, die sich darüber Sorgen machte, daß ihre Mitarbeiter am Tiketschalter bei der Spätnachmittagsschicht immer so unhöflich und aufbrausend waren. Die Fluggesellschaft hatte beträchtliche Summen in »Human-Relations«-Schulungen und in Vorträge über »Kundenbewußtsein« gesteckt, doch die Beschwerden gingen unvermindert weiter. Wir sollten herausfinden, warum sich diese dickköpfigen Schaltermitarbeiter trotz der allerbesten Bemühungen der Firma weiterhin weigerten, ihr feindseliges Verhalten zu ändern.

Nach drei Tagen war uns alles klar. Die Spätnachmittagsschicht war die »Stoßzeit«. Zwischen 16.00 und 18.00 Uhr gab es unzählige Abflüge. Das Problem wurde besonders von Reisenden verstärkt, die beim Flugscheinkauf am Schalter ihre Tickets mit Kreditkarten bezahlen wollten, für die die Angestellten nicht sofort ein »O.K.« bekamen.

Sagte das Kreditkartenüberprüfungsgerät »Ungültig« oder »Bitte verifizieren«, so mußten die Schalterangestellten laut Vorschrift der

Fluggesellschaft die Kreditkartenzentrale anrufen, nachdem vorher ein dickes Buch mit den Nummern von ungültigen oder gestohlenen Kreditkarten durchgesehen werden mußte. Die Telefonleitungen waren jedoch besonders während der Stoßzeit oft belegt, und die Schlange der Kunden wurde immer länger. Die wartenden Kunden murrten und wurden oft sehr ausfallend, wenn sie endlich an der Reihe waren. Weder eine »Human-Relations«-Schulung noch ein Wettbewerb für den »Schalterangestellten des Monats« konnte diese Mitarbeiter daran hindern, verständlicherweise sehr schnell aus der Haut zu fahren.

Das Problem lag nicht am Verhalten, sondern am *System.* Die Fluggesellschaft modifizierte das Verhalten sogar in die falsche Richtung. Das System muß die Verhaltensänderung unterstützen, nicht untergraben. Aber immer dann, wenn es einen »Kommunikationszusammenbruch« zu geben scheint, sind Unternehmen nur allzu schnell bereit, die Schuld dafür ihren Mitarbeitern zuzuschieben, anstatt sie in den Strukturen zu suchen, in denen diese arbeiten müssen.

Wir arbeiteten ein Verfahren aus, bei dem ein Vorgesetzter alle Fälle, in denen es Probleme mit Kreditkarten gab, auf einer eigens dafür eingerichteten Telefonleitung erledigte. So hatten die Kartenbesitzer das Gefühl, daß sich die Geschäftsleitung um ihr Problem kümmerte, das sich in 90 Prozent der Fälle als ein Computerfehler herausstellte. Die Schlangen bewegten sich normal weiter, und die Schalterangestellten konnten ihrer Arbeit zügig nachgehen.

Flexibilität

Inwieweit sind Sie zu Verhaltensänderungen fähig? Ein Indikator dafür sind die Testergebnisse aus Kapitel 1. Je mehr die einzelnen Faktoren Ihres Tätigkeitsprofils von denen Ihres Verhaltensprofils abweichen, um so größer ist Ihre potentielle Flexibilität. Dabei sollten Sie jedoch beachten, daß das Fehlen einer solchen Abweichung nicht unbedingt mangelnde Flexibilität impliziert – es könnte einfach nur bedeuten, daß die Verhaltensweisen, die Sie bei Ihrer Arbeit erfolgreich einsetzen können, gut mit Ihrem natürlichen Verhalten übereinstimmen, ein Zustand, den viele Menschen glücklicherweise noch genießen. (Eine weitere Erklärung wäre, daß Sie sich einfach weigern, Ihre »bequemen« Verhaltensweisen zu verändern, ganz gleich welches Verhalten in Ihrer Tätigkeit für den Erfolg wirklich nötig wäre.)

Beispiel 1: Geringe sichtbare Verhaltensänderung

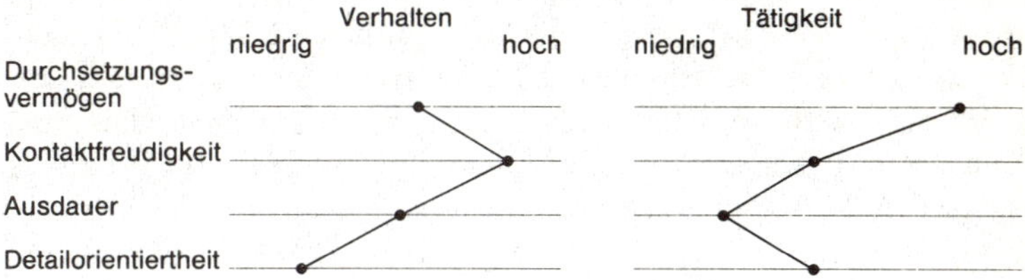

Beispiel 2: Signifikante sichtbare Verhaltensänderung

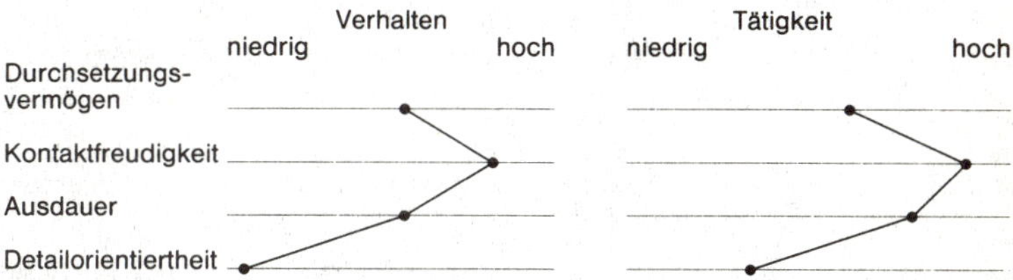

Im ersten Beispiel scheint die betreffende Person ihre Kontaktfreudigkeit und ihre Ausdauer bei der Arbeit etwas zu steigern. Sowohl bei der Arbeit als auch privat ist dieser Mensch aber auf jeden Fall menschenorientiert, kontaktfreudig und redegewandt und zeigt wenig Interesse für Details. Es kann gut sein, daß wir es hier mit einem kreativen, künstlerisch begabten und charmanten Menschen zu tun haben.

Im zweiten Beispiel steigert die Person am Arbeitsplatz ihr Durchsetzungsvermögen und ihre Aufmerksamkeit für Details erheblich, während sie dort gleichzeitig weniger kontaktfreudig und konsequent zu sein scheint. In dieser Tätigkeitsrolle wird diese Person jemand sein, der Probleme löst und die Dinge vorantreibt, der von anderen möglicherweise als »Macher« gesehen wird. Er oder sie kann mit anderen bzw. durch andere arbeiten, oder es auch lassen. Inwieweit er oder sie andere Menschen mit einbezieht, wird fast ausschließlich davon abhängen, ob dies zur Erreichung bestimmter arbeitsspezifischer Ziele und Vorgehen erforderlich ist. Indem sich dieser Mensch die Verhaltensweisen aneignet, die diese Tätigkeit erfordert, erbringt er eine erhebliche Anpassungsleistung. Wenn wir davon ausgehen, daß er bei der Arbeit Erfolg hat, weist dieser Tatbestand auf beträchtliche Flexibilität und erfolgreiche Verhaltensveränderung hin. Andererseits kann man mit ziemlicher Wahrscheinlichkeit davon ausgehen, daß dieser Mensch eine große Batterie braucht, um eine solche Veränderung den ganzen Arbeitstag über aufrechterhalten zu können.

Hier nun ein kurzer Test, mit dem Sie Ihre Bereitschaft zu Verhaltensänderungen prüfen können. Kreuzen Sie bei den folgenden Sätzen einfach nur Ja oder Nein an, und seien Sie so aufrichtig wie möglich.

	Ja	Nein	
1.	( )	( )	Ich beobachte, daß ich im Umgang mit Arbeitskollegen bewußt mehr Geduld aufbringe als mit Menschen außerhalb der Arbeit.
2.	( )	( )	Verschiedene Menschen, die mich gut kennen, würden mich sehr unterschiedlich beschreiben.
3.	( )	( )	Ich bin ein Mensch, der relativ wenig Überraschungen bietet. Manche würden mich vielleicht als leicht kalkulierbar bezeichnen.
4.	( )	( )	Detail ist Detail, und ich gehe auf gleiche Weise damit um, ob es sich nun um meine Steuererklärung oder meine Urlaubspläne handelt.
5.	( )	( )	Ich besitze die Fähigkeit, meinen Charme nach Belieben ein- und auszuschalten.
6.	( )	( )	Mein Durchsetzungsvermögen hängt in erheblichem Maße davon ab, ob ich bei der Arbeit oder zu Hause bin.
7.	( )	( )	Mein Streßpegel ist praktisch derselbe, ob ich nun bei der Arbeit oder zu Hause bin.
8.	( )	( )	Meine Gewohnheiten am Arbeitsplatz weichen stark von meinen privaten Gewohnheiten ab.

9. ( ) ( ) In der Entscheidungsfindung bin ich bei der Arbeit entweder vorsichtiger oder draufgängerischer als im Privatbereich.

10. ( ) ( ) Es gibt bestimmte Menschentypen, ob bei der Arbeit oder in gesellschaftlichen Situationen, mit denen ich nicht kann.

Nachstehend finden Sie den Bewertungsschlüssel für die Antworten, die eher auf höhere Flexibilität hinweisen:

	Ja	Nein
1.	(x)	( )
2.	(x)	( )
3.	( )	(x)
4.	( )	(x)
5.	(x)	( )
6.	(x)	( )
7.	( )	(x)
8.	(x)	( )
9.	(x)	( )
10.	( )	(x)

Dieser Test erhebt keinerlei Anspruch auf Vollständigkeit. Doch falls Sie sich in sieben oder mehr Fällen für die auf größere Flexibilität hinweisende Antwort entschieden haben, sind Sie wohl jemand, der sein Verhalten *im Rahmen des Möglichen* den Erfordernissen entsprechend verändern kann und dies auch tut. Weisen Ihre Testergebnisse aus dem ersten Kapitel (z.B. der Vergleich Ihres Verhaltensprofils mit Ihrem Tätigkeitsprofil) ebenfalls auf Flexibilität hin, so haben Sie einen weiteren Indikator für Ihre Bereitschaft und Ihre Fähigkeit zur Veränderung. Vergessen Sie aber nicht, daß Bereitschaft und Fähigkeit zweierlei sind. Ganz gleich, wie groß Ihre Fähigkeit zur Veränderung ist, so wird doch eine mangelnde Bereitschaft zur Verhaltensänderung zwangsläufig zur Inflexibilität führen. Umgekehrt ist auch eine große Bereitschaft zur Verhaltensänderung von geringem Nutzen, wenn Ihre Fähigkeit, sich zu ändern, beschränkt ist. Diese Situation tritt jedoch selten auf, da praktisch jeder von uns wenigstens ein bescheidenes Potential zur Verhaltensänderung besitzt.

Haben Sie erst einmal begonnen, Ihr eigenes Verhalten zu verstehen, so können Sie mit der Zeit auch Ihre Beziehungen mit anderen Menschen sowie deren Beziehungen untereinander besser steuern. Das hat nichts mit Manipulation zu tun, die eine Steuerung von Menschen aus tieferen und versteckten Beweggründen intendiert, sondern mit der effektiven Führung von Menschen und deren Motivation und Arbeitsleistung.

Wundermittel oder echte Hilfe?

Wie geht man aber effektiv mit menschlichem Verhalten um? Was man auf jeden Fall vermeiden sollte, sind Wundermittel, heißen diese nun EST-Training oder Feuerlaufen oder wie auch immer. Als ich Ende der siebziger Jahre in Kalifornien lebte, wurde ich zu einer Informationsveranstaltung über das EST-Training (EST ist die Abkürzung für Erhard Seminars Training, nach dem Begründer Werner Erhard) eingeladen. Das EST-Seminar wurde mir ziemlich lautstark von einigen Freunden empfohlen, die einen recht souveränen Eindruck auf mich machten, und so willigte ich ein, die Veranstaltung zu besuchen und mir die anschließende Werbekampagne anzuhören.

Ich fand einen eifrigen Haufen von ansonsten normal wirkenden Menschen vor, die mir allesamt von den Wundern von EST berichteten. Ich erfuhr jedoch, daß sich das EST-Programm nicht beschreiben ließe. Ich müsse es selbst erleben. Auf die hartnäckigsten Fragen, die ich aufbieten konnte, kam einer Antwort am nächsten, daß EST »mich mit meiner eigenen Größe in Kontakt bringen würde«. Außerdem war da noch die bedeutungsschwangere Aussage einer offenbar erfolgreichen Geschäftsfrau, die mir versicherte: »Jetzt kann ich Fremden auf der Straße in die Augen sehen.«

Zwei Wochenenden meines Lebens und ein paar hundert Dollar in bar mögen ein geringer Preis erscheinen, um mit meiner eigenen Größe in Kontakt zu kommen und zu lernen, wie man Fremden in die Augen blickt; trotzdem entschied ich mich dagegen. Ich lernte bei dem Ganzen aber zwei Dinge. Erstens ist die Anpreisung eines Produktes, das sich nicht beschreiben läßt, sondern nur durch eigenes Erleben gewürdigt werden kann, eine ungeheuer interessante Verkaufstaktik. Und zweitens steckt in der Vorstellung, daß Menschen mehr leisten können, wenn sie sich selbst besser verstehen, eine ungeheure Kraft, selbst dann, wenn die Mittel zum Verständnis in der Form eines als »schick« geltenden Psycho-Erlebnisses angeboten werden. Das Ziel ist ein lohnendes, aber Vorsicht vor den Mitteln.

In den letzten 15 Jahren konnte man den Aufstieg und Verfall von EST (etwa eine halbe Million Teilnehmer sollen das Programm absolviert haben) beobachten, doch das Bedürfnis, für das es Ausdruck war, ist nach wie vor sehr stark. Erhard hat ein neues Programm entwickelt, und Abwandlungen davon locken wieder die Massen. Eine der faszinierendsten dieser Varianten ist das Feuerlaufen: Nach einer unterschiedlich gründlichen Vorbereitung und Erforschung ihres Selbst wenden die Teilnehmer das Gelernte an, indem sie barfuß über eine Schicht glühender Kohlen laufen. Das interessanteste an diesem Ansatz zur Verhaltensänderung ist meiner Meinung nach, daß er offensichtlich seinen jungen Guru zum mehrfachen Millionär gemacht hat.

Inwieweit können solche Selbsterfahrungserlebnisse dem einzelnen bei seiner Arbeit in einem Unternehmen wirklich nützen? Mangels wissenschaftlicher Daten glaube ich, daß hier wohl die 15-70-15-Regel gilt. Wahrscheinlich ziehen etwa 15 Prozent der Teilnehmer an solchen Seminaren tatsächlich einen Nutzen aus der Selbstbeobachtung und der Überprüfung ihrer Zielsetzungen, für die viele Programme auch die nötige Zeit bieten. Weitere 70 Prozent werden weder positive noch negative Nachwirkungen erleben bzw. nur eine kurzfristige positive Wirkung spüren, den sogenannten »Erleuchtungseffekt«. Und die restlichen 15 Prozent werden Schaden davontragen, weil Probleme an die Oberfläche treten, für die keine adäquaten Lösungsmöglichkeiten angeboten werden, oder weil sie sich hinterher in einem falschen Gefühl der Sicherheit wiegen. In Amerika behandeln Psychologen jetzt schon Feuerläufer, die sich betrogen fühlen, wenn sie feststellen müssen, daß die Probleme, denen sie am Arbeitsplatz gegenüberstehen, nicht so einfach zu bewältigen sind wie der Lauf über die glühenden Kohlen.

Es gibt kaum etwas im Leben, was dem Menschen mehr Kraft gibt, als die eigenen Begabungen und Fähigkeiten schätzen zu lernen, zu erkennen, wie man sie am besten einsetzen kann, um Probleme effektiv zu lösen, und dann richtige Entscheidungen zu treffen. Das ist ein jahrhundertealtes menschliches Anliegen. Wie packt man es also am besten an?

Menschen bringen offensichtlich die besten Leistungen, wenn sie bei der Tätigkeit, die sie ausüben, das volle Spektrum ihrer Begabungen und Interessen einbringen können. Je mehr Sie dazu aufgefordert werden, all Ihre Fähigkeiten bei der Arbeit zum Einsatz zu bringen – und sie über Ihre derzeitigen Möglichkeiten hinaus zu erweitern –, um so größer wird Ihre Arbeitsmoral sein. Je mehr Sie daran gehindert werden, diese Fähigkeiten einzusetzen, um so stärker ist Ihr Gefühl mangelnder Erfüllung. Wahrscheinlich wenden sich viele Menschen wegen dieses grundlegenden Unwohlseins den »Pseudo-Psychologen«, die gerade »in« sind, und deren Arbeit zu: Sie haben kein gutes Gefühl bei dem, was sie tun, wissen aber nicht genau warum.

Es gibt bewährte und verläßliche Programme, die verborgene Talente erkennen und Empfehlungen geben können, wie man diese Fähigkeiten am besten zum Einsatz bringt; diese Programme wachsen und gedeihen und werden sich noch weiter verbreiten. Das gilt für unternehmensinterne Eignungstests, offizielle individuelle Bewertungen und unabhängige persönliche Beurteilungen. Ein sehr gutes Beispiel für letztere bietet das Johnson O'Connor Institute, das inzwischen in mehreren amerikanischen Großstädten Niederlassungen eröffnet hat, an denen Privatpersonen vertrauliche, äußerst präzise und einfühlsame Rückmeldungen im Hinblick auf ihre Persönlichkeitsmerkmale und persönlichen Fähigkeiten einholen können. Diese Ansätze werden auch dann noch Bestand haben, wenn das Feuerlaufen nur noch als Modeverrücktheit der späten achtziger Jahre gilt.

Es ist noch ungewiß, ob das kommende Jahrtausend noch extremere Formen der Wundermittel (vielleicht Fallschirmspringen ohne Fallschirm?) hervorbringen wird oder mehr systematische Lösungen für sehr reale Probleme. Jedenfalls gibt es wohl wenige Dinge, die sowohl für das Unternehmen als auch für den einzelnen fruchtbarer sind als das Bemühen, die Grundfähigkeiten jedes Menschen zu erkennen und in der richtigen Tätigkeit zum Einsatz zu bringen. Wenn dies gelingt, dann wird sich wahrscheinlich allgemein auch ein gesünderes Arbeitsklima einstellen.

Menschen werden nicht von Unternehmen geführt, sondern von anderen Menschen. Und nur durch die Gesamtheit der besten Bemühungen einzelner werden Unternehmenskulturen etabliert, Ziele erreicht und Geschäfte vorangebracht. Da der Mensch heutzutage in *jedem* Unternehmen im Vordergrund steht, wenden wir uns nun einer der wichtigsten Führungsfähigkeiten eines Managers zu, nämlich der Beeinflussung anderer Menschen.

Kapitel 4
Der Einfluß des Managers: Die hohe Kunst der Anpassung

Glück ist, was nach dem Planen noch übrigbleibt.

Branch Rickey

Märtyrer sollte man nicht bemitleiden, sie lieben ihre Arbeit.

George Ade

Im Berufsalltag hat man es mit einer beschränkten Anzahl von Verhaltensstilen zu tun. Ich möchte Ihnen hierzu zwei Szenen schildern, die sich aus derselben Ausgangssituation ergeben könnten: Ich mache meinen ersten Besuch bei einem potentiellen Kunden – Herrn Franck. Ich habe mit ihm verabredet, ihn um 10.00 Uhr in seinem Büro zu besuchen, bin aber schon 10 Minuten früher als vereinbart dort. Die Empfangsdame informiert ihn telefonisch über meine Ankunft.

1. Szene: Um Punkt 10.00 Uhr erscheint Herrn Francks Sekretärin, um mich zu seinem Büro zu führen. Herr Franck schüttelt mir die Hand, gibt mir ein Zeichen, mich ihm gegenüber an seinen Schreibtisch zu setzen, und fragt, ob ich gerne einen Kaffee hätte, den seine Sekretärin dann für uns holen geht. Sobald sie den Raum, der gepflegt, sehr zweckmäßig und äußerst ordentlich eingerichtet ist, verlassen hat, fragt mich Herr Franck: »Nun, was kann ich für Sie tun?«

2. Szene: Ungefähr eine Minute nachdem die Empfangsdame mich angemeldet hat, erscheint Herr Franck persönlich, begrüßt mich mit einem Händedruck und sagt: »Tag, ich bin Peter Franck. Sollen wir uns einen Kaffee holen gehen?« Er berührt meinen Arm, um mir den

Weg zu zeigen. Nachdem wir Kaffee geholt haben, gehen wir gemeinsam in sein Büro, das gemütlich eingerichtet und mit Andenken und Souvenirs an den Wänden und auf den Tischen geschmückt ist. Herr Franck bittet mich, auf einer Couch Platz zu nehmen, und setzt sich in einen bequemen Stuhl neben mich. Er sagt zu mir: »Nun, erzählen Sie mir ein bißchen etwas über sich.«

Ausgehend von anderen markanten Persönlichkeitsstilen hätte man sich auch noch andere Szenen ausdenken können. Jede verlangt eine andere Art der Reaktion. Das heißt, die Person, die bei einer anderen etwas erreichen möchte, muß sich notgedrungen anpassen. Wenn Sie ständig mit der Erwartung durchs Leben gehen, daß die anderen sich Ihnen anpassen müssen, werden Sie bald bemerken, daß die meisten Menschen der Meinung sind, daß sie Besseres zu tun hätten.

In der 1. Szene könnte man Herrn Franck als einen Menschen mit großem Durchsetzungsvermögen und wenig Interesse am Umgang mit Menschen charakterisieren. Er verliert keine Zeit, ist aufgabenorientiert und will daher wissen, wie ich ihm bei der Erfüllung dieser Aufgaben und Ziele helfen kann. Diesen Mann in Small talk zu verwickeln, hätte zur Folge, daß er rasch unruhig würde (besonders wenn er einen niedrigen Geduldspegel hat), und sein Interesse und seine Aufmerksamkeit würden sich dann anderen Dingen zuwenden. Es hätte mir jedoch relativ rasch möglich sein müssen, diese Hinweise auf seine Verhaltensmerkmale aus seinem Verhalten mir gegenüber und durch genaues Betrachten seines Büros zu erkennen.

In der 2. Szene ist Herr Franck sehr stark auf Menschen oder Beziehungen orientiert, mehr als auf Aufgaben. Deshalb möchte er mich erst einmal kennenlernen und mich sympathisch finden – aber auch erreichen, daß *ich ihn* sympathisch finde. Das bedeutet, daß wir erst eine gemeinsame Ebene erreichen müssen, wo wir uns miteinander wohl fühlen. Wenn ich in diesem Fall versuchen würde, sofort über geschäftliche Dinge zu sprechen (»Ich bin gekommen, um folgendes mit Ihnen zu klären: ...«), ohne Herrn Franck die Möglichkeit zu lassen, zuerst eine persönliche Beziehung aufzubauen, würde ich sein Interesse und seine Aufmerksamkeit verlieren. Auch hier hätte es für mich ein leichtes sein können, seine Charakterzüge durch sein Verhalten und die Dinge, mit denen er sich umgibt, zu erkennen.

Anpassung an verschiedene Persönlichkeitsstile

Wir alle geraten tagtäglich in solche Situationen, aber im allgemeinen sind wir so sehr mit unserem eigenen Verhalten beschäftigt, d.h. damit, das Bild, das wir uns von uns selbst machen, nach außen zu verkörpern, daß wir solche Schlüsselbegegnungen durch unbeabsichtigte Bezogenheit auf uns selbst nicht zu nutzen wissen. Ob es nun darum geht, Mitarbeiter zu führen, den Chef zu überreden, die Kollegen zu beeinflussen oder die Kunden zu überzeugen, immer sollten wir darauf bedacht sein, uns dem Stil anzupassen, der den anderen am meisten entspricht. Wenn Ihnen hingegen ein Vorschlag nicht paßt, Sie ärgerlich sind über vergeudete Zeit oder sich bedroht fühlen durch ungewohnte Nähe, so ist dies meist darauf zurückzuführen, daß die anderen sich nicht die Mühe gemacht haben, sich der Verhaltensweise anzupassen, die Ihnen am angenehmsten ist.

Wollen Sie das Verhalten anderer erfolgreich beeinflussen, so können Sie durch Hinweise aus dem jeweiligen Umfeld und Beobachten des Verhaltens einer Person herausfinden, mit welchem Menschentyp Sie es zu tun haben. (Diese Art von Aufmerksamkeit ist besonders wichtig für Menschen, die im Verkauf tätig sind, aber sie ist auch für *jeden* wichtig, der andere beeinflussen möchte.) Menschen, die als geborene Führungspersönlichkeiten angesehen werden, sind meist solche, bei denen die Fähigkeit besonders entwickelt ist, solche Hinweise und Verhaltensmuster zu erkennen.

Versuchen Sie im folgenden herauszufinden, welches Verhalten nach außen (was geäußert wird) zu welchem Umfeld und zu welchem Verhaltensstil paßt:

Verhaltensstil	**Äußerung**	**Beobachtetes Verhalten oder Umfeld**
A. Hohe Aufgabenorientiertheit	1. »Laßt uns weitermachen.«	a. Nervöse Angewohnheiten, ständige Bewegung

B. Hohe Detailorientiertheit	2. »Ein guter Bericht, allerdings mit vier Tippfehlern.«	b. Privates »Nest« mit persönlicher Note
C. Niedriger Geduldspegel	3. »Wie kann dies den Status quo verbessern?«	c. Alles ist an seinem Platz
D. Geringe Menschenorientiertheit	4. »Ich möchte das auf eigene Faust versuchen.«	d. Funktionell, auf effektives Arbeiten ausgerichtet

(Antworten siehe unten.)

Natürlich sind die individuellen Veranlagungen von Menschen nicht immer so offensichtlich, und manchmal sind eingehendere Untersuchungen nötig, mit denen wir uns weiter unten in diesem Kapitel noch näher befassen werden. Aber oft *kann* Verhalten so rasch eingeschätzt werden, wenn Sie nur die nötige Disziplin und Bereitschaft dazu aufbringen. Hier nur ein kurzes Beispiel, wie Sie *nicht* vorgehen sollten.

Ein Verkäufer – der sehr menschenorientiert und äußerst kontaktfreudig war – ging einmal gemeinsam mit mir zu einem Treffen mit einem leitenden Beamten einer großen staatlichen Behörde. Die Ordner und Berichtsmappen des Beamten waren überall im Büro äußerst ordentlich in Regalen verteilt und gestapelt, und auf seinem Tisch lagen Textmarker in vier verschiedenen Farben in einer Reihe. Er wollte von uns nur mehr über Statistiken, Veröffentlichungen und Informationsmaterial erfahren, mit anderen Worten: Details waren sein Leben.

Genau zur vorgesehenen Zeit beendete er unsere Besprechung mit den Worten: »Wenn Sie mir also Daten von anderen Kunden beschaffen können, untergliedert nach Tätigkeitsbereichen, bei denen die Kommentare der Kunden unterstrichen und Ihre Bewertungen am Rand vermerkt sind, werde ich sie durchsehen und Ihnen in zwei Wochen wieder zukommen lassen.« Genau an diesem Punkt beschloß mein Kollege, dem Geschäft den Todesstoß zu versetzen, indem er den *potentiellen Kunden* zwingen wollte, sich *ihm* anzupassen.

Antworten: A:3,d; B:2,c; C:1,a; D:4,b.

»Das können wir schon machen, aber ich könnte Ihnen auch etwas über unsere Erfahrungen erzählen, und Sie könnten sich dann telefonisch bei einigen unserer Kunden informieren.«

»Nein danke, ich möchte lieber einen Bericht haben, wie ich es Ihnen dargelegt habe.«

»Na gut, wir werden Ihnen den Bericht zuschicken, aber lassen Sie mich in fünf Minuten noch kurz ausführen, wer wir sind und weshalb wir glauben, daß wir die Besten auf diesem Gebiet sind.«

»Leider ist mein Zeitplan im Moment sehr eng. . .«

Zum Glück gelang es mir, den Verkäufer noch rechtzeitig zum Gehen zu bewegen, bevor er auch noch darauf bestanden hätte, daß unser Kunde Unterricht in Akrobatik nimmt! Wie viele mögliche Geschäftsabschlüsse hatte er sich wohl schon durch seine Weigerung, die spezifischen Verhaltensweisen seines Kunden zu sehen und sich ihnen anzupassen, durch die Lappen gehen lassen?

Ich bin ein äußerst aufgabenorientierter Mensch. Ich erinnere mich daran, daß mich der Vertreter der Industrie- und Handelskammer von San Francisco aufsuchte, als ich dort eine Beratungsfirma leitete. Ich hatte bereits beschlossen, der Kammer beizutreten, bevor er sich überhaupt hinsetzte. Das Gespräch verlief so:

»Lassen Sie mich Ihnen kurz erklären, weshalb Ihre Firma der Industrie- und Handelskammer beitreten sollte.«

»Das ist nicht nötig. Ich bin bereits davon überzeugt, daß wir beitreten sollten. Wie hoch sind die Beiträge, und an wen sollen sie überwiesen werden?«

»Der Beitrag beträgt $ 400 pro Jahr, und da haben Sie das Beitrittsformular mit Rückumschlag. Lassen Sie mich die Zeit jedoch nutzen und Ihnen ein paar Vorteile der Mitgliedschaft erläutern.«

»Lassen Sie nur, meine Sekretärin wird das Informationsmaterial dazu durchlesen.«

»Na gut, aber lassen Sie mich wenigstens ausführen, wer sonst noch Mitglied ist und wie die Unterkomitees arbeiten.«

»Entschuldigen Sie bitte, aber ich habe heute wirklich noch sehr viel zu tun. . .«

»Aber es dauert nur ein paar Minuten.«

Er hatte das Geschäft bereits in der Tasche und wußte nicht, wann er aufhören sollte. Er war eine Beziehungspersönlichkeit, die darauf bestand, eine persönliche Beziehung aufzubauen, auch wenn dies bedeutete, den Geschäftsabschluß zu gefährden (durch meine allmähliche Verärgerung) oder sein Leben aufs Spiel zu setzen (weil ich ihn am Ende erwürgen würde). Passiert so etwas oft? Jede Minute. Dies hindert die Menschen jedoch nicht daran, weiterhin blauäugig ignorant gegenüber dem von anderen Menschen bevorzugten Verhalten zu bleiben. Das grundlegende Prinzip für die wirksame Beeinflussung des Verhaltens anderer Menschen besteht darin, sich Zeit zu nehmen, um die spezifischen Verhaltensformen der Leute, mit denen man es zu tun hat, einschätzen und sich dann entsprechend verhalten zu können.

Dies setzt Flexibilität voraus, die eine wichtige Rolle im Prozess der Anpassung an andere spielt. In einem vorangegangenen Kapitel stellten wir die Frage: »Zu welchem Preis und wie lange sollte man sein Verhalten ändern?« Haben wir einmal begriffen, was in einer Situation angemessen ist, so können wir, je nach der Größe der »Energiebatterie«, unser Verhalten entweder kurzfristig radikal oder längerfristig in geringerem Umfang ändern.

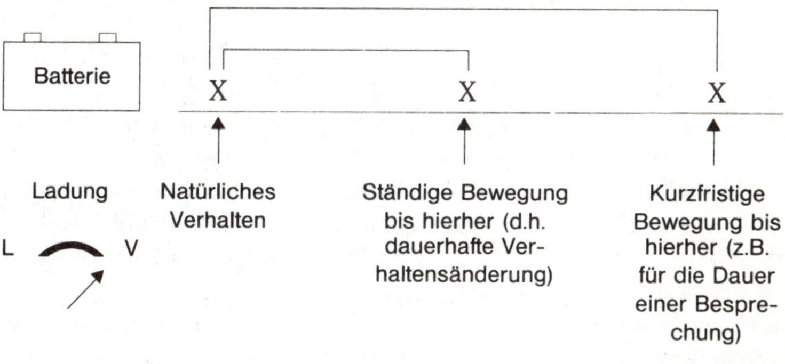

Wahrnehmung und Etiketten

Unsere Flexibilität kann auch durch unsere Wahrnehmung von unseren Mitarbeitern und durch die Etiketten, mit denen wir sie bisweilen versehen, beeinträchtigt werden. Hier nur ein Beispiel dafür, wie wir unsere Mitarbeiter gerne klassifizieren:

Unsere Wahrnehmung von Mitarbeitern

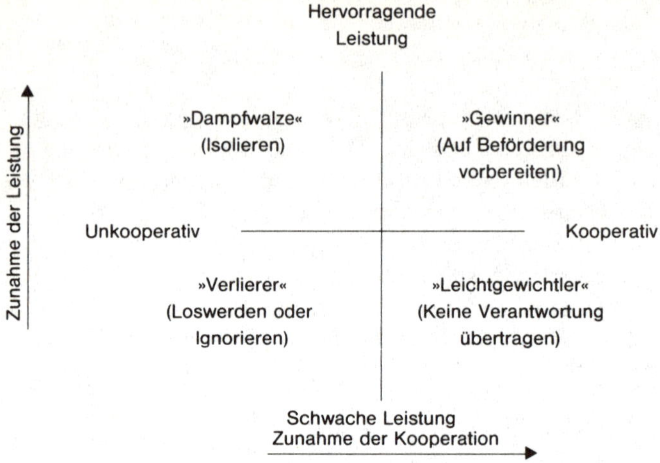

Die Unterschiede zwischen Menschen, die mit derartigen Etiketten versehen wurden, sind oft nicht so groß wie man denkt. Aber es ist eben leichter, Menschen zu kategorisieren als zu versuchen, sie zu verstehen. Ist man einmal mit einem Etikett versehen worden, so scheint es anzuhaften wie Kaugummi auf heißem Asphalt. Man bekommt es nicht mehr los. So müßte unsere »Dampfwalze« vielleicht nur lernen, mehr Sensibilität in bezug auf die Beziehungsbedürfnisse der anderen zu entwickeln. Dem »Leichtgewichtler« mangelt es wahrscheinlich nur an einem ausgewogeneren Verhältnis zwischen Aufgaben- und Personenorientierung. Und der »Gewinner« oder die »Gewinnerin« hat vielleicht nur Glück mit seinem/ihrem derzeitigen Aufgabengebiet.

All dies sind Vermutungen, die jedoch in der Realität leicht nachgeprüft werden können. Kategorisierung durch Etiketten schließt jedoch im allgemeinen eine derartige Überprüfung aus.

Um Einfluß ausüben zu können, müssen Führungskräfte a) ihr eigenes Verhalten verstehen (Einsicht), b) die Verhaltensweisen anderer erkennen (Beobachtungen), c) die notwendigen Angleichungen im

Verhalten anderer vornehmen wollen (Motivierung) und d) die Fähigkeit dazu besitzen, die notwendigen Anpassungen bei sich selbst durchzuführen (Flexibilität). Die Tabelle bietet eine einfache, kurze, jedoch wirkungsvolle Anleitung zum besseren Verständnis und zur Bewertung Ihrer Reaktionen auf das Verhalten anderer.

Mitarbeiter, bei denen Sie zu dem Schluß gekommen sind (durch Zuhören und Beobachten ihrer spezifischen Verhaltensweisen und ihres Umfeldes), daß ihr vorherrschender Persönlichkeitszug ein hohes Maß an Kontaktfreudigkeit ist, können Sie z.B. am besten durch Anerkennung motivieren. Seien Sie ihnen beim Aufbau ihrer Beziehungen behilflich – sie vor anderen bloßzustellen wäre das Schlimmste, was Sie jemals tun könnten. Hören Sie zu, wenn diese Menschen bestimmte Vorahnungen äußern, und geben Sie ihnen starke Rückmeldung (bitten Sie sie also nicht einfach darum, mit Daten zurückzukommen). Nutzen Sie ihre spezielle Begabung im Umgang mit Menschen dazu, die Arbeitsmoral zu heben, ein Gruppengefühl zu entwikkeln und an Informationen aus der Gerüchteküche heranzukommen.

Finden Sie aus der nebenstehenden Tabelle sowohl Ihre eigenen Veranlagungen als auch die Ihrer Untergebenen, Kollegen und Vorgesetzten heraus. Benutzen Sie diese Tabelle, um sich schnell und einfach auf die Bedürfnisse anderer Menschen einzustellen, die Sie beeinflussen wollen. Die hohe Kunst der Überzeugung besteht einzig und allein darin.

Rolle des Managers	Durchsetzungsvermögen	Hohes Maß an Kontaktfreudigkeit	Ausdauer	Detailorientiertheit
Verständnis für den Wunsch anderer nach:	Ergebnissen	Anerkennung	Beständigkeit	Verfahrensweisen
Verstärkung der Flexibilität anderer durch Lernen:	zuzuhören	Fakten nachzuprüfen	Initiative zu ergreifen	Entscheidungen zu treffen
Hilfe für andere bei der Ein- oder Erhaltung von:	Zeit	Beziehungen	Zusagen	Genauigkeit
Unterstützung anderer bei:	Aktionen	Eingebungen	Beziehungen	Prinzipien
Beantwortung der Fragen:	Was?	Wer?	Warum?	Wie?
Hilfestellung bei der Entscheidungsfindung anderer durch:	Vorschläge	Anreize	Garantien	Beweise
Erkennen des Bedürfnisses anderer nach:	Effizienz	Betreuung	Einverständnis	Sorgfalt
Schaffung folgender Art von günstigem Klima:	Frei	Inspirierend	Fördernd	Detailliert
Verständnis und Nutzung der speziellen Begabungen anderer für:	Kontrolle	Gruppendynamik	Unterstützung	Präzision

Richtige Anpassung durch Feineinstellung

Es gibt nur drei mögliche Beziehungen zwischen den individuellen Persönlichkeitsprofilen und den Verhaltensprofilen, die für eine bestimmte Tätigkeit maßgebend sind:

1. Enge oder ideale Übereinstimmung: In diesem Falle muß nichts in bezug auf das Verhalten unternommen werden.
2. Relative, jedoch nicht enge Übereinstimmung: Eine Reihe von Verhaltensangleichungen sind nötig, entweder von seiten des Mitarbeiters und/oder von seiten des Unternehmens.
3. Schlechte Übereinstimmung: Keine noch so große Anpassung wird zu einer Übereinstimmung führen. Es ist also besser, der Person und dem Unternehmen den Kummer über eine so schlechte Entsprechung zu ersparen.

Um solche Aussagen machen zu können, müssen Sie genau wissen, welche spezifischen Verhaltensweisen für eine bestimmte Tätigkeit erforderlich sind, um sie erfolgreich ausführen zu können, und welche natürlichen Veranlagungen die Bewerber für diese Stelle mitbringen. Wie wir Ihnen jedoch schon in Kapitel 1 mit unserem unwissenschaftlichen Test gezeigt haben, können wir darüber durchaus Aussagen machen. (Wenn Sie den Test gemacht und die Liste ausgefüllt haben, haben Sie bereits die beiden wichtigsten Arten der Rückmeldung in der Hand.)

Außer Selbsttests und zufälligen Beobachtungen gibt es für Manager eine Reihe von Möglichkeiten für die Einschätzung, wie gut das Verhaltensprofil der Ihnen unterstellten Mitarbeiter mit den Arbeitsanforderungen zusammenpaßt:

1. *Ausführliche Stellenbeschreibungen:* Jede Stellenbeschreibung sollte drei Elemente beinhalten, die wir bereits früher angeführt haben – körperliche Fähigkeit, Fertigkeiten und Kenntnisse und geforderte Verhaltensformen –, und zwar so spezifisch wie möglich. (Z.B. »Bewerber/innen sollten Freude haben an beständiger und sich wiederholender Arbeit, da die zu bearbeitenden Beitrittserklärungen zu 80 Prozent identisch sind.«)

2. *Einbeziehen der Mitarbeiter:* Diskutieren Sie offen mit Ihren Mitarbeitern, welche Vorstellungen sie von einer idealen Arbeitsstelle haben,

und achten Sie auf Reaktionen, die auf bestimmte Verhaltensmerkmale hinweisen könnten. (»Jeder Tag sollte ein bißchen anders verlaufen und abwechslungsreich sein.« Oder: »Ich würde gerne mit anderen Menschen zu tun haben, wann immer ich will.«) Nach zwei oder drei solchen Unterhaltungen sollten Sie in der Lage sein, sich ein ziemlich genaues Bild vom Verhaltensprofil der meisten Menschen zu machen.

3. Systematisches Beobachten: Beobachten Sie genau, wie ein Mitarbeiter mit bis ins kleinste ausgeführten Anweisungen umgeht und wie mit nur grob umrissenen. Entwickeln Sie ein Feingefühl für Hinweise auf das Verhalten, z.B. daß ein Mitarbeiter, immer wenn ein äußerst durchsetzungsfähiger Verkäufer ihn besucht, Sie dabei haben möchte. Mit der Zeit, möglicherweise sogar in nur dreißig Tagen, sollten Sie in der Lage sein, das Verhaltensmuster der meisten Menschen zu erkennen.

4. Vergleich der eigenen Beobachtungen mit denen von Kollegen: Versuchen Sie auch, die Beobachtungen Ihrer Kollegen mit zu berücksichtigen, um sich Rückmeldungen über das Verhalten eines Angestellten in Ihrer Abwesenheit zu verschaffen. Gehen die Wahrnehmungen und Beobachtungen der anderen in die gleiche Richtung wie Ihre eigenen oder sind sie völlig gegenläufig? Inwieweit ist Ihr eigenes Verhalten die Hauptursache für das Verhalten Ihres Angestellten?

Es gibt gute Gründe dafür, daß Sie den Einfluß Ihres Verhaltens auf das von anderen verstehen sollten. Hier nur ein kurzes Beispiel, wie sich Verhaltensweisen gegenseitig bedingen können.

Ich arbeitete einmal mit einem Kollegen namens Gary zusammen. Wir waren beide Vizepräsidenten und achteten die Meinung, Fähigkeiten und Arbeit des anderen. Deshalb ging ich oft zu Gary, um ihn um Rat zu fragen. Unsere Persönlichkeitsprofile sahen ungefähr so aus:

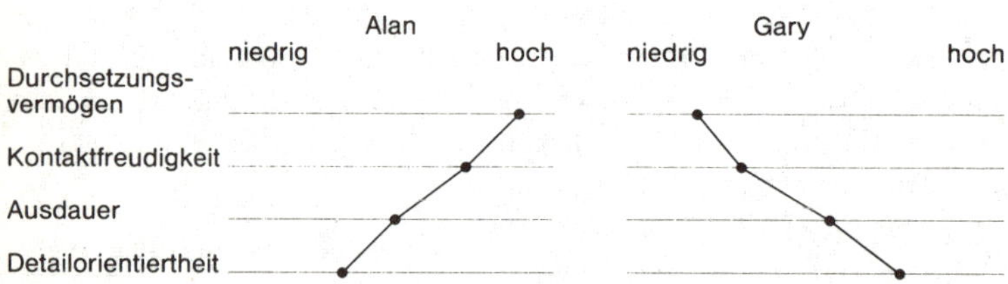

Wenn ich mich an Gary wandte, fragte ich etwa: »Schau, Gary, ich habe hier drei Alternativen, A, B und C. Ich tendiere zu C, aber ich hätte gerne deine Meinung darüber gewußt.« Gary antwortete darauf ungefähr so: »Ich bin auch für C, es ist ganz offensichtlich die beste Lösung.« Das nächste Mal fragte ich dann ungefähr so: »Gary, mir gefällt Vorschlag A, aber was hältst du von B und C?« Und Gary hätte mir darauf geantwortet: »Sie sind einfach nicht so gut wie A.«

Nach einer Weile fielen mir zwei Dinge auf: Gary hatte nie eine andere Meinung als ich, und die Hälfte meiner Entscheidungen erwies sich nicht als sehr wirkungsvoll. Endlich begriff ich, daß mein äußerst selbstbewußtes Auftreten unabsichtlich Garys analytische, zurückhaltende Persönlichkeit derart überrollte, daß er mir immer zustimmte, nicht aufgrund der Fakten, sondern um eine gute Beziehung mit mir aufrechtzuerhalten. Gary schlug mir also das vor, was ich seiner Meinung nach gerne hören wollte, weil er ein sehr wenig durchsetzungsfähiger Mensch war und ich ein hohes Durchsetzungsvermögen besaß. Nachdem ich einmal die Dynamik der Beziehung zwischen unserem gegenseitigen Verhalten begriffen hatte, war es einfach, eine Änderung herbeizuführen. Ich sagte also: »Gary, ich habe drei Alternativen und ich weiß nicht, welche die beste ist. Was meinst du?«

Gary: »Aber bestimmt neigst du doch zu einer Lösung?«

»Nein«.

»O.k., ich schau sie mir an, und du kannst mich ja davon unterrichten, falls du irgendeine Vorliebe für eine Alternative entwickeln solltest.«

Nachdem sich Gary vergewissert hatte, daß ich mich auf nichts festgelegt hatte, bekam ich von ihm eine ehrliche und äußerst wichtige Antwort. Ich mußte mein Verhalten nur geringfügig ändern – das hätte noch jede Batterie geschafft –, aber der Unterschied zwischen dem, was ich von Gary jetzt gegenüber früher zurückbekam, war enorm.

In wievielen Ihrer Beziehungen verfälscht die *Form* die *Substanz*? Wie oft vermuten Sie die falschen Gründe für eine Nichtübereinstimmung zwischen verschiedenen natürlichen Veranlagungen? Die oben angeführten vier Vorgehensweisen für Manager können Ihnen dabei helfen, Divergenzen zwischen Verhaltensweisen auf ein Minimum zu beschränken.

Acht Prinzipien der Anpassung

Die Prinzipien der Anpassung richtig meistern zu können ist für den Manager eine genauso wichtige Fertigkeit wie etwa Entscheiden oder Planen. Es ist also zu beachten, daß es sich um eine Fertigkeit handelt, d.h. sie ist erlernbar, kann immer wieder eingesetzt werden und ist nicht abhängig von einem bestimmten Verhaltensstil. Sowohl Manager mit extrem hohem als auch mit niedrigem Durchsetzungsvermögen können diese Prinzipien gleichermaßen gut handhaben.

1. Benutzen oder Übernehmen Sie nicht Etiketten, um Menschen zu beschreiben: Das ist eine schlimme Angewohnheit, in die wir alle unbewußt nur allzuoft verfallen. Dadurch, daß wir mit Etiketten operieren – wie etwa konservativ, alt, unreif, Dampfwalze, dumm, Nörgler etc. –, verschließen wir uns sowohl gegen das Potential unserer Angestellten als auch gegen die uns zur Verfügung stehende Methode, Verhaltensformen zu ändern und zu beeinflussen.

Beispiel: Sie sind gerade dabei, ein Verkaufsgespräch zu eröffnen, und ein Kollege sagt zu Ihnen: »Passen Sie auf, wenn Carol das Wort ergreift. Sie will sich immer in den Vordergrund drängen.« Ignorieren Sie den Ratschlag Ihres Kollegen.

2. Hören Sie genau zu, was die Leute sagen: Wenn ein Kollege ständig sagt: »Schon gut, schon gut, aber was ist das Wesentliche dabei?«, so haben Sie es wahrscheinlich mit einer äußerst durchsetzungsfähigen Person zu tun, die keine Lust hat, ihre Zeit zu vergeuden. Hören Sie jedoch: »Also nun einmal ganz langsam, laßt uns noch einmal alle Punkte auflisten, so daß wir sie sorgfältig einen nach dem anderen durchgehen können«, so haben Sie es mit einer sehr detailorientierten Person zu tun. Normalerweise sind wir zu sehr damit beschäftigt, uns selbst zuzuhören, als daß wir uns die Zeit dazu nähmen, auf diese wichtigen Hinweise auf den Verhaltensstil der anderen zu achten.

Beispiel: Ein Angestellter tut sich schwer mit einer neuen Aufgabe, die ihm übertragen wurde. Ihr Chef meint, es fehle ihm die richtige Einstellung dazu. Aber als Sie sich mit Ihrem Untergebenen unterhalten, hören Sie von diesem: »Alles ist so vage. Die Anweisungen, die ich bekomme scheinen oft widersprüchlich, und ich brauche mehr Zeit, um alles aufzunehmen.« Das vermeintliche »Einstellungsproblem« entpuppt sich als ein Fall von Mensch mit einer großen Liebe zum Detail, der spezifischere und bessere Anweisungen von seinem Chef braucht.

3. *Beobachten Sie das Umfeld:* Bei einem Mitarbeiter, dessen Schreibtisch jeden Tag aussieht, als wäre ein Orkan über ihn hinweggefegt, können Sie höchstwahrscheinlich davon ausgehen, daß es sich um einen wenig detailorientierten Menschen handelt. Sucht Ihr Assistent die Mitarbeiter stets an ihrem Arbeitsplatz auf, um über ihre Aufgaben zu sprechen, anstatt sie zu sich in sein Büro zu rufen, so ist er mit hoher Wahrscheinlichkeit ein Mensch, der sehr gerne Umgang mit anderen Menschen hat.

> *Beispiel:* Sie wollen Ihren Assistenten dahingehend beeinflussen, daß er durchsetzungsfähiger wird, wenn es um die Einhaltung von Terminen geht. Werden Sie ihm das durch ein Memo mitteilen, ihn zu sich ins Büro einladen, es bei einer Mitarbeiterbesprechung zur Sprache bringen oder wie sonst? Sie werden wahrscheinlich am besten beraten sein, ihm dies quasi im Vorbeigehen in seinem Büro mitzuteilen oder bei einem privaten Mittagessen unter vier Augen. (Das mag vielleicht nicht gerade der Stil sein, der Ihnen am meisten liegt, aber es ist auf jeden Fall der Stil, den Ihr Assistent bevorzugt.)

4. *Beobachten und erstellen Sie Verhaltensmuster:* Schon nach relativ kurzer Zeit können Sie für Kollegen, mit denen Sie täglich zusammen sind (bei Kunden, Verkäufern und sonstigen Kontaktpersonen dauert es ein klein wenig länger), systematisch Persönlichkeitsprofile in bezug auf deren Verhaltensweisen erstellen. Fällt es einer bestimmten Person etwa leichter, ihr übertragene Aufgaben zu erfüllen, wenn man ihr ganz genaue Anweisungen gibt (sehr detailorientiert) oder wenn man ihr nur kurz sagt: »Hier ist das Ziel – Sie haben freie Hand, wie Sie es erreichen wollen« (wenig detailorientiert)? Sucht eine Person sofort den Kontakt zu anderen und bemüht sie sich darum, daß sich die anderen wohl fühlen (sehr kontaktfreudig), oder tritt eine Person nur in Kontakt mit anderen, wenn sie angesprochen wird und nur für die Dauer der Aufgabe, mit der sie gerade beschäftigt ist (wenig kontaktfreudig)?

> *Beispiel:* Sie bemerken, daß Ihre kompetenteste technische Leiterin in den letzten vier Wochen während der Mitarbeiterbesprechungen niemals das Wort ergriffen hat. Sie merken, daß ihre geringe Durchsetzungsfähigkeit und Kontaktfreudigkeit die anderen daran hindert, von

ihrer Erfahrung und ihrem Spezialwissen zu profitieren. Sie ersinnen einen Plan, wie ein besserer Kontakt zustande kommen könnte, und bitten sie, einen schriftlichen Bericht über Produktfehler auszuarbeiten. Diesen Bericht verteilen Sie vor den Besprechungen an alle, was den anderen die Möglichkeit gibt, sie in der Besprechung über ihre Ideen und Vorschläge zu befragen.

5. *Probieren Sie die Verhaltensanpassung zuerst bei weniger wichtigen Themen aus:* Wenn Sie sich unsicher oder unwohl dabei fühlen, sich an den Verhaltensstil einer anderen Person anzupassen, so beginnen Sie bei unverfänglichen Themen. Tasten Sie sich langsam weiter vor, bis Sie sich sicher sind: a) daß das genau der Stil ist, auf den der andere am besten anspricht, b) welche Techniken in bezug auf diesen Stil am besten anzuwenden wären und c) bis wohin es Ihnen noch angenehm ist, diese Techniken anzuwenden.

Beispiel: Sie halten Joe für einen sehr durchsetzungsfähigen Menschen, der die Dinge am liebsten fix und fertig und ohne Verschönerungen vorgesetzt bekommt, aber Sie sind sich nicht sicher. Sie brauchen jedoch seine begeisterte Unterstützung für den Umstrukturierungsplan, an dem Sie gerade arbeiten. Deshalb sprechen Sie ihn bereits in der Vorbereitungsphase an, um ihn zu fragen, wie seiner Meinung nach die diesjährigen Sparbrief-Kampagne laufen solle. Sie hören zu, beobachten und entwickeln dabei ein besseres Verständnis von Joes Verhaltensmuster aufgrund seiner Reaktion auf diese (und vielleicht noch andere) kleinere Fragen.

6. *Machen Sie deutlich, was Ihr persönlicher Stil ist:* Viele Experten sind der Meinung, daß Konsequenz und nicht ein bestimmter Stil die Grundlage von effektiver Führung ist. Und ein großer Teil der Unzufriedenheit der Arbeitskräfte ist auf die Unvorhersehbarkeit und Inkonsequenz ihres Vorgesetzten zurückzuführen. Sie brauchen nicht gleich Memos über Ihren Stil zu verfassen, aber Sie können ruhig ganz offen zeigen, welche Art Ihnen am liebsten ist, auch wenn Sie gerade dabei sind, sich an andere anzupassen.

Beispiel: Ein Ihnen unterstellter Mitarbeiter macht Ihnen klar, daß Sie offenbar seinen Ideen nicht genug Beachtung schenken und er deshalb vermutet, Sie würden ihn für zu jung halten, um etwas beitragen zu können. Sie antworten ihm, daß es neben inhaltlichen Fragen, die Sie stets gerne bereit seien zu diskutieren, sowohl Ihnen als auch seiner eigenen Sache dienen würde, wenn er seine Vorschläge in einer bestimmten Form zum

Ausdruck bringen könnte, anstatt sie nur bei Besprechungen mündlich zu äußern. Sie erklären ihm, daß Sie Dinge in geschriebener Form besser analysieren können, und wenn er Ihnen dabei behilflich sein wolle, so könne der ganze Prozeß dadurch verbessert werden.

7. *Machen Sie eine Kosten-Nutzen-Bilanz:* Ihre Batterie reicht nicht aus für radikale Verhaltensveränderungen über längere Zeiträume hinweg – keiner von uns hat so eine Batterie. Wieviel Energie steht Ihnen zur Verfügung? Welchen Ertrag möchten Sie für den Einsatz Ihrer Energie haben? Sie sollten sich nicht an alles und jeden anpassen. Sie sollten sich immer überlegen, was Ihnen die Anpassung bringt.

Beispiel: Ein wichtiger Kunde und ein Großlieferant bestehen beide darauf, neue Verträge wann immer möglich beim Abendessen zu besprechen. Sie fühlen sich bei solchen Gelegenheiten unwohl und ärgern sich über die Zeit, die Ihnen dabei für Ihre Familie verlorengeht. In diesem Fall ist es sinnvoll, daß Sie Ihre Energie in eine Reihe von freundschaftlichen, vertrauensbildenden Abendessen mit einem Kunden investieren, auf den Sie sich ganz einstellen können, dem Lieferanten jedoch mitteilen, daß Sie lieber in Ihrem Büro mit ihm verhandeln wollen. Es ist keinesfalls sinnvoll, einen halbherzigen Versuch zu starten, es beiden recht zu machen.

8. *Reden Sie ganz offen über Verhaltensstile mit Ihren Kollegen:* Obwohl wir Ihnen Techniken aufgezeigt haben, wie jeder einzelne für sich vorgehen kann, funktioniert Anpassung immer besser, wenn sich zwei Menschen in der Mitte treffen. Dadurch lassen sich das Unbehagen des einzelnen, die Abweichung vom angeborenen Verhalten und der Energieeinsatz auf ein Mindestmaß beschränken. Außerdem lassen sich dadurch auch die Unsicherheit und die Bedenken ausschalten, die entstehen können, wenn man merkt, daß man der einzige ist, der sich um Anpassung bemüht!

Beispiel: Sie haben ein Gespräch mit Ihrer Chefin, die Ihnen erklärt, daß sie nicht einsehe, wieso Ihnen 30 Tage nicht reichen sollten, um ein neues Verkaufstrainings-Programm zu erstellen. Sie sind der Meinung, daß Sie mindestens 90 Tage dafür brauchen werden. Anstatt den *Inhalt* zu diskutieren, machen Sie folgenden Vorschlag: »Sehen Sie, Sie wissen doch am genauesten, wie sehr ich es liebe, ins Detail zu gehen und die Dinge sorgfältig zu bearbeiten. Und ich weiß, daß Sie prinzipiell immer alles schon gestern haben wollen! Weshalb einigen wir uns nicht auf folgendes: Ich werde Ihnen persönlich jeden Freitag über meine Fortschritte

> Bericht erstatten, und auf dieser Grundlage können wir uns dann nach drei solchen Berichten eine genaue Vorstellung davon machen, wann das Programm fertig sein wird. Sie können mir dann sagen, wenn Sie denken, daß ich es mit den Einzelheiten und der Gründlichkeit übertreibe, und ich kann Ihnen sagen, wenn ich denke, daß Sie wichtige Einzelheiten übersehen. Einverstanden?«

Wenn Sie in der Lage sind, sich diese acht Prinzipien einzuprägen und *täglich* anzuwenden – bis sie Ihnen in Fleisch und Blut übergegangen sind, wie es Schubladendenken und Vorurteile für die meisten Menschen sind –, werden Sie merken, daß aus Ihnen eine weitaus effektivere Führungspersönlichkeit und ein viel effizienterer Manager geworden ist. Es geht nur darum, sich anderen so glatt und schnell wie möglich anzupassen.

Den Sumpf vermeiden

Die besten Vorsätze und die am sorgfältigsten ausgearbeiteten Pläne sind jedoch oft genug nur schwer zu verwirklichen. Schuld daran sind in vielen Fällen die Strukturen, Verfahrensweisen und die »Kultur« der Firma. Ich nenne diese Fallen »organisatorischen Sumpf«, denn je mehr man dagegen ankämpft, desto tiefer sinkt man. Am besten lernt man, wo die »Sumpflöcher« auf einen lauern könnten, damit man die Falle möglicherweise umgehen kann. Im folgenden möchte ich Ihnen die am häufigsten auftretenden Formen von »organisatorischem Sumpf« aufzeigen, die Sie eventuell bei Ihren Versuchen behindern könnten, Verhaltensweisen zu lenken und zu beeinflussen.

Angst vor Manipulation

Es kommt manchmal vor, daß Mitarbeiter annehmen, sie würden vom Management »benutzt«. Sie neigen dann zum Glauben, man täusche sie (»Ich glaube einfach nicht, daß wir ein schlechtes Jahr hatten – die wollen uns nur keine Gehaltserhöhungen geben.«), man betrüge sie um ihren rechtmäßigen Anspruch (»Sie geben uns zwar eine Prämie von 5 Prozent, aber die hohen Tiere selbst kriegen bestimmt mindestens 15 Prozent.«) und/oder man vergeude ihre Fähigkeiten (»Wenn die in der Geschäftsführung ein bißchen Grütze im Kopf hätten, könnten wir eine der führenden Firmen sein.«). Deshalb werden solche Mitarbeiter sehr zurückhaltend auf jeden Versuch von Ihrer Seite reagieren, sich an sie anzupassen oder sie zu beeinflussen, da sie nichts Gutes dahinter vermuten werden. Wie kann man solche Menschen überzeugen?

Überzeugen Sie sich zuallererst davon, daß Sie wirklich *niemanden* zu manipulieren versuchen! Versuchen Sie, die Produktivität Ihrer Abteilung zu steigern, oder versuchen Sie, die Mitarbeiter davon abzubringen, ihren rechtmäßigen Urlaub zu nehmen, weil Sie nicht richtig geplant haben? Angestellte haben ein gutes Gespür für diese kleinen Nuancen und neigen dazu, sie nie mehr zu vergessen. Wenn Ihr Ziel wirklich legitim *ist*, seien Sie ganz ehrlich. Bitten Sie Ihre Mitarbeiter um Hilfe: »Diesen Monat brauchen wir die Analysen und Auswertungen der Marktforschungsprognosen für die Vorstandssitzung schon innerhalb von drei statt vier Tagen wie sonst. Ich werde dann auch ein Auge zudrücken, wenn nicht alle Ausführungen im gleichen Format abgeliefert werden (sehr detailorientiert), und werde Sie nicht jede Stunde fragen, wie weit Sie schon sind (sehr durchsetzungsfähig). Können wir uns dann im Gegenzug darauf einigen, daß der frühere Termin möglichst ohne Störungen eingehalten wird?«

Solche Methoden sind weitaus erfolgreicher, als Memos mit Anordnungen herauszugeben. Sie versuchen ganz offen über die gegenwärtige Situation zu sein, bevor sich noch irgendwie Angst vor Manipulation einschleichen könnte. Aber Sie müssen konsequent, ehrlich und empfänglich für Situationen sein, wo Angst vor Manipulation auftreten könnte. Ihre Mitarbeiter werden Ihnen keinen Ausrutscher erlauben, sonst ist Ihre Glaubwürdigkeit dahin, und Sie verlieren die Orientierung und landen im Sumpf.

Politische Wirklichkeit

Immer wenn zwei oder mehr Personen beisammen sind, ist politische Dynamik im Spiel. Diese Tatsache an sich ist weder gut noch schlecht, aber sie hat auf jeden Fall Konsequenzen. Bei der politischen Wirklichkeit innerhalb eines Unternehmens geht es um Fragen von Egoismus, Einflußbereich, Status, Geltung, Macht und ähnlichem. Politik ist der natürliche Zustand, der einander widersprechende und miteinander konkurrierende Interessen zum Wohle der Allgemeinheit in Einklang bringt. Politik ist natürlich, unvermeidlich und gesund. Ständig hören wir jedoch Ausrufe wie: »Da steckt Politik dahinter!«; »So läuft halt das System.« oder etwa: »Es spielt keine Rolle was du kannst, sondern wen du kennst.«

Der politische Sumpf droht dann, wenn Ihr Versuch, Verhaltensweisen zu ändern – seien es nun Ihre eigenen oder die anderer –, nicht als Bemühung zum Wohle der Allgemeinheit gewertet wird, sondern als Versuch, Ihre rein persönlichen Interessen, privaten Vorteile und/oder Statusverbesserungen durchzusetzen. (Beachtenswert ist hierbei, daß gewöhnlich immer dann von »Manipulation« gesprochen wird, wenn von »denen da oben« oder vom »Establishment« die Rede ist, während »Politik« meist im Zusammenhang mit Einzelpersonen gesehen wird).

Sich den politischen Gegebenheiten zu stellen, bedeutet, daß man in hohem Maße auf die schon früher erwähnte elementare Veränderungskraft vertrauen muß, nämlich das rationale Eigeninteresse. Zeigen Sie auf, welche Arbeitserleichterungen und/oder Arbeitsverbesserungen Verhaltensänderungen zur Folge haben könnten: »Wir müssen mehr Geduld (hohes Durchsetzungsvermögen) und mehr Disziplin und Sorgfalt (hohe Detailorientiertheit) bei der Bearbeitung von telefonischen Beschwerden von seiten unserer Kunden aufbringen. Immer wenn die Kunden mit unseren kurzen und unvollständigen Antworten nicht zufrieden sind, schreiben sie einen Beschwerdebrief an den Geschäftsführer. Und sein Büro verlangt dann von uns für die Beantwortung dreimal so viele Einzelheiten, wie wir ursprünglich gebraucht hätten, wenn wir uns die Zeit genommen hätten, dem Kunden eine richtige Antwort zu geben. Wenn es gelingen würde, die Beschwerden an den Geschäftsführer nur um ein Drittel zu senken, gäbe es praktisch keine 10-Stunden-Tage mehr«.

Natürlich werden auch Sie gut dastehen, wenn es Ihnen gelingt, das Verhalten der Mitarbeiter so zu ändern, daß die Beantwortung von Beschwerden besser läuft, aber das ist nicht der Hauptpunkt. Erfolg ist dann garantiert, wenn dies nicht als politische Angelegenheit empfunden wird, sondern wenn jeder sein Eigeninteresse darin erkennen kann.

Kulturelles Immunsystem

Jedes Unternehmen hat so etwas wie ein »kulturelles Immunsystem«, das versucht, fremde Einflüsse, seien es nun Menschen, Ideen oder Ansätze, abzuwehren. Es gehört auch zur Kultur eines Unternehmens, für die Förderung und den Fortbestand des firmeneigenen Glaubenssystems sorgen zu wollen, egal ob es nun nützlich oder schädlich für die Firma ist.

Versuchen Sie nicht, gegen die Firmenkultur anzukämpfen. Sie würden nur tiefer und schneller im Sumpf versinken. Aber ignorieren Sie sie auch nicht. Eine Kultur mit dem Motto: »Das wird so gemacht, weil wir es *immer* so gemacht haben«, wird Ihnen nicht viel Freiraum für Verhaltensänderungen und Verhaltensbeeinflussung lassen.

Schaffen Sie sich Ihre eigene »Mikro-Kultur«. Verblüffenderweise ist dies um so einfacher, je größer das Unternehmen ist, denn da ist es einfacher, sich eine Nische für sich selbst zu schaffen, die beim groben Hinsehen übersehen wird. Gehen Sie so vor: Betonen und illustrieren Sie an Beispielen, daß in Ihrer Abteilung neue Ideen zählen *und* auch verwirklicht werden. Zeigen Sie Ihre Bereitschaft, sich anderen Verhaltensformen anzugleichen, und ermutigen Sie Ihre Mitarbeiter, dasselbe zu tun. Es wird Ihnen sicherlich nicht zum Nachteil gereichen, wenn Sie eine Abteilung aufbauen können, deren Produktivität und Leistung die Vorteile gekonnter Beeinflussung von Verhaltensstilen widerspiegelt.

Arbeiten Sie z.B. in einer Firma, die Innovationen nicht gerne sieht (hohes Durchsetzungsvermögen und geringe Ausdauer), so veranstalten Sie eine Mitarbeiterbesprechung außerhalb der Firma, in der Sie diskutieren, wie man in Ihrem Arbeitsbereich kreativer sein kann. Wenn Ihre Firma nichts von Zusammenarbeit in Gruppen hält, Sie jedoch der Meinung sind, daß eine stärkere Team-Bildung not täte (hohe Kontaktfreudigkeit), so gehen Sie einfach dazu über, mit den Angestellten an ihrem Arbeitsplatz und in ihrem Büro zu arbeiten und Besprechungen in Gemeinschaftsräumen abzuhalten. Denken Sie stets daran, daß Menschen auf das schauen, was man ihnen vormacht, nicht was man ihnen erzählt, dann werden Sie durchaus in der Lage sein, sich Ihre eigene Mikro-Kultur zu schaffen, dadurch daß Sie selbst als Vorbild dafür dienen, wie man mit seinen eigenen Verhaltensweisen am besten umgeht.

Diese Techniken können sehr nützlich sein, wenn es darum geht, den organisatorischen Sumpf zu umgehen (oder wenigstens sich wieder daraus zu befreien, wenn Sie ihm schon nicht ausweichen können). Im folgenden Kapitel werden wir uns damit beschäftigen, wie Sie ganz aktiv Einfluß auf die täglichen routinemäßigen Abläufe nehmen können, indem Sie Ihr Verständnis der Verhaltensmuster einsetzen, um ein noch höheres Maß an Erfolg zu erzielen. Nun, da wir gelernt haben, den Fallen aus dem Weg zu gehen, stürmen wir die Gipfel!

Kapitel 5
Ergebnisse der Spitzenleistung: Verhaltensbeeinflussung am Arbeitsplatz

80 Prozent des Erfolgs kommen vom
bloßen Dabeisein.

Woody Allen

Dieser Ausspruch Woody Allens stammt aus einem anderen Zeitalter. Heute kommt es nur allzu oft vor, daß man einen Manager irgend etwas jammern hört wie: »Es ist wirklich eine Schande – Joe war mein bester Versicherungsmakler, aber er trat vor fünf Jahren in den Ruhestand, weil er in unserer Firma keine Aufstiegschancen mehr sah.«

»Das ist aber schade. Vermissen Sie ihn sehr?«

»Vermissen? Er sitzt dort drüben an seinem Schreibtisch!«

Es gibt einzelne Bereiche in der Unternehmensführung, in denen die Fertigkeit des Managers gefordert ist, Verhaltensänderungen herbeizuführen. Wir wollen hier untersuchen, welche Bereiche dies sind und wie man sie angeht.

Konflikt und Konfrontation

Unserer Erfahrung nach stellen Verhaltensfragen den Löwenanteil der Schwierigkeiten eines Managers dar. Ein Konflikt wird oft auf das »Zusammentreffen unterschiedlicher Persönlichkeiten« zurückgeführt oder auf »schlechtes Miteinander-Können« oder aber auf »Zusammenbruch der Kommunikation«. Diese Faktoren sind vielleicht in einem Prozent der Fälle für den Konflikt verantwortlich. Ein Konflikt resultiert meist entweder aus Meinungsverschiedenheiten über Ziele oder darüber, wie man sie erreichen kann.

Bei Zielkonflikten ist es nötig, klar herauszustellen, wer die Entscheidung zu treffen hat (d.h. wer letztendlich die Verantwortung für das Ergebnis trägt) und ob es im Grunde eine Übereinstimmung über die wesentlichen Ziele (Erfordernisse) und die unwesentlichen Ziele (Wünsche) gibt. Meinungsverschiedenheiten über Ziele haben im allgemeinen etwas mit *Strategie* zu tun, etwa unterschiedliche Meinungen darüber, ob man nun den Marktanteil oder die Rentabilität erhöhen sollte. (Im persönlichen Bereich könnte es z.B. die strategische Frage sein, ob man Kinder haben will oder nicht; ob man eine »Vollzeit-Mutter« sein, oder den Beruf so schnell wie möglich wieder aufgreifen will.) Ein Konflikt über Ziele erfordert sowohl objektive als auch subjektive Kommunikation und Abwägung zwischen den beteiligten Parteien, wobei die wichtigste Grundlage die Erkenntnis ist, daß es das Endergebnis ist, worauf es ankommt.

Hingegen hat ein Konflikt über die Art und Weise, wie man Ziele erreicht, von Natur aus etwas mit *Taktik* und *Vorgehensweisen* zu tun und kann auch dann noch entstehen, wenn eine grundlegende Einigkeit über die Ziele vorhanden ist. Um den Marktanteil zu erhöhen, können Sie die Anzahl Ihrer Vertreter erhöhen, mehr Werbung betreiben, die Preise herabsetzen etc. Ein Kind zu haben und gleichzeitig Ihrem Beruf nachzugehen läßt sich dadurch verwirklichen, daß man das Kind in einen Kinderhort oder zu den Großeltern gibt, Erziehungsurlaub nimmt, mit einem Hausmann zusammenlebt etc. Interessenkonflikte über diese Alternativen löst man im allgemeinen am besten durch logische und empirische Analyse der Fakten im Hinblick auf ihre Erfolgsaussichten und Risiken. Die Menschen, denen das Ziel am meisten am Herzen liegt, sollten eine Schlüsselrolle in der Bewertung der verschiedenen Methoden zur Erreichung des Ziels und bei der Entscheidung darüber spielen, welchen Weg man nun gehen will.

Welche der beiden Personen wird Ihrer Meinung nach am besten auf Auseinandersetzungen über Ziele reagieren?

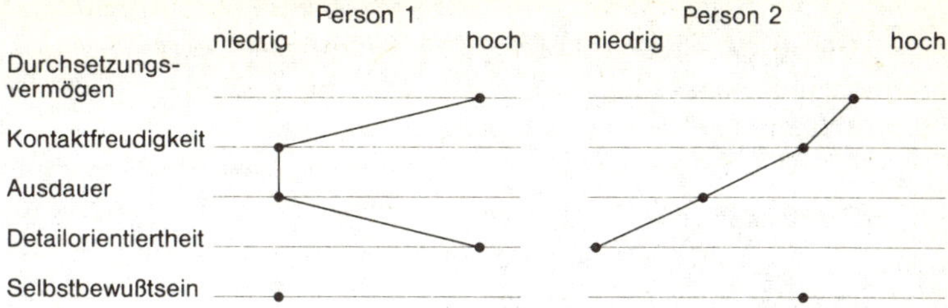

Person Nr. 1 neigt zu Unentschlossenheit (Durchsetzungsvermögen und Detailorientiertheit sind gleich stark ausgeprägt), scheint angespannt (das Ausdauerniveau ist signifikant niedriger als die Detailorientiertheit), ist äußerst methodisch (hohe Detailorientiertheit), durchsetzungsfähig und offenbar relativ wenig selbstbewußt und kontaktfreudig. Person Nr. 2 ist bestimmt, umgänglich, mäßig konseqequent, hat keine Schwierigkeiten mit Zweideutigkeiten (wenig detailorientiert) und ist sehr selbstbewußt. Würde ich mich nun in einem Streitgespräch über Ziele befinden, so würde ich es auf jeden Fall lieber mit der zweiten Person zu tun haben, weil sie mit Konflikten wahrscheinlich besser umgehen kann.

Aber bedeutet dies, daß die erste Person zu schwachen Entscheidungen und ständigen Feindseligkeiten verurteilt ist? Auf keinen Fall – hier kommt es ganz auf die Flexibilität und die Fähigkeit zur Verhaltensänderung an. Die Fähigkeit dieser Person, wirksame Veränderungskräfte nutzen zu können, um das Verhalten für die Dauer eines bestimmten Konfliktes zu ändern, wird in hohem Maße über ihren Erfolg oder Mißerfolg entscheiden.

Hier können Führungskräfte eingreifen und so lange wie nötig Hilfestellung bei den Verhaltensänderungen bieten, bis der Konflikt beigelegt ist. Werden dabei die bereits mehrfach erwähnte Veränderungskraft – das rationale Eigeninteresse – und die Techniken, die wir weiter unten noch ausführen werden, verwendet, so kann der Manager Veränderungen bei der ersten Person bewirken, die wir hier aufzeigen wollen:

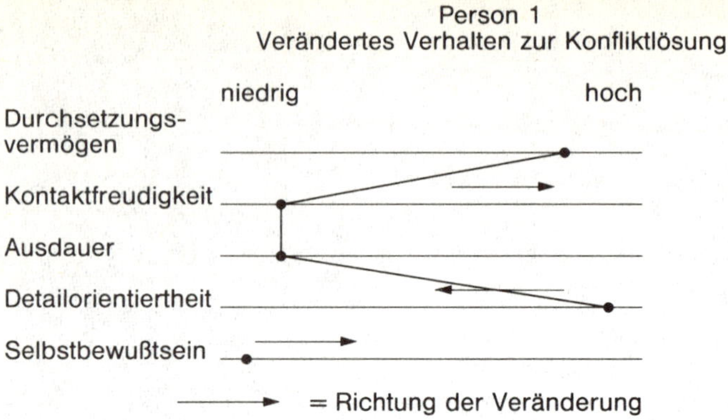

Konfliktlösung

Konfliktlösen ist eine gesunde und wichtige Aufgabe des Managers. Sie verlangt jedoch angemessene Verhaltensweisen, von denen Sie einige nach Belieben verändern können, um zu einer Konfliktlösung zu gelangen, vorausgesetzt, daß Sie

1. die Konfliktsituation erkennen,
2. sich Ihrer gegenwärtigen Verhaltensweisen bewußt sind,
3. die Verhaltensweisen kennen, die für die Lösung des Konflikts geeigneter sind,
4. die notwendigen Anpassungen auch vornehmen wollen und Sie
5. in der Lage sind (genügend große Batterie und Flexibilität), diese Verhaltensanpassungen auch tatsächlich vorzunehmen.

Hier handelt es sich um einen einfachen Prozeß, aber einen, der die ganze Aufmerksamkeit und genaue Überprüfung des Managers verlangt. Konflikte sind dann gesund, wenn intelligent mit ihnen umgegangen wird. Sie sind jedoch tödlich, wenn sie dem Zufall und ziellosem Verhalten überlassen werden.

Ganz allgemein betrachtet können Beziehungen sehr verwirrend sein, wenn die Grundstruktur des Verhaltens nicht klar erkannt wird. Hier ein gängiges Beispiel:

Sie und ich haben über eine bestimmte Sache entgegengesetzte Ansichten. Wir sind beide Menschen mit einem hohen Durchsetzungsvermögen, die es kaum nötig haben, anderen zu gefallen. Wir sind Tatmenschen – die sprichwörtlichen »Macher«. Unsere Persönlichkeitsprofile sehen folgendermaßen aus:

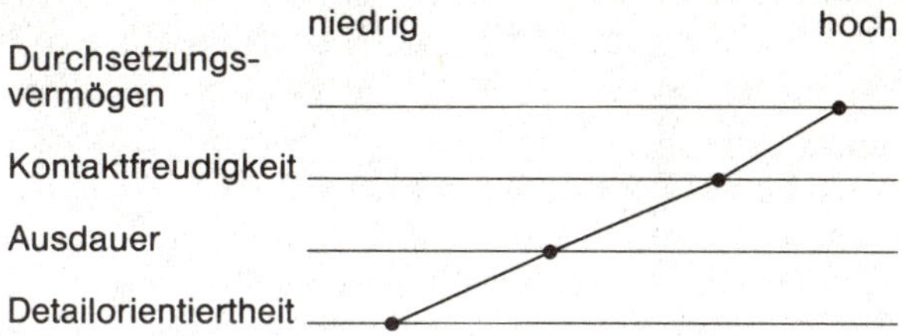

Unser gemeinsamer Vorgesetzter ist ein unkomplizierter und liebenswerter Mensch, der Beziehungen sehr schätzt, die zu seinen Untergebenen eingeschlossen. Er hat bisher hervorragende Leistungen als Manager zu verzeichnen und glaubt an vorsichtige Konsensbildung ohne Drohungen und durch wohlwollende Unterstützung seiner Mitarbeiter. Er haßt Konfrontationen und legt höchsten Wert darauf, von anderen geliebt und akzeptiert zu werden. Sein Persönlichkeitsprofil sieht so aus:

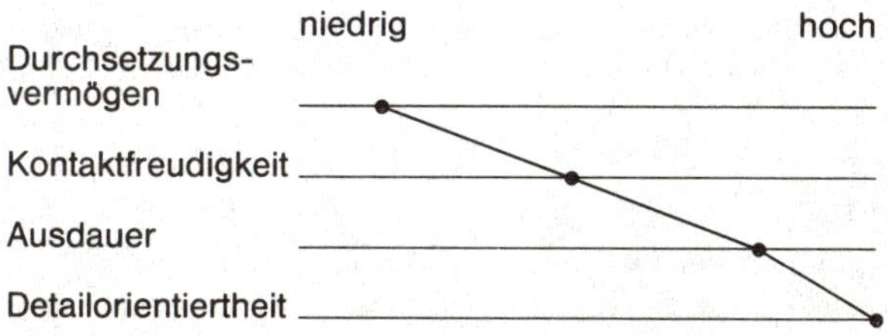

Sie gehen also in sein Büro, erklären ihm Ihren Standpunkt und bestehen darauf: »Es gibt nur einen wirklich sinnvollen Weg, und der heißt: Ja, ja, ja, und nochmals ja!« Worauf er Ihnen antwortet: »Ihr Standpunkt hört sich ganz logisch an. Ich finde ihn gut.«

Später gehe ich dann zum Chef und erkläre ihm mit großem Nachdruck, daß der einzig mögliche Weg »Nein, nein, nein und nochmals nein!« heißt. Und er antwortet darauf: »Ich kann verstehen, weshalb Sie so empfinden, und ich kann Ihren Gedankengang nachvollziehen.«

Noch ein bißchen später treffen wir beide uns dann im Gang, beide mit der gleichen selbstgefälligen Haltung. »Na, ich nehme an, wir wissen jetzt, was zu tun ist!« sagen Sie. Und ich antworte: »Ja, das stimmt, und der Weg heißt: ›Nein, nein, nein und nochmals nein‹ und der Boss ist ganz meiner Meinung!« »Was erzählen Sie denn da, Sie Lügner,« antworten Sie ungerührt, »mir hat er gesagt, daß er ganz mit ›Ja, ja, ja und nochmals ja‹ einverstanden sei!«

Und beide denken wir dann: »Der andere lügt.« »Er verdreht die Tatsachen.«

Und außerdem:

»Der Chef ist doch ein Hampelmann.«

»Er ist ein Waschlappen.«

»Seine Lieblingsfarbe ist kariert.«

Was passiert, wenn wir beide zum Chef gehen und ihm seine vermeintliche Perfidie vorhalten? Er wird sagen: »Jetzt passen Sie mal auf: Ich bin hier derjenige, der die Entscheidungen trifft, und ich habe Sie beide angehört, weil ich Sie beide achte. Aber ich habe nicht gesagt, daß ich mit der Meinung des einen oder des anderen übereinstimme, und versuchen Sie nicht, mich zum Handeln zu drängen, bevor ich dazu bereit bin. Ich werde darüber entscheiden, was zu tun ist, wenn ich die Dinge noch etwas genauer untersucht habe und keine Minute früher.«

Der Chef versucht immer noch die persönliche Beziehung aufrechtzuerhalten, aber seine Durchsetzungsfähigkeit wurde durch unsere Unverschämtheit herausgefordert. Wie viele Gelegenheiten gibt es tagtäglich, bei denen wir die Vorgehensweise unserer Kollegen mißdeuten, falsch interpretieren und falsch einschätzen, weil wir unsere Wahrnehmungen auf »Motive« und »versteckte Absichten« stützen, die in Wirklichkeit gar nicht existieren?

Nur allzu viele. Und wir verschlimmern den Fehler nur noch dadurch, daß wir die Gründe dafür in allen möglichen Nebensächlichkeiten suchen: im Geschlecht, in der Erziehung, im Glauben, Hintergrund, Alter, Umgang, Ruf, in den Gerüchten und so weiter. Wir zerstören die Kommunikation – schlimmer noch, die Beziehungen –, weil wir uns nicht die Zeit dafür nehmen, herauszufinden, welche Verhaltensweisen für Kommunikation und Beziehungen die Grundlage bilden.

Um Konflikte lösen zu können, muß der Manager:

- den Verhaltensstil seiner Untergebenen erkennen und ihn von inhaltlichen Fragen trennen,
- die Botschaft und die Art, wie sie vermittelt wird, als zwei getrennte Dinge ansehen
- und dabei das Streßniveau herabsetzen.

Der Mitarbeiter hingegen muß:

- den Verhaltensstil herausfinden, für den sein Chef am empfänglichsten ist,
- sein Anliegen so vorbringen, daß diesem Stil entsprochen wird,
- und dabei auch das Streßniveau senken.

Entscheidungen treffen

Eine der häufigsten Aufgaben eines Managers besteht darin, Entscheidungen zu treffen. Es gibt bestimmte Systeme und methodische Vorgehensweisen, nach denen jeder von uns unabhängig von seinen spezifischen Verhaltensweisen vorgehen kann, wenn es darum geht, Entscheidungen zu treffen. Aber egal wie absolut vernünftig und leicht anwendbar ein System für Manager im Hörsaal oder bei Schulungen und Seminaren klingen mag, so hängt doch das »Wie«, »Wann« und »Ob« wir das System überhaupt benutzen wollen, in starkem Maße von unseren persönlichen Veranlagungen ab. Die Leute, die Managertrainingskurse entwerfen, haben sich jahrzehntelang den Kopf darüber zerbrochen, wie man solche erworbenen Fertigkeiten wirklich auf die Arbeit übertragen könnte, aber sie arbeiten im dunkeln, solange sie das menschliche Verhalten in ihren Gleichungssystemen unberücksichtigt lassen. Der beste Gitarrist der Welt kann keine normale Gitarre benutzen, wenn er Linkshänder ist, egal wie gut sie gebaut ist.

Und gleichermaßen kann ein noch so gutes System der Entscheidungsfindung nicht von jemandem übernommen werden, für den diese Methode völlig im Gegensatz zu seinen üblichen Verhaltensweisen steht. Wir sehen z.B. ständig Manager mit wenig Sinn fürs Detail mit Entscheidungsmatrizen kämpfen, bei denen es auf ein sorgfältiges Sammeln und Analysieren der Daten ankommt (man ertappt sie sogar dabei, wie sie absichtlich die Fakten verfälschen). Sie würden lieber ihrer Intuition folgen und alles, was nicht klappt, später korrigieren.

Um eine Vorstellung davon zu bekommen, mit welcher Art von Entscheidungsfindungsverhalten man es zu tun hat, sollte man sich zuerst ansehen, wie hoch das Durchsetzungsvermögen und die Detailorientiertheit eines Menschen ist. Zwar spielen andere Variablen auch eine Rolle, aber ein Blick auf diese beiden Faktoren wird Ihnen schnell Klarheit über die Art und Weise verschaffen, wie Sie in den meisten Fällen Ihre Entscheidungen treffen. Es gibt drei Grundtypen:

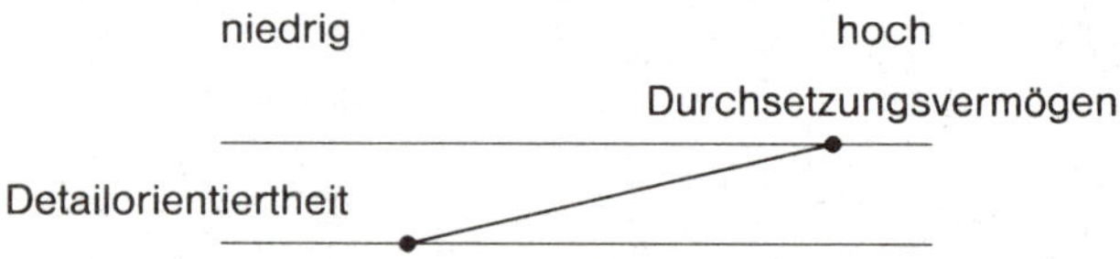

1. Der risikofreudige Entscheidungstyp (oder »Was-kümmern-mich-die-Torpedos«-Typ). Bei der Seeschlacht in Mobile Bay ließ sich der Admiral der Unionsstaaten David Farragut, als er davon informiert wurde, daß seine Schiffe von den Konföderierten mit Torpedos beschossen wurden, zu dem unvergeßlichen Ausruf hinreißen: »Was kümmern mich die Torpedos, volle Kraft voraus!« Farragut war am Mast seines Flaggschiffs *Brooklyn* hoch über dem Wasser festgebunden. Es ist nicht überliefert, was seine Matrosen auf Deck im Anblick der auf sie zuschießenden Torpedos dazu meinten.

Wir können davon ausgehen, daß Farraguts Durchsetzungsvermögen weit höher war als seine Detailorientiertheit. Bei einer Person mit dieser Kombination handelt es sich meist um einen Menschen, der relativ aggressiv Entscheidungen fällt und der dazu neigt, aktiv in die Dinge einzugreifen, anstatt nur zu reagieren. Risiken nimmt der gerne in Kauf, und er neigt dazu, seiner Intuition und seinen Entscheidungen »aus dem Bauch heraus« zu folgen. Dieser entschlossene Entscheidungstypus übernimmt die Verantwortung für seine Entscheidungen und packt lieber heute die Dinge schon an, wenn er 95 Prozent sicher ist, als auf morgen zu warten, um 98 Prozent sicherzugehen. Frauen oder Männer dieses Typs handeln mit dem Wissen, daß man, während sich die Dinge entwickeln, immer noch rasch eingreifen kann, um irgendwelche Pannen zu korrigieren.

Je höher man auf der Skala der Durchsetzungsfähigkeit liegt und je niedriger die Detailorientiertheit, desto ausgeprägter sind diese Züge. Die im obigen Schaubild dargestellten Werte charakterisieren einen äußerst aggressiven »Was-kümmern-mich-die-Torpedos«-Typ in bezug auf Entscheidungen, der wahrscheinlich zu kühnem, zuversichtlichem und selbstbewußtem Auftreten neigt und hohe Risiken eingeht, wenn die voraussichtlichen Erfolge es zu rechtfertigen scheinen.

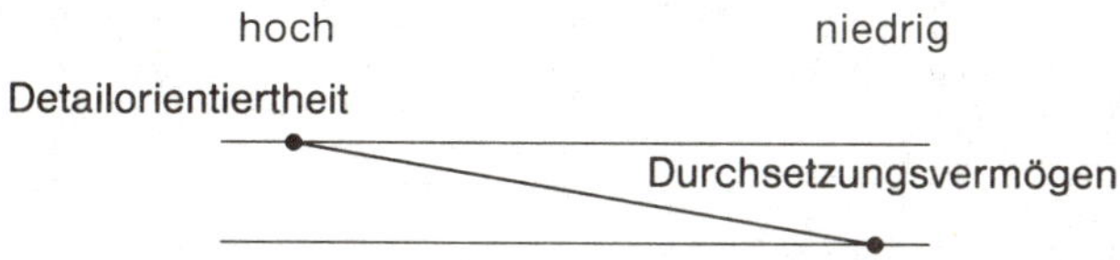

2. Der hypergenaue Entscheidungstyp, der nichts unternimmt bevor er sich ganz sicher ist. Dieses Persönlichkeitsprofil ist gekennzeichnet durch analytische, ruhige und vorsichtige Entscheidungsfindung. Menschen diesen Typs lieben es, Zahlen in sich hineinzustopfen und die Daten erst einmal zu verdauen, bevor sie irgend etwas unternehmen. Sie können genauso energisch und entschlossen vorgehen wie etwa der risikofreudige Entscheidungstyp, aber erst wenn sie sich ganz sicher sind, daß sie auch alle Fakten zusammengetragen und alle Alternativen geprüft haben. Diese Menschen mögen es nicht, wenn sie unter Druck gesetzt oder gedrängt werden, und warten lieber noch einen Tag länger, um auch hundert Prozent sicherzugehen. Sie werden Kollegen etwa folgende Fragen stellen: »Welche Beweise haben Sie dafür?«, »Wieso sagen Sie das?« oder »Was spricht dafür?« Sie versuchen, nur verläßliche und durch Daten untermauerte Information zu sammeln. Dieser Typ läßt sich selten von Intuition, Eingebung oder Gefühlen »aus dem Bauch heraus« beeinflussen. Risiken werden nur dann eingegangen, wenn sichergestellt ist, daß man das Risiko im Griff hat. Im allgemeinen wird sich dieser Entscheidungstyp lieber mit einem geringeren Gewinn zufriedengeben, wenn dies geringere Risiken bedeutet.

Je niedriger die Werte für die Durchsetzungsfähigkeit auf der Skala sind und je höher die Detailorientiertheit, desto konservativer wird diese Person sein. Die oben aufgezeigten Werte stehen für einen extrem konservativen, vorsichtigen und risikoscheuen Menschen, der sich durch nichts von seiner eigenen Geschwindigkeit abbringen läßt und nur dann handelt, wenn er sich ganz sicher ist, daß er alle Informationen zusammengetragen und verstanden hat.

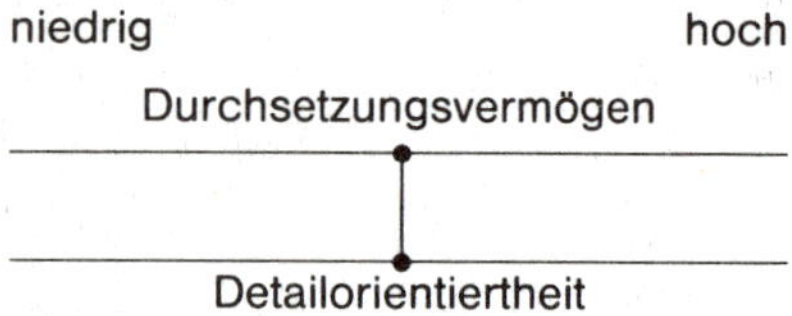

3. Der unentschlossene Entscheidungstyp, der mit inneren Konflikten zu kämpfen hat. Sind das Durchsetzungsvermögen und die Detailorientiertheit eines Menschen etwa gleich stark ausgeprägt – die Verbindungslinie in unserem Schema verläuft fast senkrecht –, so haben wir es mit einem unentschlossenen Entscheidungstyp zu tun. Diese Person scheint jedes Mal, wenn es um Entscheidungen geht, ins Schwanken zu geraten, und es kommt oft vor, daß sie ihre Meinung mehrmals ändert, bevor sie sich letztendlich dazu entschließt, etwas in Angriff zu nehmen. Es gibt ganz klare Ursachen im Verhaltensmuster dieser Art von Menschen dafür, doch wir tun sie oft als »Hampelmänner«, »Taktierer« oder gar »Angsthasen« ab. Aus der Sicht dieser einfachen Beziehung zwischen den beiden Eigenschaften wollen wir diesen Typus einmal unvoreingenommen genauer betrachten.

Der risikofreudige Entscheidungstyp ist im allgemeinen aggressiv, weil seine Tendenzen, sich durchsetzen zu wollen, stärker sind als sein Bedürfnis, die Einzelheiten genau zu prüfen, sich einer Autorität unterzuordnen, nach dem Buch vorzugehen, sich bestätigt zu fühlen (alles Eigenschaften, die im Zusammenhang mit Detailorientiertheit stehen). Genau das Umgekehrte gilt für den konservativen Entscheidungstyp: Diese Menschen haben ein stärkeres Bedürfnis danach, angepaßt zu sein, die Einzelheiten genau zu prüfen und sich nach bewährten Lösungen zu richten, als rasch und eigenverantwortlich zu handeln.

Aber für unseren dritten Entscheidungstypus stehen diese beiden Faktoren in einem direkten Konflikt. Das heißt, dem verhaltensbedingten Drang, zu handeln und voranzukommen, steht das Bedürfnis entgegen, sichergehen zu wollen, daß auch alle nötigen Informationen eingeholt, überarbeitet und ausgewertet wurden. Die Risikobereitschaft wird durch den Wunsch, Risiken zu vermeiden (oder sie wenigstens unter Kontrolle zu haben), unterminiert. Das Ergebnis dieses Konflikts bei der Entscheidungsfindung ist Unentschlossenheit. Dieser Entscheidungstyp wird oft mehrere, bisweilen miteinander in Widerspruch stehende Entscheidungen treffen und versuchen, jede einzelne durchzuspielen. Der Versuch, diesen inneren Konflikt zu lösen, sieht nach außen hin so aus, als würde die Person schwanken oder zaudern. Dieses Verhalten mit emotional geprägten Etikettierungen wie »Hampelmann« oder »Taktierer« abzutun, führt hier nicht weiter; wenn man aber versucht, diesem Entscheidungstyp bei der Lösung seines Konfliktes zu helfen, wird man positive Ergebnisse erzielen.

Denn dieser direkte Konflikt zwischen Durchsetzungsfähigkeit und Detailorientiertheit kann auch der Indikator für Unsicherheit oder Verwirrtheit einer Person über ihre Arbeit, Position und/oder ihre Verantwortlichkeiten sein. Oft hilft eine Klärung dieser Dinge bereits, den Konflikt zu lösen und der Person dadurch zu mehr Entscheidungsfreudigkeit zu verhelfen. Diese senkrechte Verbindungslinie findet man häufig bei Leuten, die eine neue Tätigkeit gerade erst begonnen haben oder die in einer Position sind, bei der sich die Rahmenbedingungen abrupt und massiv geändert haben – mit anderen Worten, die alten Regeln gelten nicht mehr.

Entscheidungsfindung ist nur *eine* Führungsaufgabe, die durch nähere Betrachtung der grundlegenden Verhaltensmuster objektiver beurteilt und vielleicht besser verstanden werden kann. Wir haben dazu die Beziehung zwischen Durchsetzungsvermögen und Detailorientiertheit zu betrachten und logische Schlüsse daraus zu ziehen. Dies verhindert emotionale, hysterische oder aufrührerische Reaktionen, die vernünftigem Management und gesunden zwischenmenschlichen Beziehungen oft im Wege stehen.

Auch die anderen beiden Faktoren – Kontaktfreudigkeit und Ausdauer – spielen eine Rolle für das Persönlichkeitsprofil eines Menschen in bezug auf Entscheidungsfindung. Wie unterscheiden sich wohl die folgenden beiden Typen, wenn es darum geht, Entscheidungen zu fällen?

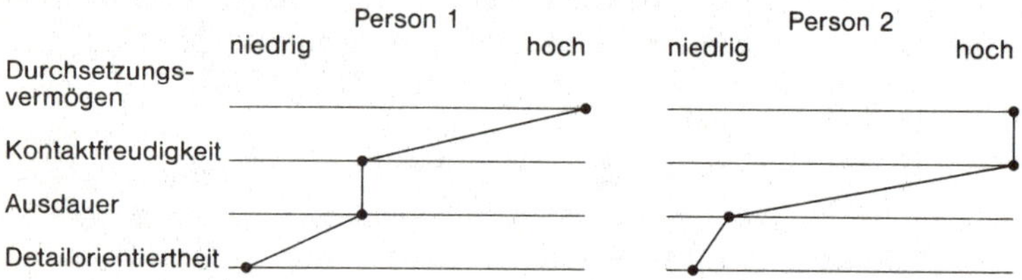

Bei beiden Personen handelt es sich um durchsetzungsfähige und risikofreudige Entscheidungstypen – ihr Durchsetzungsvermögen ist wesentlich höher als ihre Detailorientiertheit. Sie haben beide ein vergleichbares Maß an Ausdauer, aber Person Nr. 1 neigt mehr dazu, Entscheidungen für sich allein zu treffen, da sie den Rat anderer nicht benötigt, außer wenn diese wichtige Informationen liefern können, zu denen sie selbst keinen Zugang hat. Person Nr. 2 hingegen wird versuchen, andere am Entscheidungsprozeß zu beteiligen, und es vorziehen, einen Konsens zu finden, indem sie aktiv versucht, die Meinung anderer zu erfahren. Der Unterschied zwischen den beiden kann an den Werten für ihre Kontaktfreudigkeit abgelesen werden.

Versuchen wir also, Persönlichkeitsprofile auf eine ganzheitliche Art und Weise zu betrachten – die Gestalt zu betrachten, wenn Sie so wollen –, so können wir ein umfassendes Verständnis dafür entwickeln, wie sich eine Person im allgemeinen in jeder nur möglichen Situation verhalten wird. Das Verhaltensprofil einer Person ist ein weitaus besserer Indikator für zukünftiges Verhalten als bisherige Leistung.

Streß

Wenn man sich Sorgen macht, wirft eine
Kleinigkeit oft einen großen Schatten.

Schwedisches Sprichwort

Im Verhaltensprofil eines Menschen ist Streß eine Funktion der Beziehung zwischen Ausdauer und Detailorientiertheit. Streß ist meist dort zu finden, wo ein geringes Maß an Ausdauer (Ungeduld) kombiniert ist mit einem hohen Grad an Detailorientiertheit und Bedürfnis nach Struktur.

Zum Verhalten kann man also sagen: Je mehr das Bedürfnis, mit einer Sache »voranzukommen«, gestört wird durch ein relativ hohes Bedürfnis danach, alles »nach dem Buch« zu erledigen, sich einer Autorität zu unterwerfen und ihr zu gefallen, um so mehr wird dieser spezielle Konflikt inneren Streß erzeugen. Tatsächlich scheint Streß bei Menschen unvermeidlich zu sein, die im Grunde ungeduldig sind, sich jedoch durch ihre eigene Veranlagung dazu gezwungen sehen, zu warten, bis alle Fakten beieinander sind, bis die Vorgesetzten zugestimmt haben, bis also alles seinen »rechten Gang« geht.

Innerer Konflikt ist eine Hauptursache für Streß, dessen äußere Symptome oft mißverstanden werden, wenn etwa gesagt wird: »Sie machen sich viel zuviele Gedanken um diese Verträge. Vielleicht sollte Ihnen jemand dabei helfen.« Die zusätzliche Hilfe würde jedoch überhaupt nichts daran ändern können. Streß ist ein weiterer Konflikt, der intelligentes Management verlangt und der im einzelnen Menschen entsteht. Streß kann nämlich genausogut selbsterzeugt sein, etwa durch solche einander grundsätzlich widersprechenden Persönlichkeitsmerkmale, wie auch durch äußere Umstände erzeugt sein. Fitneßübungen und Ausgleich durch Sport können bestenfalls als Hilfsmaßnahmen zur Symptombehandlung gewertet werden. Um *wirkliche* Gesundheit zu erlangen, muß die Ursache behandelt werden. Sie müssen sich darüber bewußt werden, was Ihren inneren Streß erzeugt, so daß Sie Abhilfe schaffen können, indem Sie anders mit Ihrer Arbeit umgehen und andere Erwartungen an Ihre Arbeit stellen.

Das mögliche Ausmaß an Veränderung – und das Ausmaß an Veränderung, mit der man fertig werden muß –, um Streß abzubauen, hängt ab von dem, was ich »Gummiband-Dynamik« nenne. Wenn Sie einen Gummiring auf einen Tisch legen und ihn dort einfach liegenlassen, so würde er, wenn man ihn in diesem Zustand ließe, dort theoretisch so lange liegen, bis er sich nach und nach zersetzen würde – vielleicht ein Jahrzehnt, ein Jahrhundert oder ein Äon. Spannen Sie jedoch den Gummiring straff zwischen Ihren Händen und verdrehen ihn dann, so wird er in viel kürzerer Zeit reißen.

Dasselbe gilt für Verhaltensweisen. Überläßt man sie sich selbst, ohne Druck oder Motivation oder Notwendigkeit zur Veränderung, so wird Ihr Verhalten konstant bleiben und keinen Streß erzeugen (abgesehen vom normalen Maß, das Sie sich durch Ihre persönlichen Veranlagungen selbst erzeugen). Wird Veränderung jedoch nötig – um bestimmte Ziele zu erreichen, Erwartungen zu erfüllen, sich anzupassen, aus welchem Grund auch immer –, so sind zwei Faktoren ausschlaggebend für den zusätzlichen Streßpegel:

- Wieviel Veränderung? Ist nur eine geringe Veränderung für kurze Zeit nötig oder eine grundlegende Veränderung für eine längere Zeitspanne?
- Zu welchem Preis? Wie groß ist die Batterie, die die Energie für diese Veränderung liefern muß?

Wir möchten Ihnen anhand von zwei Beispielen – die bewußt als Extremfälle dargestellt wurden – Antworten auf diese Fragen liefern. Im ersten Fall ist die Veränderung nur gering, und es ist leicht, genügend Energie dafür bereitzustellen. Im zweiten Fall ist die geforderte Veränderung extrem groß, und nur wenig Energie kann dafür aufgebracht werden.

Im 1. Beispiel muß eine Verkaufsmanagerin eine Stunde pro Tag während der Projektbesprechungen etwas mehr Durchsetzungsvermögen und Aufmerksamkeit für Details aufbringen. Die Angleichung ist leicht zu erreichen, und es entsteht kein Streß dabei. Im 2. Beispiel wird von derselben Managerin verlangt, ihr Durchsetzungsvermögen grundlegend herabzuschrauben und auch ihre Kontaktfreudigkeit etwas einzuschränken, während sie ihre Detailorientiertheit in starkem Maße steigern muß, weil sie zur stellvertretenden Verkaufschefin befördert wurde und in dieser Position von ihr die Unterstützung des

Chefs bei Verwaltungsaufgaben erwartet wird, bei denen es auf akribische Genauigkeit ankommt. Auch eine große Batterie würde nicht ausreichen, um die Energie für eine derartige Veränderung zu liefern, die 40-50 Stunden pro Woche tagtäglich vollzogen werden müßte. Und für einen Menschen mit einer kleinen Batterie würde dies in absoluten Streß ausarten.

Beispiel 1: Veränderung, verbunden mit wenig Streß (große Batterie, mäßige Veränderung)

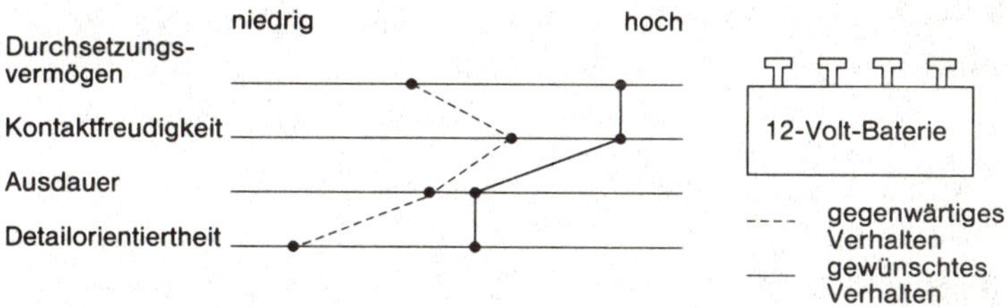

Beispiel 2: Veränderung, verbunden mit viel Streß (kleine Batterie, grundlegende Veränderung)

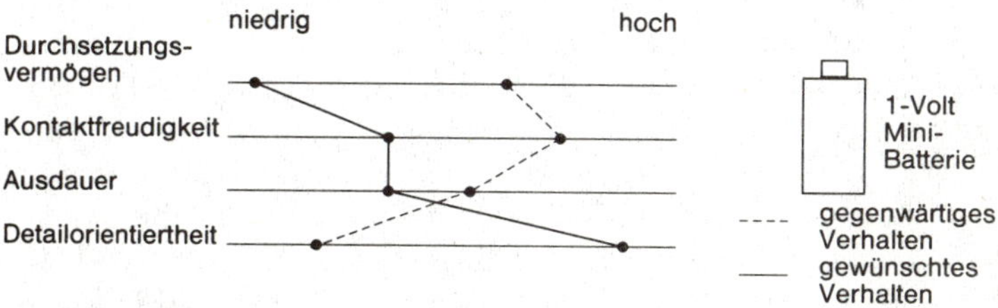

Streß und die mittlere Führungsetage

Die Häufigkeit von Streß auf der mittleren Führungsetage nimmt exponentiell zu. Im letzten Jahrzehnt haben sich die Reihen des mittleren Management in den USA um 15 Prozent gelichtet, und es wird angenommen, daß der Trend auch weiterhin anhalten wird, u.a. aus folgenden Gründen[1]:

- Dadurch, daß immer energischer eine immer höhere Produktivität angestrebt wird, ist die mittlere Führungsebene zu einer äußerst verletzlichen Zielscheibe geworden. Das hat geringen direkten Einfluß auf die Produktivität – wirkt sich aber klar auf Einsparungen an Gehältern und verwendeten Kosten aus.
- Es herrscht allgemein das Gefühl, daß man die Mitarbeiterstäbe zu groß werden ließ, mit der Folge, daß sie zu weit entrückt und zu uneffizient geworden seien, so daß es nicht einmal in Zeiten eines Wirtschaftsaufschwungs rentabel wäre, diese Stellen neu zu besetzen.
- Beim Trend hin zu mehr Mitbestimmung am Arbeitsplatz mit einem stärkeren Informationsaustausch wirkt eine Vielzahl von verschiedenen Führungsebenen nur störend.
- Neue technische Entwicklungen machen es u.a. überflüssig, ganze Managerkader einzustellen, um Daten zu sammeln, auszuwerten und weiterzugeben.

Nach Schätzungen von Fachleuten wurden allein in den letzten 15 Jahren über eine Million Arbeitsplätze im Bereich des mittleren Managements wegrationalisiert. Von 1982 bis 1988 hat z.B. die Ölgesellschaft Mobil die Anzahl ihrer Büroangestellten um 17 Prozent verringert, DuPont um 15 Prozent und GE Medical Systems gar um 35 Prozent. Wir sind es gewohnt, in den Zeitungen von Stahlarbeitern zu lesen, die nicht mehr umgeschult werden können, um Datenverarbeitung zu lernen. Aber was ist mit einem Verkaufsmanager, der 20 Jahre lang in der Verwaltung einer Versicherung tätig war und dabei $ 40 000 pro Jahr verdiente, der jetzt überflüssig und zu alt geworden ist? Sogar ein konservativ und paternalistisch organisiertes Versicherungsunternehmen wie Prudential Insurance, das in seiner 150jährigen Geschichte und selbst in den Jahren der Weltwirtschaftskrise noch nie jemand entlassen hat, sah sich in den 80er Jahren dazu gezwungen, ungefähr 1 500 Mitarbeiter zu entlassen, darunter viele mittlere Führungskräfte. Wieso? Weil Prudential diesen Schritt als unbedingt notwendig erachtete, um auch in den kommenden Jahren noch konkurrenzfähig bleiben zu können.

Die Firmen kommen langsam darauf, daß sie auch »ohne« oder zumindest mit weniger Managern auskommen können. Aus diesem Grunde nimmt der Streß- und Spannungspegel bei den verbleibenden Führungskräften auch bedeutend zu, was zum Großteil darauf zurückzuführen ist, daß von ihnen mehr denn je verlangt wird, sich verhaltensmäßig anpassen zu können.

In einer von der Firma D'Arcy Masius Benton & Bowles durchgeführten Studie wird als häufigste Streßursache angeführt, daß »ich nicht die Arbeit mache, die ich gerne machen würde«. Als zweithäufigste Ursache wird »das Zurechtkommen mit meiner gegenwärtigen Arbeit« angeführt.[2] So ist also Streß, der der amerikanischen Gesundheitsbehörde zufolge eines der fünf Hauptrisiken für die Gesundheit der Amerikaner darstellt[3], wahrscheinlich meist auf eine schlechte Übereinstimmung von Persönlichkeits- und Anforderungsprofil bei der Arbeit, auf die Unfähigkeit, mit anderen Menschen umzugehen, und auf die allgemeine Unfähigkeit, mit der Arbeit zurechtzukommen, zurückzuführen.

Streß kann sich psychisch, physisch oder auf beide Arten äußern. So werden z.B. Absentismus, Alkoholismus, Drogenmißbrauch, Gewalt gegenüber Ehepartnern, Schmerzen aller Art und Freßsucht zwar meist anderen Ursachen zugeschrieben, sie können aber häufig auch als Ventil für Streß gewertet werden. In einer anderen Umfrage gaben 90 Prozent der befragten Verwaltungs- und Büroangestellten an, ihre häufigste Reaktion auf Streß sei das Fernbleiben vom Arbeitsplatz. Mittlere und Spitzenführungskräfte gaben hingegen an, daß bei ihnen Streß meist in persönlichen Schwierigkeiten mit anderen Menschen (90 Prozent) und psychischen Problemen (75 Prozent)[4] zum Ausdruck komme. Ungefähr 63 Prozent der Manager der mittleren Führungsetage reagieren mit Alkohol- und Drogenmißbrauch auf Streß. In einer weiteren Umfrage gaben 83 Prozent der Befragten an, daß mindestens die Hälfte des Verhaltens, das auf Streß zurückzuführen ist, von den Arbeitgebern unbemerkt bleibt.[5]

Sowohl für den einzelnen als auch für die Firmen sind die streßbedingten Kosten immens. So verursachen die streßbedingten Arbeitsunfähigkeitsansprüche doppelt so hohe Kosten wie die körperlich bedingten (1989 waren es in den USA im Schnitt $ 8 000 gegenüber $ 4 000 pro Arbeitnehmer), und ihr Prozentsatz ist weiterhin im Steigen begriffen (1989 schon bei 15 Prozent gegenüber 5 Prozent im Jahre 1980).[6] Die Kosten, die sich für streßbedingte Probleme ergeben, sind enorm: Von Krankenversicherungen werden sie in den USA pro Jahr in Form von Ansprüchen, Produktionsausfällen und damit verbundenen Ausgaben auf 150 Milliarden Dollar geschätzt.[7] Das *Center for Disease Control* sagt voraus, daß sich die Situation noch verschlimmern und die Zahl der Fälle von Neurosen, Angstzuständen, Drogenmißbrauch, Schlafstörungen und anderen psychischen und physischen Krankheiten noch weiter zunehmen wird.[8] Das *American Institute of Stress* schätzte, daß es 1988 bereits etwa 500 Firmen gab, die sogenannte »Streß-Management«-Programme anboten, was einer Steigerung von 500 Prozent in den letzten 5 Jahren entspräche.[9]

Hier wird offensichtlich, daß die Entwicklung im Bereich des Personalwesens einer ganzheitlichen Sichtweise bedarf. Produktivität und Innovation werden in gleichem Maße vom psychischen und physischen Wohlbefinden eines Managers abhängen wie von der Arbeitsplatzgestaltung, der Schulung von bestimmten Fertigkeiten und von Belohnungen.

Streß-Prävention

Es gibt umfassende Beweise dafür, daß die Ansprüche an Führungskräfte, ihr Verhalten zu ändern, noch enorm zunehmen werden. Allein aufgrund des immer stärker werdenden Drucks im Bereich ihrer eigenen Arbeit geht der Streßpegel der Manager bereits steil nach oben. Aber mit der Bewältigung des *eigenen* Stresses zurechtzukommen, ist die Grundvoraussetzung dafür, Mitarbeitern im Umgang mit ihrem Streß helfen zu können. Und der Schlüssel hierzu heißt *Prävention,* nicht das, was man so unglücklich »Streß-Management« oder »Streßbewältigung« nennt. Ich nenne es »unglücklich«, weil die Vorstellung, es gehe darum, den Streß zu bewältigen, anstatt ihn von vornherein zu verhindern, einen grundlegenden Denkfehler dieser sogenannten »Wellness«-Programme (noch so ein schreckliches Wort) und der meisten »Streß-Management«- Programme, die in den verschiedenen Unternehmen angeboten werden, darstellt. Das ist fast so, als würde man anstelle von Mundhygiene für »Zahnzerfall-Management« plädieren. (Im zahnmedizinischen Bereich wurde hier in den USA vor etwa 15 Jahren eine wichtige Umwälzung erreicht, als bewußt dazu übergegangen wurde, nicht mehr bessere Füllungen und besseren Zahnersatz in den Vordergrund zu stellen, sondern bessere Methoden, wie man Karies und Parodontosekrankheiten vorbeugen kann.)

Einer nicht ganz ernst zu nehmenden Umfrage zufolge sind die drei streßreichsten Jobs in Amerika:

1. Polizist, der in der südlichen Bronx zwischen 8 Uhr abends und 4 Uhr morgens auf Streife gehen muß.
2. Fensterputzer, der oberhalb des 12. Stocks eines Wolkenkratzers im Winter in einer Stadt nördlich des 41. Breitengrades arbeiten muß.
3. Decksjunge auf einem Transportkahn mit Heizöl, der auf dem Mississippi vor New Orleans in einer nebligen Nacht herumschippert.[10]

Vielleicht haben Sie auch noch ein paar Vorschläge, die in diese Liste passen würden. Ich bin sicher, meine Frau würde die Erziehung von Teenagern anführen, und ein Freund von mir schlug als streßreichsten Job den »Beruf« eines Fans der New York Giants vor.

Diese Berufe sind alle aufgrund von äußeren Umständen stressig. Es gibt jedoch noch viele andere Ursachen für Streß: finanzielle Schwierigkeiten, Konkurrenzdruck, ernsthafte Gesundheitsprobleme, Krisen, Traumata usw. Die meisten Formen von Streß – besonders, wenn es sich um berufsbedingten Streß handelt – sind entweder selbsterzeugt oder gehen vom Unternehmen aus, wenn etwa keine Kompatibilität zwischen Ihrem Verhalten und den an Sie gestellten Arbeitsanforderungen oder zwischen Ihrem Verhalten und dem Ihrer Mitarbeiter, Kunden, Verkaufsvertreter o.ä. gegeben ist.

Bei einer inoffiziellen Umfrage, die ich bei Managern, Unternehmern und einigen Dekanen der Fakultäten für Betriebswirtschaft durchgeführt habe, bat ich sie, die Punkte zu nennen, die es am dringendsten bei Führungskräften zu fördern gelte. Ich gab ihnen keine Vorgaben, doch vier Antworten tauchten immer wieder auf: Führungsqualität, Verhandlungsgeschick, Verkaufstraining und Streßbewältigung.

Wie wichtig es ist, Managern bei ihrer Streßbewältigung zu helfen, scheint durch das bestätigt zu werden, was um die Arbeitsstelle selbst herum so alles passiert. Unternehmen, die irgendwann einmal gemeinschaftliche Gymnastik- und Sporteinrichtungen wie Schwimmbäder und Laufstrecken eingerichtet haben, haben diese immer noch. Das waren keine vorübergehenden Sonderzuwendungen oder Schnick-Schnack für die Mitarbeiter, die mit der Rezession zusammen mit Reisen erster Klasse und Dienstautos wieder verschwanden. Die Sporteinrichtungen sind immer noch da und werden genutzt, manchmal sogar obligatorisch. Darüber hinaus bieten Firmen inzwischen eine erstaunliche Vielfalt von Fitneßprogrammen und Programmen zur Erlangung körperlichen und seelischen Wohlbefindens an, die den Menschen als ganzheitliches Wesen ansprechen. Außerdem gibt es in den USA immer mehr sogenannte »Employee Assistance Programs« (Mitarbeiterhilfsprogramme), die bei verschiedenen Problemen wie etwa Scheidung, Drogensucht und Alkoholismus Hilfestellung anbieten. Noch 1959 gab es nur 50 solcher Programme in den USA, heute sind es Tausende.

Um besser mit Streß umgehen und ihn eindämmen zu können, müssen sowohl die Mitarbeiter selbst als auch die Unternehmen aktiv werden. Vielleicht könnte ein erster Schritt für beide Parteien darin bestehen, die Elemente in der sich verändernden Arbeitswelt zu erkennen, die dafür verantwortlich sind, daß der Streß bei Führungskräften immer stärker zunimmt. Folgende Elemente spielen hierbei eine Rolle:

- Die Trennungslinie zwischen Führungskraft und Mitarbeiter wird immer ungenauer. Die traditionelle Managerposition wurde durch Gehaltskürzungen und allgemein aufkommende Kritik, ausgelöst durch das letzte Wirtschaftstief, geschwächt.
- Auch routinemäßige Geschäftsabläufe werden inzwischen vom Weltmarkt und von einem komplexen Wirtschaftssystem beeinflußt. Das sind neue und verwirrende Faktoren, mit denen umzugehen das Management nicht gelernt hat.
- Die Familie mit zwei berufstätigen Ehepartnern stellt völlig neue Anforderungen an den einzelnen, besonders wenn auch noch Kinder vorhanden sind. Es gibt kaum Rollenmodelle oder Verhaltensvorbilder, denen man folgen könnte, da dies die erste Generation ist, die sich mit diesen neuen Anforderungen auseinandersetzen muß.

- Die Verantwortung, die der einzelne zu tragen hat, stellt immer höhere intellektuelle Anforderungen an ihn. Die Hauptaufgaben, die dadurch für einen Manager entstehen, heißen: Entscheidungsfindung und Konsensbildung. Darüber hinaus müssen die Führungskräfte als Mannschaftsführer auftreten und anderen außerdem noch dabei helfen, mit den Streßsituationen in *ihrer* Arbeit zurechtzukommen.
- Die Revolution im Bereich der Telekommunikation hat das Geschäftsleben noch hektischer und die Informationslast noch größer werden lassen. Die Möglichkeit des sofortigen Zugriffs auf riesige Datenmengen zwingt den Manager zu schnellen Entscheidungen von höchster Qualität und Tragweite.
- Offenbar ist in der heutigen Arbeitswelt die Idee weit verbreitet, daß man den Überblick über seine Arbeit verliert, wenn man sich einmal einen ruhigen, friedlichen Moment gönnt (genau das, was zur Erleichterung des Stresses nötig wäre!). Inzwischen wird erwartet, daß man bereit ist, Überstunden zu machen – es ist für Spitzenkräfte zur Regel geworden, nicht zur Ausnahme.

Streß-Indikator-Test

Wir wollen Ihnen nun einen Selbsttest vorführen, mit dem Sie herausfinden können, wie gestreßt Sie bei Ihrer Arbeit sind. Anschließend werden einige Methoden aufgezeigt, mit denen Sie selbst oder Ihre Mitarbeiter lernen können, den Streß abzubauen. Sie sollten jedoch stets im Gedächtnis behalten, daß die *beste* Streßbekämpfung darin besteht, dem Streß *vorzubeugen*, bevor er überhaupt erst entsteht, indem Sie Ihr individuelles Verhaltensprofil mit dem Anforderungsprofil Ihrer Arbeit in Einklang bringen und so eine Kompatibilität zwischen sich und Ihrer Tätigkeit herstellen. Sie wollen ja auch nicht wissen, wie man mit einem sinkenden Schiff umgeht, sondern wie man ein Schiff vor dem Sinken bewahrt. Dies ist ganz besonders wichtig, wenn Streß bereits ein durch Ihr Persönlichkeitsprofil bedingter Faktor ist.

Streß-Indikator-Test

Entsprechendes bitte ankreuzen:	Immer	Manchmal	Nie
1. Ich ertappe mich dabei, wie ich meine Mitarbeiter anschreie.	[ ]	[ ]	[ ]
2. Ich bin ungeduldig.	[ ]	[ ]	[ ]
3. Irgendwie werden die Dinge nie genau richtig ausgeführt.	[ ]	[ ]	[ ]
4. Manche Personen bringen mich sofort auf die Palme.	[ ]	[ ]	[ ]
5. Manche Dinge bringen mich sofort auf hundertachtzig.	[ ]	[ ]	[ ]
6. Ich habe nicht genug Zeit, um Deadlines einhalten zu können.	[ ]	[ ]	[ ]
7. Ich vermisse wichtige Informationen zu Detailfragen.	[ ]	[ ]	[ ]
8. Ich fühle mich unwohl und weiß nicht, woran es liegt.	[ ]	[ ]	[ ]
9. Meine Arbeit ist uninteressant und fordert mich nicht genug.	[ ]	[ ]	[ ]
10. Ich bin am Ende eines Arbeitstages völlig erschöpft.	[ ]	[ ]	[ ]
11. Vorgeschriebene Verfahrensweisen und Arbeitsabläufe hindern mehr als sie helfen.	[ ]	[ ]	[ ]
12. Es ist schwer, es meinem Chef recht zu machen.	[ ]	[ ]	[ ]
13. Ich weiß nicht genau, was von mir erwartet wird.	[ ]	[ ]	[ ]
14. Mein beruflicher Aufstieg scheint an einem toten Punkt angelangt oder in eine Sackgasse geraten zu sein.	[ ]	[ ]	[ ]
15. Es ist schwierig, sich mit manchen meiner Kollegen zu unterhalten.	[ ]	[ ]	[ ]

16. Mir wird nachgesagt, ich sei zu starrköpfig oder ich wolle zuviel nach meinem Kopf durchsetzen oder ich kümmere mich zu wenig um andere.	[ ]	[ ]	[ ]
17. Meinen eigenen Weg zu gehen ist der beste Weg zum Erfolg.	[ ]	[ ]	[ ]
18. Die Umstände um mich herum sind schuld daran, daß ich so unentschlossen bin.	[ ]	[ ]	[ ]
19. Meine wahren Talente werden nicht vollständig genutzt.	[ ]	[ ]	[ ]
20. Die Dinge, für die ich mich im Privatleben interessiere, haben nichts mit meiner Arbeit zu tun.	[ ]	[ ]	[ ]

Wertung: Drei Punkte für jedes »Immer«, ein Punkt für jedes »Manchmal« und kein Punkt für »Nie«.

Auswertung:

0-15: Sie scheinen außerordentlich gut mit Streß umgehen zu können, und höchstwahrscheinlich besteht auch eine sehr hohe Kompatibilität zwischen Ihren natürlichen Veranlagungen und denjenigen, die für Erfolg in Ihrer Arbeit nötig sind. Sie lassen sich vom Streß nichts anhaben.

16-30: Sie scheinen relativ gut mit Streß umgehen zu können. Wenn sich Streßsituationen ergeben, die Sie nicht vermeiden können, gelingt es Ihnen meistens, diese gut in den Griff zu bekommen. Ihre Arbeit entspricht Ihrer individuellen Verhaltensstruktur wahrscheinlich relativ gut.

31-45: Sie sind so gestreßt, daß Ihre Leistung auf irgendeine Weise darunter leidet, und wenn Sie näher am oberen Rand der Bewertung liegen, werden dadurch bereits auch Ihr Privatleben und Ihre Gesundheit beeinflußt. Sie beugen dem Streß nicht vor und können schlecht damit umgehen. Es kann gut sein, daß Sie sich in Ihrer Arbeit unglücklich fühlen, weil sie nicht kompatibel mit Ihren natürlichen Verhaltensweisen ist.

46-50: Sie scheinen so gestreßt zu sein, daß Ihnen der Streß ernsthafte Probleme am Arbeitsplatz und im Privatleben und/oder gesundheitliche Probleme bereitet. Sie können weder Streß verhindern noch mit ihm umgehen – der Streß bestimmt Ihr Leben. Ihre Arbeit ist wahrscheinlich völlig inkompatibel mit Ihrem individuellen Verhaltensprofil.

Wenig Streß			*Viel Streß*
0-15	16-30	31-45	46-50
(Freude)	(Wohlbefinden)	(Unbehagen)	(Leiden)

Streßreduzierung

Zwar ist Vorbeugen die wünschenswerteste Methode im Umgang mit Streß, doch leider ist das trotz bester Vorsätze manchmal genausowenig möglich, wie Brände, Karies oder Ehestreit zu vermeiden. Dies gilt insbesondere, je weiter man die Karriereleiter emporsteigt, wenn man die Arbeitsstelle wechselt, umzieht, Kinder bekommt, reifer wird oder unvermeidliche Veränderungen im Leben durchmacht. Ich möchte Ihnen hier eine Methode an die Hand geben, wie man mit Streß umgehen kann, nämlich die sogenannte »Streß-Trennungsmethode«, die Ihnen dabei helfen wird, Ihren Streß aus eigener Kraft zu *reduzieren.*

Die Streß-Trennungsmethode

I. Schreiben Sie im folgenden all die Dinge auf, die Ihnen im Moment Streß bereiten (d.h. all die Dinge, bei denen Sie vorher im Streß-Indikator-Test »Immer« oder »Manchmal« angekreuzt haben).

Beispiele:
1. Mit meinen Leistungsbewertungen bin ich zwei Monate im Rückstand.
2. Man hat mich für eine äußerst aussichtsreiche Spezialaufgabe nicht ausgewählt.
3. Der/die Ehepartner/in meiner besten Verkaufskraft ist unheilbar krank.

1. ______________________________
2. ______________________________
3. ______________________________

4. ______________________________

5. ______________________________

6. ______________________________

7. ______________________________

8. ______________________________

9. ______________________________

10. ______________________________

II. Sehen Sie diese Liste einmal daraufhin durch, welche Dinge ganz klar durch aktives Handeln gelöst werden können. Schreiben Sie diese Punkte, und was dafür getan werden muß, in die nachfolgende Liste.

Beispiel:
Problem: Mit meinen Leistungsbewertungen bin ich zwei Monate im Rückstand.

Lösung: Die nächsten 6 Tage jeden Morgen eine halbe Stunde früher kommen und zwei Leistungsbewertungen fertigstellen.

Problem	Lösung (durch aktives Handeln)
1. ______________	1. ______________
2. ______________	2. ______________
3. ______________	3. ______________
4. ______________	4. ______________
5. ______________	5. ______________

III. Gehen Sie die Punkte der ersten Liste noch einmal durch, die Sie in der zweiten Liste nicht aufgeführt haben. Schreiben Sie nun die Punkte auf, für die Sie eine genauere Erklärung benötigen, d.h. Sie könnten diese Punkte eventuell in die II. Liste aufnehmen, wenn Sie sich über die Ursache im klaren wären.

Beispiel:
Problem: Man hat mich für eine äußerst aussichtsreiche Spezialaufgabe nicht ausgewählt.
Benötigte Klärung: Wieso wurde ich nicht ausgewählt? Wer war für die Auswahl verantwortlich?

Problem	Benötigte Klärung
1. __________	1. __________
2. __________	2. __________
3. __________	3. __________
4. __________	4. __________
5. __________	5. __________

IV. Überprüfen Sie nun die erste Liste auf die Punkte hin, die Sie weder im II. noch im III. Teil aufgeführt haben. Das sind die Punkte, die Sie nicht durch aktives Handeln oder Klärungen von Ihrer Seite aus lösen können. Für diese Punkte ist es nötig, daß Sie Ihr Weltbild oder Ihre Einstellung verändern.

Beispiel:
Problem: Der/die Ehepartner/in meiner besten Verkaufskraft ist unheilbar krank.
Einstellungsveränderung: Meine Verkaufsprobleme, die durch seine/ihre Abwesenheit entstehen, sind nichts im Vergleich zu dem Verlust, den er/sie erleiden muß. Ich bin viel besser dran.

Problem	Einstellungsveränderung
1. __________	1. __________
2. __________	2. __________
3. __________	3. __________
4. __________	4. __________
5. __________	5. __________

Die Streß-Trennungsmethode ist meine Lieblingsmethode, mit Streß umzugehen, denn sie ist relativ einfach und kann von mir selbst kontrolliert werden. Doch es gibt viele solcher Methoden. Der wichtigste Punkt bei der effektiven Streßbewältigung besteht darin, die Punkte sichtbar zu machen, sie in verschiedene Kategorien einzuordnen und dann *aktiv* gegen die Punkte *vorzugehen*, wo dies möglich ist, und in den Punkten, bei denen ein aktives Handeln nicht möglich ist, sein Verhalten *anzupassen*. Machen Sie sich zur Gewohnheit, jeden Morgen oder Abend diese Prozedur durchzuführen, damit Sie aktiv etwas zum Abbau Ihres Stresses unternehmen. Sie können sich dieser Listen immer wieder bedienen – Sie sollten sie in Ihrem Tagebuch, Kalender, Notizbuch oder Ihrer Brieftasche aufbewahren –, immer dann, wenn Sie sich irgendwie ängstlich fühlen und nicht genau wissen, woran es liegt.

Zusammenfassend kann gesagt werden, daß effektives Umgehen mit Verhaltensfaktoren voraussetzt, daß man sowohl mit seinem *eigenen* Verhalten als auch mit dem der anderen Menschen umgehen kann. Es gilt, das eigene Verhalten verändern und anpassen zu lernen, um andere dieser Last zu entheben. Wenn Sie so vorgehen, werden Sie merken, daß es nicht schwer ist, Streß zu vermeiden. Und als letzter Ausweg stehen Ihnen auch eine Reihe von Methoden zur Verfügung, die Ihnen dabei helfen können, mit unvermeidbarem Streß umgehen zu lernen.

Streß und der ständige »schlechte Tag«: Fehlinterpretationen von Verhaltensweisen

Wir alle haben schon einmal einen griesgrämigen Verkäufer, eine nicht sehr hilfsbereite Dame bei der Telefonauskunft oder einen unentschlossenen Manager erlebt. Oft führen wir so ein unannehmbares und unproduktives Verhalten darauf zurück, daß die Person wohl gerade einen »schlechten Tag« habe, aber bisweilen stecken fundamentalere Ursachen dahinter: Es handelt sich um Menschen, die in bestimmte Rollen hineingezwungen wurden, die ihren persönlichen Verhaltensweisen überhaupt nicht entsprechen, und ihr »Fehlverhalten« ist ein Ausdruck ihrer Frustration. Streß-Management oder Streßbewältigung ist heute ein so brandaktuelles Thema wegen des internen Wirbels, den solche fehlenden Übereinstimmungen zwischen einem Menschen und seiner Arbeit verursachen.

Im folgenden möchte ich Ihnen eine Reihe von Beispielen geben, die Sie wahrscheinlich schon des öfteren während einer typischen Arbeitswoche erlebt haben. Diese Verhaltensweisen können bei Ihnen zu Streß, Unsicherheit und einem Leistungsabfall führen, wenn Sie emotional darauf reagieren. Aber wenn Sie sie als Verhaltensreaktionen betrachten können, können Sie damit besser – und auf gesündere Art und Weise – umgehen.

1. Sie reden mit einer Person, die nicht bei der Sache zu sein scheint. Ständig trommelt sie mit den Fingern auf dem Tisch herum, schlägt das rechte Bein über das linke und dann wieder umgekehrt, schielt Leuten nach, die am Büro vorbeigehen, und unterbricht Sie ständig, um Ihnen zu sagen, was sie davon hält. Sie scheint an Ihren speziellen Problemen überhaupt nicht interessiert zu sein.
2. Bei einer Besprechung läßt der Diskussionsleiter die Diskussion weit über den Punkt hinaus laufen, wo man noch von einer fruchtbaren Debatte sprechen könnte. Ihrer Meinung nach waren alle wichtigen Hinweise zur Sache schon vor einer Stunde gesagt, und die möglichen Alternativen sind ganz klar. Doch er erlaubt jedem, der noch meint, irgend etwas beitragen zu müssen, seinen Senf dazuzugeben, auch wenn Dinge, über die sich vorher anscheinend schon alle einig waren, noch einmal durchgekaut werden. Es sieht so aus, als würde nie eine Entscheidung getroffen werden, sondern das Ganze zu einer Endlosdebatte ausarten.
3. Sie haben einen ausführlichen und ziemlich detaillierten Bericht über die Einsatzmöglichkeiten eines neuen Leistungsbewertungssystems ausgearbeitet. Aber Ihr Chef liest ihn einfach nicht. Statt dessen fragt er Sie dauernd, wie schnell man es einführen könne und was wohl die größten Hindernisse für eine positive Aufnahme sein könnten. Obwohl Sie in Ihrem Bericht alle Eventualitäten bis in alle Einzelheiten ausgeführt haben, scheint er unbedingt eine kurze, mündliche Voraussage der zu erwartenden Ergebnisse haben zu wollen. Sie denken, das Ganze interessiert ihn im Grunde gar nicht.

4. Für ein bestimmtes Projekt wurden Sie dazu ausgewählt, mit zwei Vertretern aus der Verkaufsabteilung zusammenzuarbeiten, die Sie erst jetzt kennengelernt haben. Die beiden bestehen darauf, sich beim Mittagessen und nach der Arbeit bei einem Gläschen Wein zusammenzusetzen, obwohl die Möglichkeit und Zeit auch während des normalen Arbeitstages gegeben wäre. Darüber hinaus vergeuden sie die meiste Zeit ihres Zusammenseins mit Gesprächen über Dinge, die nichts zur Sache tun, und wollen ständig etwas über Ihre Vergangenheit, Ihre Interessen und Ihre Ansichten wissen. Sie haben sogar den Vorschlag gemacht, gemeinsam am Wochenende zu einer Sportveranstaltung zu gehen. Die zwei scheinen davon überzeugt zu sein, daß die Projektarbeit um so besser laufen wird, je besser Sie sich vorher kennenlernen. Sie hingegen sind davon überzeugt, daß das einzige, was Ihnen das Ganze bringen wird, ein paar Kilo mehr sind.
5. Ein Kollege hat Ihnen versprochen, daß er Sie bei einer schwierigen und dringend nötigen Aufstockung Ihres Mitarbeiterstabes unterstützen wird. Im Gegenzug haben Sie ihm Mitarbeiter geliehen, um ein längst überfälliges Projekt, mit dem seine Abteilung Schwierigkeiten hatte, abzuschließen. Aber jetzt finden Sie heraus, daß ihr Kollege Sie nicht der Abmachung entsprechend unterstützt hat und vorgibt, daß die einzige Verpflichtung Ihnen gegenüber darin bestanden hätte, Sie moralisch zu unterstützen und sich einer Vergrößerung Ihres Mitarbeiterkreises nicht zu widersetzen. Eine andere Kollegin beschwert sich, daß er sie auch schon einmal so hängengelassen habe, nämlich indem er sich weigerte, Geldmittel für Personal zu überweisen, das sie ihm geliehen hatte, und zwar mit der Begründung, er habe ihr dies nur in dem Falle versprochen, wenn ihr Budget am Ende des Jahres nicht ausreichen würde. Sie überlegen sich nun beide, was er wohl sonst noch alles für Versprechungen gemacht hat, die er nicht einhält.
6. Sie drängen einen Ihrer Manager schon seit über einem Monat dazu, etwas gegen die schlechte Leistung eines bestimmten Mitarbeiters seiner Abteilung zu unternehmen. Er versichert Ihnen ständig, daß er etwas dagegen tun wird, aber Sie haben nun herausgefunden, daß er mit der betreffenden Person, die sowohl die Produktivität als auch die Stimmung der ganzen Abteilung negativ beeinflußt, über-

haupt noch nicht gesprochen hat. Sie verstehen nicht, was ihn davon abhält. Er scheint ausgezeichnete Beziehungen zu den ihm unterstellten Mitarbeitern zu haben, extrem beliebt zu sein und mit Anerkennung und Belohnungen für seine Mitarbeiter nicht zu sparen. Er scheint jedoch ganz offensichtlich zu zögern, mit diesem Angestellten zu sprechen. Sie merken, daß Sie wahrscheinlich die Sache selbst in die Hand nehmen müssen.

7. Eine Ihrer besten Mitarbeiterinnen im Kundendienst hat darum gebeten, in die Verkaufsabteilung überwechseln zu dürfen, und wurde auch versetzt. Sie hatte im Kundendienst hervorragend gearbeitet, und eine Beförderung schien zwei Vorteile zu haben: zum einen, daß man ihr damit eine Anerkennung für ihre außerordentlichen Dienste zukommen lassen konnte, und zum anderen, daß die Verkaufsabteilung endlich die dringend benötigte zusätzliche Arbeitskraft bekam. Seit sie jedoch im Verkauf tätig ist, ist sie eine ganz andere Person. Nicht nur ihre Ergebnisse sind schlecht, sondern ihre Erfolgsrate bei den Verkaufsgesprächen liegt weit unter dem Durchschnitt, obwohl man ihr besonders aussichtsreiche Projekte zugeteilt hatte. Sie ist launisch und unzuverlässig geworden. Sie sind davon überzeugt, daß irgend etwas in ihrem Privatleben passiert sein muß, was diese abrupte Veränderung verursacht hat. Aber Sie sehen sich nicht in der Lage, sie wieder in den Kundendienst zurückzuversetzen, ohne den Geschäftsablauf zu stören, Ihr Vertrauen in sie zu kompromittieren und die Chancen auf Beförderung von anderen Mitarbeitern zu gefährden.
8. Eine Ihrer besten Managerinnen reicht Ihnen ständig ihre Berichte entweder zu spät oder nur lückenhaft ausgefüllt ein. Sie ist außerordentlich erfolgreich auf ihrem Gebiet, doch ihre Berichte sind ein ständiges Ärgernis für Sie. Sie verspricht, bessere Berichte abzuliefern, und kann dies auch kurzfristig einhalten; doch schon nach kurzer Zeit fällt sie wieder ins gleiche alte Muster zurück. Sie überlegen sich, ob Sie ihr eine schlechte Leistungsbewertung ausstellen sollen, gewissermaßen als »Motivation« zu einer Verbesserung ihrer Berichte; im Grunde wissen Sie jedoch nicht recht, ob sie mit der Motivation einer so guten Mitarbeiterin herumspielen sollen.
9. Bei der Auswahl von neuen Mitarbeitern scheint bei Ihnen im Moment alles schiefzulaufen. Trotz aller Vorkehrungen – einschließ-

lich einer Reihe von Interviews mit sorgfältig ausgewählten Fragen – scheinen viele der von Ihnen neu Eingestellten ihrer Tätigkeit einfach nicht gewachsen zu sein. Tatsächlich sieht es so aus, als sei Ihre »Trefferrate« nicht höher als 50 Prozent. Sie könnten genausogut bei jedem Bewerbungskandidaten eine Münze werfen. Aber beim Bewerbungsgespräch schienen alle äußerst gut zu sein und eine bemerkenswerte Berufserfahrung zu haben. Sie sind sich nicht ganz sicher, welchen Fehler Sie machen, Sie wissen nur, daß alle anderen ganz offensichtlich bei der Einstellung von neuen Leuten viel besser abschneiden.

Wie viele dieser Situationen kommen Ihnen bekannt vor? Und wie reagieren normalerweise Ihre Kollegen und Sie selbst darauf? Oft läßt man sich zu Werturteilen hinreißen (»Das ist ein Lügner« oder »Der fände ja nicht einmal den Weg aus einer Telefonzelle«), macht falsche Annahmen (»Es muß irgend etwas außerhalb der Arbeit geben, worüber sie sich Sorgen macht« und »Der Wechsel war wohl zu abrupt«) oder sucht Lösungen in der falschen Richtung (»Wir sollten neue Leute länger einarbeiten« und »Das Vergütungssystem muß verbessert werden«).

In Wirklichkeit haben wir es jedoch in vielen dieser Fälle mit vorgegebenen Verhaltensweisen zu tun, die nicht angepaßt wurden und nicht zu einer bestimmten Situation passen. Im ersten Fall haben wir es mit einer ungeduldigen Person zu tun, die die Dinge schnell und in komprimierter Form hören möchte; der Manager im 2. Fall hingegen möchte zuerst zu einem Konsens kommen und legt sein Hauptaugenmerk darauf, daß alle Fakten angehört und genau untersucht werden. Im 3. Fall haben wir es mit einem bestimmten, risikofreudigen Manager zu tun, der keine Lust hat, Berichte zu lesen. Im 4. Beispiel wollen äußerst kontaktfreudige Menschen zuerst eine angenehme Beziehung aufbauen, sozusagen als Vorspiel, bevor es an die wirkliche Arbeit geht. Der Kollege im 5. Beispiel nimmt nicht sehr viel Rücksicht auf andere und scheint in der Selbstbewußtseinsskala ziemlich weit unten zu rangieren. Im 6. Fall liegt dem Manager soviel am Umgang mit Menschen, daß er es nicht wagt, eine Beziehung aufs Spiel zu setzen, obwohl dies bedeutet, daß er damit schlechte Leistungen durchgehen läßt. Im 7. Beispiel wird der Prototyp einer Dienstleistungspersönlichkeit dargestellt, die ausgezeichnet arbeitet, jedoch nicht gerne selbst neue Beziehungen knüpft. Die hervorragende Managerin im 8. Fall legt ganz einfach sehr wenig Wert auf Details, obwohl sie ihre Arbeit ansonsten außergewöhnlich gut macht. Und bei der Bewerberauswahl im 9. Beispiel lassen Sie sich zu sehr von Bewerbern beeinflussen, die sich selbst im Interview in einem guten Licht darstellen können, die jedoch zumindest in der Hälfte aller Fälle bei der Arbeit selbst nicht das halten, was sie versprechen.

Dies alles sind tatsächliche Probleme, die Ihnen tagtäglich bei der Arbeit begegnen können. Unsere Vorgehensweisen sind, vom Verhalten her gesehen, bestens zu erklären und zu verstehen, jedoch sind unsere Reaktionen oft genauso unproduktiv wie die schwierigen Verhaltensweisen der anderen, denn unsere Reaktionen beruhen auf unseren eigenen Vorstellungen davon, welche Verhaltensformen akzeptabel und angebracht sind. Manager, die an sich die Erwartung stellen, auf intelligente Weise mit Menschen umgehen zu können, *müssen* imstande sein, die verschiedenen Ausprägungen von Verhalten zu verstehen und die nötigen Anpassungen vorzunehmen.

Niccolò Machiavelli schrieb einmal, die Erfolge und Mißerfolge der Menschen hingen von deren Fähigkeit ab, ihr Verhalten der jeweiligen Zeit anzupassen. Das gilt heute für Führungskräfte nicht weniger, als es damals für Fürsten galt.

Allgemeine Richtlinien zur Beeinflussung von Verhalten

Wir wollen dieses Kapitel über die Anwendung von Fertigkeiten mit einem Blick auf das Positive abschließen. Wie gehen Spitzenkräfte mit Erfolg um? Eine Studie hat gezeigt, daß Menschen mit einer positiven Lebenseinstellung *und der Fähigkeit, mit anderen gut auszukommen,* selten krank werden.[11] Sie sehen Veränderung, sei sie nun zum Guten oder zum Schlechten, als eine Möglichkeit zu wachsen. Diese Menschen haben das Gefühl, daß sie ihr Leben gut im Griff haben, und identifizieren sich stark mit ihrer Arbeit und mit anderen Aktivitäten, denen sie großes Interesse entgegenbringen.

Erfolg, sei es nun Beförderung, Vollendung einer Aufgabe, Anerkennung oder von anderen akzeptiert zu werden, bringt stets Veränderung mit sich. Nicht selten redet man über einen »unzufriedenen Gewinner« oder einen Menschen, den das Glück zugrunde richtet. Genauso wie wir es lernen müssen, Rückschläge einzustecken, müssen wir lernen, die Erfolge im Leben in unsere Arbeit und unser soziales Umfeld zu integrieren. Man kann schon manchmal die Sektkorken knallen lassen, aber die Schwierigkeiten beginnen dann, wenn Sie davon einen Kater bekommen, der Ihre Leistung beeinflußt und Ihre Urteilsfähigkeit beeinträchtigt.

Als ich gerade frisch von der Uni kam und überzeugt davon war, daß ich nun alles wisse, was es zu wissen gäbe, wurde mein erster Artikel veröffentlicht. Er hatte den Titel »Auswahl und Ausbildung von Assistenten«. Es spielte dabei keine Rolle, daß ich selbst der Assistent von jemand anderem – und im Räderwerk der Managementstruktur der Firma Prudential fest eingebunden – war und selbst noch nie irgend jemanden ausgewählt oder ausgebildet hatte. Wenn ich einen Artikel über dieses Thema veröffentlichen konnte, war es doch ganz *klar*, daß ich über alles in diesem Zusammenhang Bescheid wußte. Zweihundert Artikel, vier Bücher und drei Unternehmensberatungsfirmen später jedoch ging mir langsam auf, wieviel ich *nicht weiß*. Diese Entdeckung kann allerdings den Geist eines schreibfreudigen Autors nicht beirren.

Ganz ähnlich geht es in dieser Welt des ständigen Aufwärtsstrebens und der Konkurrenz um immer weniger einflußreiche Stellen zu. So begegnen wir häufig frisch beförderten Managern, die bereit sind, ihre Aufgabe mit Begeisterung anzugehen, die jedoch nicht in ausreichendem Maße auf die Anforderungen ihrer hochgeschätzten neuen Positionen vorbereitet sind. Bei ihnen ist das Potential für Erfolg sicherlich vorhanden, aber oft brauchen sie in der Übergangsphase noch Hilfe. Wir wollen deshalb im folgenden noch einige allgemeine Richtlinien geben, die wir aus verschiedenen Beratungsgesprächen zusammengetragen haben, die ich für Leute von der mittleren Managementebene bis hin zur Führungsspitze abgehalten habe, die schnell Karriere machen wollten.

1. Erhalten Sie sich stets Ihren Sinn für Humor. Humor ist eines der besten Gegenmittel gegen Streß – besonders wenn wir uns über unsere eigenen Schwächen lustig machen können. Er wirkt auch Wunder, wenn es darum geht, wieder den richtigen Blick für die Dinge zu bekommen; schließlich sind wir nur eine unbedeutende Fußnote in der Geschichte der Menschheit. Ich habe herausgefunden, daß Menschen, die häufig lachen, sei es nun über sich selbst oder über bestimmte Situationen, anpassungsfähiger und flexibler sind. Eine Beförderung ist kein Grund dafür, den Sinn für Humor zu verlieren. Und eine Beförderung sollte Sie auch nicht daran hindern, den Humor Ihrer Mitarbeiter zu fördern.

2. Unterstützen Sie, belohnen Sie und verteidigen Sie gute Leute. Gehen Sie hart ins Gericht mit Mitarbeitern, die schlechte Leistungen liefern oder gerne den Außenseiter spielen. Viele Manager, die eine neue Stelle antreten, scheinen zu meinen, sie müßten beweisen, daß sie jeden »retten« können, doch ist es so etwas wie eine Feuerprobe für den Manager, mit Mitarbeitern, wenn nötig, hart ins Gericht zu gehen.

3. Delegieren Sie soviel Verantwortung und Machtbefugnisse, wie Ihr Ego nur zuläßt. Sicher *sein* bedeutet, sicher zu *handeln.* Manager werden für das Erzielen bestimmter Ergebnisse bezahlt, und dabei ist das Denken oft sehr viel wichtiger als das Handeln. Lassen Sie sich nicht zu ständiger Aktivität verleiten, die Sie dann fälschlicherweise bereits für das Ergebnis halten. Oft besteht die härteste Entscheidung eines Managers darin, nichts zu tun, abzuwarten und nachzudenken.

4. Seien Sie egoistisch. Sie können niemand anderem helfen, wenn Sie selbst schwach sind oder sich bedroht fühlen. Sorgen Sie dafür, daß Ihnen genügend Mittel, Spielraum, Manövrier- und Einflußmöglichkeiten zur Verfügung stehen, um gute Leistungen erbringen zu können. Es ist nichts Unmoralisches oder Unrechtmäßiges dabei, für sich selbst zu sorgen, besonders in den Bereichen, wo Ihr Wohlbefinden direkte Auswirkungen auf andere haben kann.

5. Tun Sie unerwartete Dinge. Ein überraschendes Geschenk, eine Reise oder irgendeine andere Gratifikation für einen Mitarbeiter kann oft sehr viel mehr geschätzt werden als eine absehbare Gehaltserhöhung. Das ist eine der Motivationstechniken von Führungskräften, der viel zu wenig Beachtung geschenkt und die viel zu selten angewandt wird. Während der fünfzehn Jahre, die ich nun in drei verschiedenen Unternehmen gearbeitet habe, kann ich mich nur an eine Gelegenheit erinnern, als ein Vorgesetzter einmal etwas Derartiges unternommen hat. Er sagte: »Hier sind zwei Flugtickets für Sie und Ihre Frau. Ich glaube, Sie haben sie sich verdient.« Ich habe alles für diesen Menschen getan und habe bis heute eine innige Beziehung zu ihm. Wir alle sind so damit beschäftigt, Brände zu löschen, daß wir gar nicht erst auf die Idee kommen, etwas Unerwartetes zu tun. Manager, die keine Zeit haben, bei einer Einladung zum Mittagessen etwas länger zu bleiben, jemandem in der Öffentlichkeit einen freundschaftlichen Klaps auf die Schulter zu geben oder kleine Aufmerksamkeiten zu verteilen, haben einfach keine Zeit dafür, ihre Arbeit richtig auszuführen. So erzählten mir kürzlich die Manager eines der größten amerikanischen Unternehmen mit Empörung und Entrüstung die Geschichte eines Kollegen, der nach 45jähriger Dienstzeit aus der Firma ausschied und zu diesem Anlaß nicht von einem einzigen Vorstandsmitglied verabschiedet wurde, obwohl es einige der Chefs nur ein paar Minuten Zeit gekostet hätte, zu ihm zu kommen.

6. Jefferson sagte einmal: *»In Geschmacksfragen sollte man mit dem Strom schwimmen, doch bei Prinzipien sollte man fest bleiben wie ein Fels.«* Diese Unterscheidung ist für Manager, die die Karriereleiter emporsteigen wollen, absolut lebenswichtig. Jeden Standpunkt mit Klauen und Zähnen zu verteidigen wird Ihrem Einfluß genauso schaden, wie bei entscheidenden Fragen unentschlossen zu sein. Es ist wichtig, ethische Fragen, Wertvorstellungen und wichtige Geschäftsziele von Vorlieben, Vorurteilen und kurzfristigen Wünschen trennen zu können. Oscar Wilde sagte: »Eine Sache ist nicht unbedingt wahr, nur weil ein Mensch dafür gestorben ist.« Dasselbe gilt für Geschäfte. Suchen Sie sich die Dinge, für die Sie kämpfen wollen, genau aus, und wenn Sie Ihren Ruf und Ihre Stellung schon aufs Spiel setzen wollen, so prüfen Sie genau, ob die Sache es auch wert ist, dafür zu »sterben«.

7. Stehen Sie voll zu bestimmten Prinzipien oder lassen Sie es ganz bleiben. Das hat überhaupt nichts mit Flexibilität oder Einschätzung von bestimmten Situationen zu tun, sondern vielmehr mit Achtung für Ihre Position und für das Unternehmen. Ob es nun darum geht, eine Einladung zum Mittagessen von einem künftigen Lieferanten anzunehmen, erster Klasse zu fliegen, rechtzeitig zu Besprechungen zu erscheinen oder mit Beschwerden von Kunden umzugehen, die Übertretung von bestimmten Regeln führt unausweichlich dazu, daß *alle* Prinzipien mißachtet werden. Wer weiß schließlich, wo die Trennungslinie letztendlich gezogen wird? Verändern Sie die Prinzipien, hinter denen Sie nicht stehen können, und stellen Sie sich hinter diejenigen, die Sie akzeptieren können, und vertreten Sie sie. Wenn Sie sich jedoch selbst nicht an die Regeln halten, brauchen Sie sich nicht zu wundern, wenn dies wie eine Welle um sich greift.

8. Denken Sie stets daran, daß durch Tratsch und Gerüchteküche Informationen und Meinungen wirkungsvoll, weiträumig und besonders anschaulich verbreitet werden. Ignorieren Sie dieses inoffizielle Informationssystem nicht, sondern schalten Sie sich mit ein. Lassen Sie durchdringen, daß man mit Ihnen reden kann. Entwickeln Sie ein Geflecht von inoffiziellen Kontakten auf verschiedenen Ebenen, so daß Sie sich ein möglichst genaues Bild darüber machen können, was unter der Oberfläche wirklich vor sich geht. Vor allem wenn Sie merken, daß die direkten Berichte, die Sie erhalten, allzuoft mit Ihrer Meinung übereinstimmen und Sie das Gefühl bekommen, auf dem Wasser zu gehen, sollten Sie einmal nach unten schauen. Wahrscheinlich stehen Sie schon bis zu den Knöcheln im Wasser.

9. Versuchen Sie stets, Ihr Bestes zu geben. Im schlimmsten Fall werden Sie dadurch immer kompetent sein. Im besten Fall werden Sie dadurch immer durch Ihre Leistungen glänzen. Gehen Sie nie irgendeine Sache oder ein Projekt mit dem Gedanken an, nur soviel an Arbeit investieren zu wollen, daß es »gerade so reicht«, oder noch schlimmer, daß Sie nur darauf achten müssen, daß Ihre Flanken gedeckt sind. Zum einen verliert das Ganze dann jeglichen Zauber, und es gibt nichts mehr, womit Sie sich selbst oder andere motivieren könnten, und zum anderen spricht fast alles dafür, daß Sie nicht durch übertriebene Vorsicht dahin gekommen sind, wo Sie jetzt stehen. Deshalb gibt es keinen Grund, jetzt damit zu beginnen.

10. Richten Sie sich im Zweifelsfall nach Ihren Instinkten. Ich glaube normalerweise sehr an Vernunft und analytisches Auswerten von Informationen. Aber es gibt Situationen – und bei manchen geht es »um Leben oder Tod« –, für die es keine geeigneten Schablonen und Patentrezepte gibt, auf die man zurückgreifen könnte. Zögern Sie dann nicht, Ihrem Gefühl zu folgen. Management ist Kunst und Wissenschaft, und je höher Sie aufsteigen, desto mehr steht die Kunst im Vordergrund. Sie können fast jedem beibringen, wie man eine Entscheidungsmatrix benutzt, aber Sie können niemandem beibringen, wie man eine Lage richtig einschätzt. Auch in den bestgeführten Unternehmen taucht ständig die Frage von Topmanagern auf: »Wie geht man in diesem Fall *richtig* vor?« Besonders wenn es sich um unerforschte Gebiete handelt.

Die Frage, wie man mit seiner Beförderung umgeht, wird dann zu einem angenehmen Problem, wenn man herausfindet, daß der Schlüssel zum Erfolg einfach darin besteht, das bewußt zu tun, was man vorher bereits sehr gut gemacht hat.

Anmerkungen

1. »Caught in the Middle«, *Business Week*, 12. September 1988, S. 80.
2. Zitiert aus: »Stressed Employees Look for Relief in Workers' Compensation Claims«, *Wall Street Journal*, 7. April 1988.
3. Zitiert aus: *Changing Times* (April 1988).
4. »The Crippling Ills That Stress Can Trigger«, *Business Week*, 18. April 1988, S. 77.
5. Spencer-Graham, Inc. (Eine New Yorker Beratungsfirma für Streßbewältigung), »Stress in the Work Environment«, zitiert aus: *American Society for Training and Development Journal.*
6. Donald DeCarlo (Rechtsberater der American Insurance Association), zitiert aus: »Stressed Employees. . .«.
7. »Stress: The Test Americans Are Failing«, *Business Week*, 18. April 1988, S. 74.
8. »U.S.: Job Stress – a Health Problem«, *Providence Journal*, 3. Oktober 1986.
9. Zitiert aus: »Stressed Employees. . .«.
10. Alan Weiss, »The Fine Art of Managing Stress«, *Training News* (Dezember 1983), S. 16.
11. Studie der Psychologin Suzanne Kobasa, zitiert in Blair Justice, *Who Gets Sick* (Houston: Peak Press, 1987).

Kapitel 6
Die wichtigste Entscheidung überhaupt: Seien Sie kompromißlos wählerisch

Andere beurteilen uns danach, was wir getan haben; selbst beurteilen wir uns nach dem, wozu wir fähig sind.

Longfellow

Die kostspieligsten Entscheidungen überhaupt, die Manager zu treffen haben, sind Auswahlentscheidungen. Doch trotz dieser Tatsache sind sie berüchtigt dafür, nur ungenügend auf diese Aufgabe vorbereitet und dafür gerüstet zu sein. Tagtäglich kommt es wegen Fehleinstellungen, unbedachten Beförderungen, Versetzungen und Projektvergaben zu Produktivitätsverlusten, Verschlechterung der Arbeitsmoral und negativen Auswirkungen für die Kunden.

Der Ausgangspunkt für die Lösung dieses Problems liegt in der Erkenntnis, daß die bisherige Leistung im allgemeinen kein Indikator für künftigen Erfolg ist. Doch das Verhalten ist ein solcher Indikator.

Leistungsbeeinflussende Faktoren

Die Experten Bob Mager und Peter Pipe stellen in ihrem Buch *Analyzing Performance Problems* eine Kernfrage: »Könnte er es schaffen, wenn sein Leben davon abhinge?« (Mager/Pipe 1984) Wenn Sie einem Mitarbeiter die Pistole auf die Brust setzen und Ihm damit drohen, abzudrücken, falls er seine Aufgabe nicht gut macht, gibt es nur zwei Möglichkeiten: Entweder er macht, was Sie wollen, und schreit: »Nicht schießen!« In diesem Falle haben Sie es mit einem Einstellungsproblem zu tun. Oder er ist nicht in der Lage, zu tun, was Sie von ihm verlangen, und Sie müssen ihn erschießen. In diesem Falle haben Sie es mit mangelndem Können zu tun, denn er würde das Verlangte bestimmt erfüllen, wenn er dazu in der Lage wäre.

Können setzt jedoch bestimmte Faktoren voraus:

- Erfahrung
- Eignung
- Geistige Fähigkeit
- Bildung/Wissen
- Körperliche Fähigkeit
- Verständnis

Handelt es sich also um ein Problem des »Könnens«, so kann ein Unternehmen erst einmal Schulungen und andere Hilfeleistungen anbieten. »Kann« ein Mitarbeiter eine bestimmte Aufgabe nicht, so muß er vielleicht nur lernen, wie man es macht, oder er braucht nur eine Arbeitshilfe oder körperliche Unterstützung, um die Aufgabe zu erfüllen. Zu lernen, wie man den Tresorraum zuschließt, ist »die« Grundvoraussetzung für einen Mitarbeiter, zu dessen Aufgabenbereich dies gehört, aber genauso wichtig kann es sein, daß er eine Leiter oder einen größeren Kollegen zur Verfügung hat, wenn er selbst nicht groß genug ist, um den Alarmschalter zu erreichen.

Diese unternehmerischen Eingriffe sind noch relativ einfach. Sie sind sehr hilfreich, wenn es darum geht, den Stand des Könnens und Wissens der Mitarbeiter zu erhöhen. Außerdem sind sie greifbar, nicht auf bestimmte Personen bezogen und beruhen auf Informationen, die leicht zu bekommen sind. (»Können Sie das? Zeigen Sie mir mal, wie Sie das machen. Hat Ihnen irgend jemand schon einmal erklärt, wofür diese Knöpfe da sind?«)

Es sind jedoch die Faktoren, bei denen es auf das »Wollen« ankommt, die befähigte Menschen, die bisher nur mittelmäßige Leistungen erbrachten und zu allem »Ja und Amen« sagten, zu Spitzenleistungen und wirklichem Engagement bringen. Doch ist die Frage »Warum machen Sie es denn nicht so?« viel schwieriger als »Können Sie das?«

Viele Menschen, denen man die erste Frage stellt, kennen den wahren Grund weder für ihren Streß noch für ihre Weigerung, sich einzubringen, oder für ihr Desinteresse, durchgehend gute Leistungen zu bringen.

Das »Wollen« ist sehr viel nebulöser als das »Können«, aber es gibt doch einige spezifische Faktoren, die die Motivation zu beeinflussen scheinen:

- Klarheit der Ziele
- Anpassungsdruck
- Rückmeldung
- Macht
- Persönliche Werte
- Zielkompatibilität
- Anreize
- Eigeninteresse
- Art der Führung
- Anerkennung
- Unternehmensgrundsätze
- Streß

Diese Faktoren erfordern keine Schulungen oder Arbeitshilfen, sondern Beurteilungen und Antworten in bezug auf die Kompatibilität zwischen den Tätigkeitsanforderungen und den individuellen Veranlagungen der Mitarbeiter.

Gehen wir einmal von folgendem Beispiel aus: Ein Mensch, der großen Wert darauf legt, daß er von anderen anerkannt wird und daß seine Fachkenntnisse geschätzt werden, könnte ungefähr folgendes Persönlichkeitsprofil haben:

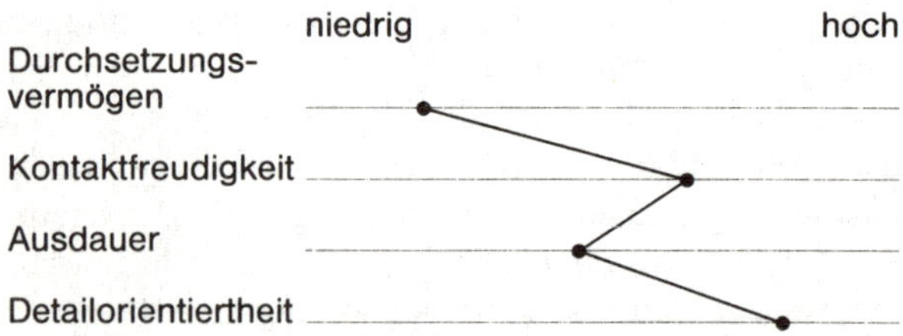

Wird dieser Mensch nun für eine Tätigkeit eingestellt, die ein hohes Maß an Durchsetzungsvermögen erfordert und bei der keine Zeit mehr bleibt, sich um Anerkennung von anderen zu bemühen, so wird er frustriert und unglücklich werden, und ganz gleichgültig, wieviel er kann und weiß, wird er keine Leistung erbringen *wollen* – zumindest nicht im vollen Umfang seiner Möglichkeiten. Die »Kosten« scheinen durch den »Nutzen« einfach nicht gerechtfertigt.

Bisherige Leistung und zukünftiger Erfolg

Greifen wir als Beispiel einen Abteilungsleiter heraus, der Abteilung X hervorragend leitete, jedoch den Übergang zu Abteilung Z nicht schafft. Hat der Abteilungsleiter in der Übergangszeit all sein Können und Wissen verlernt? Hatte man diese Führungskraft von vornherein einfach zu hoch eingeschätzt, und er hatte am Anfang einfach Glück und kann nun die in ihn gesetzten Erwartungen nicht erfüllen? Oder stimmt das »Klima« in der neuen Umgebung einfach nicht? Sagen die Sterne schwere Zeiten voraus?

Zwar sind dies Gründe, die häufig angeführt werden; tatsächlich liegt es meistens daran, daß die Verhaltensweisen, die dem Abteilungsleiter an seiner früheren Stelle zugute kamen, nicht mit den Verhaltensweisen übereinstimmen, die an der neuen Stelle für eine erfolgreiche Arbeit nötig sind. Wie wir bereits im letzten Kapitel sahen, ist die bisherige Leistung kein Indikator für zukünftigen Erfolg. Nur Verhaltensweisen, die den Anforderungen der jeweiligen Tätigkeit angemessen sind, sind verläßliche Indikatoren für Erfolg. Ein leitender Angestellter, der in einer Abteilung energisch, entscheidungsfreudig, risikofreudig und ungeduldig aufgetreten ist, kann sich plötzlich in einer Abteilung wiederfinden, in der Erfolg nur zu erreichen ist durch Konsensbildung, sorgfältiges Analysieren der Fakten und Anpassung an eingeführte Methoden. Möglicherweise besitzt er weder die Flexibilität noch die Bandbreite an Verhaltensweisen, um sich diesen neuen Anforderungen anpassen zu können. Beginnt er dann auch noch, genau die Verhaltensweisen, die ihm in seiner früheren Position zum Erfolg verhalfen, in der neuen Abteilung zu praktizieren, so wird ihm vorgeworfen, unsensibel zu sein, schlechte Menschenkenntnis zu besitzen und »sich nicht nach den Regeln zu richten«. Hier werden teure – und oft verheerende – Fehler sowohl von seiten der Führungskräfte selbst als auch von seiten des Unternehmens begangen, und leider begegnen sie uns in vielen Firmen immer wieder.

Als ich einmal ein Einstellungsgespräch für die Stelle eines Verkäufers zu leiten hatte, stellte sich mir ein Bewerber vor, der offen, dynamisch und direkt war – kurzum genau der Typ, von dem ich dachte, er sei für die Stelle wie geschaffen. Er konnte einen Saal voll mit Menschen betreten und sofort starke persönliche Beziehungen zu jedem einzelnen von ihnen herstellen. Doch nach einigen Tests und Rückfragen fand ich heraus, daß er zwar gesellig und überzeugend war, es im Grunde jedoch haßte, potentielle Kunden anzusprechen! Er neigte dazu, jedes »Nein« als persönliche Ablehnung zu werten. Die Beziehung zu den Menschen war für ihn weitaus wichtiger als die ihm übertragene Aufgabe. Trotzdem war es ihm möglich, die meisten Menschen in einem Bewerbungsgespräch zu täuschen (wenigstens gelang ihm das bei mir!), denn um eine gute Beziehung zu seinem Gegenüber aufrechtzuerhalten, tat er alles, um nur ja dem Bild eines idealen Kandidaten zu entsprechen. Er konnte ohne weiteres soviel Aggressivität wie nötig zeigen, doch konnte er dieses Verhalten nach dem Gespräch nicht mehr sehr lange beibehalten – und hätte es unter normalen Arbeitsbedingungen erst recht nicht lange gekonnt. Es war sowohl für ihn als auch für mich von entscheidender Bedeutung, zu verstehen, welche Auswirkungen genau dieses Verhalten auf seine zukünftige Leistung haben würde.

Die Kunst der richtigen Auswahl

Mit erschreckender Regelmäßigkeit werfen Unternehmen aufgrund von »Schulungsproblemen«, »Motivationsproblemen« oder »Kommunikationsproblemen« Geld zum Fenster hinaus, obwohl diese Probleme erst dadurch geschaffen wurden, daß die falsche Person für eine bestimmte Stelle ausgewählt wurde. Schlechte Auswahl ist der erste wackelnde Dominostein, der dann alle folgenden zum Einstürzen bringt. Gute Auswahl ist zwar nicht unbedingt eine Garantie für Erfolg, aber schlechte Auswahl ist eine Garantie für Mißerfolg.

Ein Mensch mit einem einnehmenden Wesen ist *nicht*, wie immer gedacht wird, der Idealtyp eines Verkäufers. Die Fähigkeit, Vertrauen zu erwecken, ist oft viel wichtiger für den Verkaufserfolg als Sympathie. Ich habe schon mit Hunderten von Menschen gearbeitet, die im Vertrieb tätig waren und die charmant und gesellig sind und dabei ihren Kunden jeden Wunsch von den Lippen ablesen. Ihre Aktivitäten – und ihre Spesenberichte – geben jedoch ein Bild davon ab, daß sie vor allem darauf aus sind, eine Beziehung mit dem Kunden herzustellen. Unglücklicherweise schafften es einige dabei nie, *das Geschäft überhaupt zur Sprache zu bringen.* Sie wollten die Beziehung nicht aufs Spiel setzen.

Vor einigen Jahren benutzte ein exklusiver New Yorker Bekleidungsgroßhandel namens Barney's folgenden Werbeslogan: »Seien Sie kompromißlos wählerisch«. Mir hat dieser Slogan schon immer sehr gut gefallen, weil er zum Ausdruck bringt, daß es ein Unterschied ist, ob man sein Schicksal selbst lenkt oder sich von den Gegebenheiten des Lebens lenken läßt. Ich bin sicher, dieser Werbeslogan hat Barney's viele verkaufte Socken eingebracht, denn es ist auch noch heute ein gutgehendes Geschäft. Aber da es diesen Slogan nun nicht mehr benutzt, könnte man ihn vielleicht für Manager übernehmen, deren Aufgabe es ist, Stellenbesetzungen vorzunehmen.

Die richtige Mitarbeiterauswahl ist eine der wesentlichsten und am meisten vernachlässigten Aufgaben einer Führungskraft. Die meisten Manager müssen häufig Auswahlentscheidungen treffen – Einstellungen, Beförderungen, Versetzungen oder Projektvergaben –, doch nur wenigen werden die nötigen Fertigkeiten beigebracht, um bei diesen Entscheidungen auch intelligent handeln zu können; und nur ganz wenige erfahren irgendeine Art von Bestätigung oder Rückmeldung darüber, wie gut oder schlecht sie ihre Sache machen. Das Ergebnis davon ist, daß die meisten Manager eigentlich gar keine wirklichen Auswahlentscheidungen treffen. Sie geben sich schon mit einem warmen Körper zufrieden, wenn er nur bereit und verfügbar ist.

Denken Sie einmal an Situationen zurück, bei denen Sie als Bewerber interviewt wurden. Wie oft kam es dabei vor, daß Sie von Leuten befragt, beraten oder beurteilt wurden, die 90 Prozent der Zeit selbst redeten und die restlichen 10 Prozent der Zeit nur halbherzig zuhörten? Ich habe einmal bei einem Bewerbungsgespräch die Zeit gestoppt, bei dem der Personalchef in einer Stunde ganze 52 Minuten sprach, und auf der Grundlage dieses »Gesprächsaustausches« wurde dann über die Einstellung entschieden. Der ausgewählte Bewerber lehnte das Stellenangebot ab.

Obwohl Einstellungsentscheidungen zugegebenermaßen schwierig sind, wird auf den Verlauf des Gesprächs selbst kaum ein Gedanke verschwendet. Für Einstellungsgespräche ist oft nur ein geringer Zeitrahmen vorgesehen, und sie werden oft zwischen andere Termine eingeschoben, ohne daß dabei auch nur der leiseste Versuch unternommen wird, in irgendeiner Weise strategisch oder gezielt vorzugehen. Wird ein Bewerber von mehreren Führungskräften hintereinander interviewt, so haben die verschiedenen Interviewer oft keine Hintergrundinformation darüber, was der Bewerber bereits gefragt wurde (wahrscheinlich würden sie sie sowieso nicht lesen) und was bisher schon gelaufen ist. Wer trägt hier die Schuld? Jeder, der sich wissentlich an solch einem Chaos beteiligt.

Ein vernünftiger Auswahlprozeß sollte bestimmten Grundregeln folgen, die allen Führungskräften beigebracht werden sollten:

- Vor dem Bewerbungsgespräch sollten alle am Auswahlprozeß Beteiligten eine klar verfaßte Stellenbeschreibung durchlesen, die alle Kompetenzen und Verhaltensformen enthält, die für eine erfolgreiche Bewältigung dieser Aufgabe nötig sind.
- Alle Führungskräfte, die am Einstellungsgespräch beteiligt sind, sollten einem strukturierten und systematischen Gesprächsverlauf folgen, um die nötigen Informationen für eine gerechte und objektive Einschätzung des Kandidaten sammeln zu können.
- Bestimmte Tests und Rückfragen bei früheren Arbeitgebern sollten dazu benutzt werden, um an noch fehlende Information heranzukommen, z.B. über Beständigkeit und Schwachstellen eines Bewerbers.
- Bei mehreren aufeinanderfolgenden Bewerbungsgesprächen (jeder ernsthaft in Betracht gezogene Bewerber sollte auf jeden Fall mehrmals interviewt werden) sollten auf der Grundlage der bereits früher gestellten Fragen neue Themenkreise angesprochen werden und

nicht dieselben Fragen nur in einer neuen Umgebung wiederholt werden.

- Neu eingestellte Mitarbeiter sollte man genau beobachten, um herauszufinden, ob die Einstellungsentscheidung auch richtig war. Alle Mitarbeiter, die bereits innerhalb des ersten Jahres kündigen, sollte man vor ihrem Ausscheiden zu einem Gespräch einladen, in dem man sie nach ihren Gründen befragt.
- Die Ergebnisse aus dieser Beobachtung sollte man allen Führungskräften zukommen lassen, die an der Auswahl beteiligt waren. Bei diesem regelmäßigen Informationsaustausch sollte man sich auch Zeit dafür nehmen, richtige Auswahlentscheidungen zu bestätigen und auf Probleme und ihre Lösungsmöglichkeiten einzugehen.

Viele Manager sind unfähig und oft unwillig, die Ergebnisse ihrer Auswahlentscheidungen über längere Zeit hinweg zu verfolgen. Sie sind sich völlig im unklaren darüber, welche Konsequenzen ihre Entscheidungen haben, und finden oft Sündenböcke wie mangelnde Schulung, Persönlichkeitskonflikte, Kommunikationsschwierigkeiten und andere. Ich öffnete einer leitenden Angestellten die Augen, indem ich ihr nachwies, daß ihre »Mißgriffrate« bei 61 Prozent lag. Mehr als die Hälfte der von ihr eingestellten Mitarbeiter mußten noch vor Ende des ersten Jahres wieder entlassen werden! Sie hätte also genausogut für jeden Bewerber eine Münze werfen können. Dies zeigt, daß es ungeheuer wichtig ist, den für Einstellungen zuständigen Führungskräften beizubringen, auf welche Dinge es dabei ankommt, und daß es nötig ist, den von ihnen eingestellten Mitarbeiter auch danach noch über längere Zeit zu beobachten, allein schon aus dem Grund, da Fehlentscheidungen in Personalfragen allein auf der mittleren Führungsebene ein Unternehmen im Durchschnitt rund $ 40 000 kosten (Weiss 1984).

Bewerbungsgespräche zu führen ist nicht gerade die reizvollste Beschäftigung im Rahmen der normalen Aufgaben eines Managers. Es gibt keinen »Ein-Minuten-Wähler« (Gott sei Dank!), und Sie können auch niemanden durch »Herumlaufen« einstellen. Doch nichts ist auf lange Sicht wichtiger für die Produktivität und Leistungsfähigkeit eines Unternehmens als die Fertigkeiten und Kenntnisse seiner Führungskräfte auf diesem Gebiet.

Richtige Entscheidungen bei Stellenbesetzungen können für ein Unternehmen den Unterschied zwischen Erfolg und Mißerfolg ausmachen. Die Herausforderung besteht darin, Menschen zu finden, deren Stärken gebraucht werden, und sie an den richtigen Stellen einzusetzen, wo sie diese Fähigkeiten und Fachkenntnisse auch anwenden können. Alle Firmen sind sich darüber im klaren, daß ein Mitarbeiter nur dann seine Aufgabe erfüllen kann, wenn er auch körperlich dazu im Stande ist und die nötigen Fertigkeiten und Kenntnisse dazu mitbringt. Aber wie bereits früher erwähnt, ist es erstaunlich, wie viele Unternehmen das Temperament des Mitarbeiters dabei außer acht lassen – die Frage, ob dem Bewerber die Tätigkeit überhaupt liegt.

Spitzensportler, also Menschen mit großer Ichbezogenheit und dem Selbstbewußtsein, daß sie selbst unter Druck zu Spitzenleistungen fähig sind, sind meist keine guten Teamchefs. Führungspersönlichkeiten zeichnen sich durch Eigenschaften aus, die Stars nur selten besitzen: Geduld und Aufmerksamkeit für Details. Jedes Spiel ist für einen Teamchef wie ein langwieriges Schachduell, bei dem man versucht, die Stärken und Schwächen des Gegners herauszufinden und seine möglichen Reaktionen mehrere Züge im voraus zu berechnen.

Wie also sollten Arbeitgeber vorgehen? Sorgfältig geführte Gespräche vor Stellenneubesetzungen sind zwar nützlich, aber seltsamerweise kommt man genau an die Informationen nur schwer heran, auf die es ankommt.

Einfache, sorgfältig erstellte Verhaltenstests, die von Unternehmensberatern oder Ihrer eigenen Firma durchgeführt werden können, können die wichtigsten Verhaltensmerkmale herausfinden, die im Geschäftsleben eine Rolle spielen:

Aggressivität, Kontaktfreudigkeit und so weiter und dazu noch andere wichtige Eigenschaften wie Selbstvertrauen, Sensibilität, Impulsivität und Geduld. Sie können Ihren Bewerber je nach Belieben von mehreren Leuten aus Ihrer eigenen Firma oder mehreren von außerhalb interviewen lassen, jeder Interviewer sollte jedoch ein anderes Gebiet erforschen. Vielleicht werden Sie fragen: »Aber kann man Menschen denn nicht dazu erziehen, ihr Verhalten zu ändern?« Wie wir bereits erläutert haben, muß der Arbeitgeber sich dabei immer drei Kernfragen stellen: Wie sehr verändern? Wie lange? Und zu welchem Preis?

Ein Versicherungsberater für Schadensersatzmeldungen muß sich mit Versicherungsnehmern auseinandersetzen, die sich um ihre rechtmäßigen Ansprüche betrogen fühlen, die gerade emotionelle Traumata erlitten, polizeiliche Verhöre hinter sich gebracht haben etc. Stellen Sie sich in dieser Position einmal jemanden vor, der Routinearbeiten liebt, und schon haben Sie einen intelligenten Angestellten, der unvollständige Nachforschungen anstellt, Schadensersatzansprüche falsch berechnet und in kürzester Zeit vor lauter Erschöpfung und Verwirrung ausgebrannt sein wird.

Es ist wirklich verblüffend, wie viele Unternehmen solche Fälle mangelnder Ausbildung zuschreiben und Geld für Schulungsprogramme zur Verbesserung der Fachkenntnisse hinauswerfen, wo es sich doch in Wirklichkeit um eine Diskrepanz zwischen Tätigkeit und Temperament handelt. Das ist so ähnlich, als frisiere man sein Auto, weil die Reifen platt sind. Der einzige, der davon etwas hat, ist der Automechaniker.

Ich möchte damit nicht sagen, daß Verhaltenstests mechanisch angewendet werden sollten. Jedes Unternehmen ist selbst dafür verantwortlich, sich einen geeigneten Mitarbeiterstab zu schaffen. Suchen Sie einen Croupier für ein Spielkasino, so müssen Sie von vornherein die Bewerber aussondern, die zu lebhaft sind; denn solchen Menschen wird die Monotonie des Kugelwerfens und Chipseinholens, begleitet von immer denselben Sätzen, bald zu langweilig werden, und sie werden andere Wege suchen, sich die Zeit zu vertreiben (z.B. Spielern für ein hohes Trinkgeld Tricks verraten, wie man die Bank betrügt). Trotzdem müssen Spielkasinos auch ein paar kreativere Denker einstellen, die sie später zu Geschäftsführern und Managern befördern können.

Persönlichkeitsprofil eines Croupiers

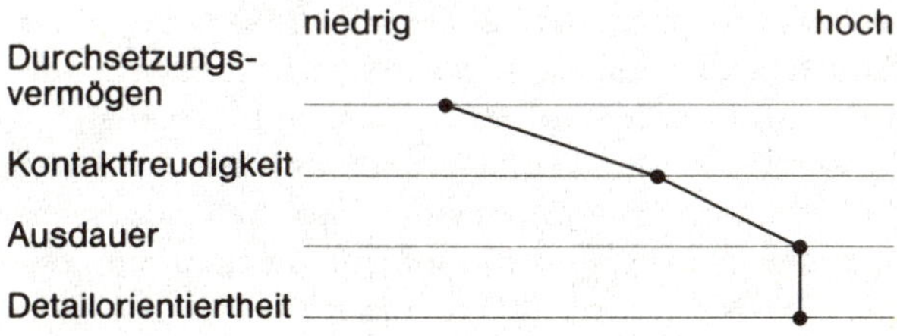

Wenn Sie Ihre Entscheidung treffen, werden Sie im Geiste mehr mit dem Auftreten des Bewerbers, seinem Wissen und seiner Erfahrung beschäftigt sein als mit dem Versuch, sein Verhaltensmuster ausfindig zu machen. Aber je vollständiger Ihre Information ist, desto mehr wird die Leistung Ihrer Mitarbeiter, wenn sie einmal eingestellt sind, Ihren Hoffnungen auch entsprechen.

Je schwieriger die richtige Auswahl, Beurteilung und Motivation von Mitarbeitern wird, desto wichtiger wird es für die Erfüllung dieser Aufgaben, daß das Unternehmen über eine ausgefeilte und genau festgelegte Methodik verfügt, nach der vorgegangen werden kann. Leider sind viele unserer Methoden zwar sehr ausgefeilt, aber in bezug auf die falschen Dinge.

Am risikoreichsten ist es wohl, die »Jahre der Berufserfahrung« als Schlüsselkriterium für zukünftige Leistung zu werten. In Stellenanzeigen begegnet uns jedoch immer wieder derselbe Satz: »Der Bewerber/ Die Bewerberin sollte über fünf Jahre Berufserfahrung in diesem Gebiet verfügen.« Möglicherweise ist es für den *Bewerber* wichtig, doch für die Person, die in der Lage sein muß, ihre Aufgabe in der neuen Tätigkeit erfolgreich zu erfüllen, ist es wahrscheinlich die unwesentlichste Voraussetzung überhaupt.

Ein Faktor ist dafür verantwortlich, daß man mehrere Jahre Berufserfahrung nachweisen kann: Mittelmäßigkeit. Manche Menschen sind zwar gut genug, um ihre Stelle zu behalten, nicht aber, um sich beruflich zu verbessern. Das Prinzip, das dahinter steckt, lautet: »Du wirst zwar nicht reich dabei, aber du wirst auch nicht gefeuert.« Sind das die Leute, die Sie für eine anspruchsvolle Tätigkeit haben wollen – die Durchschnittsangestellten anderer Firmen?

Im September 1984 gab es in der Zeitschrift *Management Review* einen kurzen Bericht über »potentielle« Beurteilungskriterien im Gegensatz zu traditionellen Beurteilungskriterien von Leistung – es wurde gesagt, man solle mehr dazu übergehen, Bewerber in bezug auf die Anforderungen ihrer künftigen Stellen zu beurteilen, und weniger Wert legen auf deren Leistungen in früheren Beschäftigungsverhältnissen (Weiss 1984). Man könnte es auch als einen Ansatz sehen, der mehr auf Bedingungen ausgerichtet ist, die sich unweigerlich ändern, als auf statische Bedingungen. Obwohl nur die Erfahrung einer einzigen Firma (Ebasco Services, Inc.) auf diesem Gebiet beschrieben wurde, war der Artikel zu jener Zeit einer der wenigen, die sich mit einem Thema befaßten, das für die 90er Jahre von höchster Bedeutung ist: Wie mißt und bewertet man die Fähigkeit zu künftiger Leistung?

Veränderung ist inzwischen die Norm geworden und nicht mehr die Ausnahme. Beobachten Sie nur die dramatischen Veränderungen, die sich in Branchen wie dem Bank-, Versicherungs- und Verlagswesen sowie in Bereichen der Telekommunikation in den letzten Jahren ergeben haben, und mit welch rasanter Geschwindigkeit Stellenbeschreibungen angepaßt werden müssen, um mit der Entwicklung überhaupt noch Schritt halten zu können, und es sollte Ihnen mit alarmierender Deutlichkeit klar werden, weshalb *potentielle Leistung* das geeignete Auswahlkriterium ist.

Nehmen Sie einmal eine Bank, die auch bisher schon gute Erfolge bei der Auswahl, Schulung und Weiterbildung ihrer Kreditfachleute verbuchen konnte. Auch sie sieht sich mit ganz neuen Spielregeln konfrontiert, weil die Rollen- und Leistungsanforderungen im Kreditwesen sich radikal geändert haben. Der Hypothekar, der früher, als es sich noch um einen Verkäufermarkt handelte, in seinem Büro saß und Kunden nach einem festgelegten Zeitplan empfing, muß auf dem Wettbewerbsmarkt von heute seine Kunden besuchen – zu Hause, am Arbeitsplatz, am Abend und an Wochenenden. Kann der Mensch, der ursprünglich für diese Arbeit ausgewählt wurde, am neuen, veränderten Arbeitsplatz noch genauso gute Leistungen erbringen? Oder, noch wichtiger, sollte die Bank überhaupt noch nach dem alten Angestelltentyp suchen?

In den USA ging das traditionelle Streben stets in Richtung einer konstanten Aufwärtsbewegung: Hart arbeiten, einen gewissen Lebensstandard erreichen, befördert werden, hart arbeiten, einen höheren Lebensstandard erreichen. . . Doch in den letzten Jahren hat sich dieses Streben und die Wirklichkeit drastisch verändert. Daß es inzwischen Familien mit zwei berufstätigen Ehepartnern gibt, ist weniger auf die Gleichberechtigung der Frau zurückzuführen als auf die Angst davor, daß diese Generation nicht einen gleich hohen oder höheren Lebensstandard erreichen könnte als die vorhergehende. Ein anderer Aspekt ist, daß sich die Anzahl der Stufen auf der Hierarchieleiter verringert. Die abnehmende Zahl von Stellen auf der mittleren Managementebene, das Heranwachsen von Nachwuchskräften, die in der Baby-Boom-

Phase geboren wurden, und die Rekordabgangszahlen an Betriebswirten haben dazu geführt, daß es mehr Bewerber für weniger Stellen gibt.

Diese Situation ist zwar ideal für Unternehmen, die sich nur die »Crème de la crème« für Schlüsselpositionen aussuchen wollen, aber sie bedeutet auch eine Mehrbelastung für diejenigen, die die Aufgabe haben, die richtige Person für den richtigen Job auszuwählen. Im schlimmsten Falle entscheidet dann politischer Eigennutz und Dienstalter. Aber auch im besten Falle wird allzuoft die bisherige Leistung als Schlüsselkriterium gewählt.

Auswahl nach Verhaltensfaktoren hat weder etwas mit schwarzer Magie noch mit Kristallkugelzauber zu tun. Vielmehr ist diese Art von Auswahl eine professionelle, systematische und vorausdenkende Methode, die *die* Hauptrolle bei Auswahlentscheidungen jeglicher Art spielen sollte.

Die Wissenschaft von der richtigen Auswahl

Die einzig vernünftige Schlußfolgerung aus den Einstellungspraktiken verschiedener Unternehmen ist, daß Menschen es vorziehen, inkompetente Leute einzustellen. (Peter Drucker (1974) meint hierzu: »Die Erfahrung hat gezeigt, daß das einzige, was wirklich im Überfluß vorhanden ist, der universelle inkompetente Mitarbeiter ist.«) Das ist so, weil zum einen inkompetente Mitarbeiter den Chef in einem besseren Licht erscheinen lassen. Oder es liegt daran, daß der Chef selbst inkompetent ist und bei den Einstellungen nur Abbilder seiner selbst auswählt. Außerdem kann man es auf inkompetente Mitarbeiter schieben, wenn irgend etwas schief läuft. (»Wie kann man von mir erwarten, daß ich irgend etwas erreiche, wenn man mir solche Mitarbeiter gibt?«)

Doch auch Führungskräfte in Schlüsselstellungen, die es besser wissen sollten, stellen tagtäglich unbewußt (wenigstens ist das zu hoffen) inkompetente Mitarbeiter in ihre Firmen ein. Das ist so, als setze man sich selbst Termiten in den Keller und sorge noch dafür, daß die Luft schön feucht, die Heizung an und der Kammerjäger im Urlaub ist. Im folgenden wollen wir zehn Empfehlungen geben, die Ihnen dabei helfen sollen, Ihre Einstellungspraktiken darauf zu konzentrieren, daß der Keller trocken und frei von Ungeziefer bleibt. Und denken Sie stets daran, daß nichts auf der Welt, weder Schulung noch Einführung, Belohnungen, Hilfestellungen oder sonstige Wundermittel Ihren Mißgriff in eine Spitzenkraft verwandeln werden.[1]

1. Bestimmen Sie, wer Ihre Einstellungsgespräche führen soll und bilden Sie diese Mitarbeiter in der Kunst und Wissenschaft der richtigen Personalauswahl aus. Die letztendliche Entscheidung bei einem Bewerbungsgespräch sollte beim jeweiligen Abteilungsleiter liegen, während die Personalabteilung die Vorauswahl treffen kann. Beide Abteilungen sollten sich über die Zielvorstellungen und Stellenbeschreibungen einig sein. Sorgen Sie dafür, daß die Verantwortlichen für Stellenbesetzungen regelmäßig Auffrischungskurse besuchen, in denen bestimmte Situationen simuliert werden, damit sie weiterhin auch den neuesten Entwicklungen und dem sich ändernden Bedarf des Unternehmens Rechnung tragen können.

2. Konzentrieren Sie sich auf die allgemeinen Kenntnisse und Fähigkeiten. Es ist zwar einfacher, nach den Fachkenntnissen und den fachlichen Voraussetzungen zu fragen, aber es führt den ganzen Auswahlprozeß auf eine falsche Spur. Durch eine Überbetonung von Fachwissen, fachlichen Voraussetzungen und Referenzen wird leicht Bürokratie geschaffen. Achtet man hingegen auf umfassende Kenntnisse des Geschäftslebens, die Anwendung dieser Kenntnisse (die man auch Weisheit nennen könnte) und die Fähigkeit, mit Menschen umzugehen, so wird man ein Unternehmen schaffen, das dynamisch, flexibel und vor allem *menschlich* ist.

3. Bewerten Sie die Leistung Ihrer Führungskräfte in bezug auf Stellenbesetzungen.[2] Verfolgen Sie den Auswahlprozeß, vergleichen Sie die Ergebnisse mit dem Umsatz und der Leistung, und finden Sie heraus, wer am besten für die Auswahl von Mitarbeitern geeignet ist. Schulen Sie diejenigen ständig, die nicht ganz so gut sind – oder entheben Sie sie ihrer Verantwortung – und setzen Sie die besten auf Bewerber für Schlüsselpositionen an. Würden Sie absichtlich Ihren schlechtesten Verkäufer auf Ihren größten potentiellen Kunden ansetzen? Sie wissen genau, wer Ihre besten und schlechtesten Verkäufer sind, und Sie sollten nicht weniger genau über die Führungskräfte Bescheid wissen, die in Ihrer Firma die Mitarbeiterauswahl treffen.

4. *Richten Sie sich nur in Ausnahmefällen nach den Referenzen.* Arbeitgeber fragen in 75 Prozent der Fälle nicht nach den Referenzen eines Bewerbers (dies gilt für die USA), weil die früheren Arbeitgeber aus Angst vor Gerichtsverfahren erst gar keine Zeugnisse *ausstellen.*[3] Sie sind wahrscheinlich gut damit beraten, die Zeiten und Orte früherer Beschäftigungsverhältnisse auf ihre Genauigkeit hin zu überprüfen, aber die in diesem Zusammenhang in Amerika angestrengten Gerichtsverfahren haben es praktisch unmöglich gemacht, vernünftige Rückmeldungen von früheren Arbeitgebern zu bekommen. Sie bekommen entweder Platitüden zu hören oder überhaupt keine Information, und etwas Negatives werden Sie sowieso nie gesagt bekommen.

5. *Halten Sie den Mund und hören Sie zu.* Wenn Sie die ganze Zeit über sich selbst und die Firma reden, können Sie zum einen nicht viel über den Bewerber erfahren, und zum anderen geben Sie ihm wertvolle Hinweise, welche Reaktionen Sie von ihm erwarten, wenn Sie ihn schließlich zu Wort kommen lassen. Reden Sie wenig von sich aus, besonders nicht zu Beginn des Bewerbungsgesprächs. Stellen Sie die Antworten des Bewerbers oder der Bewerberin in Frage, um herauszufinden, wie er oder sie auf Konfrontation reagiert. Aber denken Sie stets daran, daß nicht Sie hier eine Prüfung bestehen müssen, sondern der Bewerber.

6. *Nehmen Sie all Ihre Bücher zum Thema »Durch richtige Kleidung zum Erfolg« und geben Sie sie der Heilsarmee.* Natürlich werden Sie niemanden einstellen, der zum Bewerbungsgespräch mit einem rückenfreien Kleid oder mit Turnschuhen erscheint. Aber sagt es Ihnen *wirklich* etwas, wenn der Anzug des Bewerbers weder blau noch grau ist, oder wenn die Bewerberin im Grunde ein »Wintertyp« ist und als »Sommertyp« gekleidet ist, oder wenn die Frisur des Bewerbers nicht gerade als konservativ bezeichnet werden könnte? Hören wir auf damit, uns Gedanken über das Äußere eines Menschen zu machen, das sowieso manipulierbar ist, und fangen wir statt dessen an, uns auf die Kompetenz zu konzentrieren, die ein echtes Kriterium ist.

7. Begreifen Sie, daß die Personalauswahl ein schwieriger Prozeß ist. Niemand hat je behauptet, es sei leicht. »Besetzen Sie diese Stelle innerhalb von zwei Wochen« und »Suchen Sie mir den besten Mann für diese Stelle, egal wie lange es dauert« sind zwei völlig verschiedene Anweisungen, die auch völlig verschiedene Bewerber zur Folge haben werden. Je weiter oben in der Hierarchieleiter die freie Stelle zu besetzen ist, um so wahrscheinlicher ist es, daß Sie jemanden suchen, der im Moment noch glücklich angestellt ist und dessen Lebenslauf *nicht* bei allen möglichen Unternehmen nur so herumflattert. Wenn Sie mit Ihren eigenen Mitteln – öffentliche Stellenausschreibungen, persönliche Kontakte, Empfehlungen, innerbetriebliche Stellenausschreibungen etc. – nicht innerhalb von sechs Wochen einen geeigneten Kandidaten gefunden haben, sind Sie wahrscheinlich am besten damit beraten, eine professionelle Personalvermittlungsfirma damit zu beauftragen.

8. Lassen Sie den Kandidaten mehrere aufeinanderfolgende Bewerbungsgespräche durchlaufen, die sich jedoch in der Form nicht wiederholen sollten. Der Bewerber sollte mehreren Gesprächspartnern unter verschiedenen Umständen gegenübergestellt werden (im Büro, beim Mittagessen, morgens, nachmittags). Dabei sollte darauf geachtet werden, daß jedes neue Interview dort anknüpft, wo das vorhergehende aufgehört hat. Oder anders gesagt, vage Punkte und Fragezeichen aus den anfänglichen Interviews sollten in den darauffolgenden geklärt werden. Ich wurde einmal bei einem Bewerbungsgespräch fünf verschiedenen Leuten hintereinander vorgeführt, und jeder von ihnen stellte mir dieselbe Frage: »Was können Sie unserer Firma Ihrer Meinung nach bringen?« Als es zum dritten Gespräch kam und ich bereits Rückmeldungen über die ersten beiden erhalten hatte, hatte ich sofort eine passende Antwort parat, und beim fünften wurde mir dann bescheinigt: »Ihre Wahrnehmung ist ganz ausgezeichnet – genau das sind die Eigenschaften, die für diese Stelle nötig sind und über die der Vorstand erst letzte Woche gesprochen hat. Es scheint fast, als hätten Sie Mäuschen gespielt.«

Durch Verwendung von Bewerbungskontrollbögen oder Interviewformularen, die so aufgebaut sind, daß der Verlauf der verschiedenen Bewerbungsgespräche darin vermerkt werden kann, kann das Wiederholen derselben Fragen auf ein Minimum reduziert werden.

Bewerbungskontrollbogen

Name des Bewerbers:
Privatadresse:
Geschäftsadresse:
Telefonnummer (geschäftlich):

Telefonnummer (privat):

Kann im Geschäft angerufen werden:
Ja_____ Nein_____

Wodurch von Stelle erfahren:

Bewirbt sich für Stelle als:

Kurze Stellenbeschreibung:

Beigefügte Anlagen: Stellenbeschreibung
Tätigkeitsprofil*
Bewerbungsunterlagen
Sonstiges

1. Einstellungsgespräch: Datum___________
Gesprächspartner___________________________

Offene Fragen nach dem 1. Einstellungsgespräch:

Zusammenfassung dieses Gesprächs:

Empfehlungen zur weiteren Vorgehensweise:

Mögliche Fragen/Themenbereiche für nächstes Gespräch:

Gesprächspartner__________________________________
(Unterschrift)

Ort und Datum_____________________________________

* Dies könnte so aussehen wie das von uns vorgeschlagene Tätigkeitsprofil, mit zusätzlichen Kommentaren zu Durchsetzungsvermögen, Kontaktfreudigkeit, Ausdauer, Detailorientiertheit, Selbstbewußtsein etc.

9. Bitten Sie die Bewerber um Rückmeldung. Nach jedem Einstellungsgespräch sollten Sie die Bewerber danach befragen, was sie vom Verlauf des Gesprächs gehalten haben, ganz gleich, ob Sie sie empfehlen wollen oder nicht. War die Zeit zu knapp? Fühlte er sich unwohl? Wurden seine Fragen ausreichend beantwortet? Was hätte man besser machen können? Sie können daraus nicht nur lernen, wie man bessere Einstellungsgespräche führt, sondern auch noch mehr über die Ehrlichkeit und Gelassenheit des Bewerbers erfahren.

10. Und schließlich sollten Sie auch psychologische Bewertungen und/oder Persönlichkeitstests aus seriösen Quellen verwenden.[4] Diese sollten zwar nicht die alleinige Grundlage für Ihre Entscheidung bilden, liefern jedoch zusätzliche Informationen, insbesondere über Verhaltensmerkmale, die anderweitig nicht so einfach zu bekommen wären. Jede Stellenbesetzung bedeutet eine riesige Investition für das Unternehmen. Deshalb sollte jedes Werkzeug, das diese Investition auf irgendeine Weise absichert, auch eingesetzt werden.

Ein paar abschließende Worte über die Effektivität solcher Tests. In den meisten Firmen werden inzwischen solche Einstellungstests durchgeführt.[5] Das »Bureau of National Affairs« hat ermittelt, daß alle amerikanischen Unternehmen, die es befragte, Bewerbern für bestimmte Stellen den einen oder anderen Test vorlegten. Ganze 63 Prozent testen die Fertigkeiten, doch nur 3 Prozent die *Kompetenzen.* Mehr als die Hälfte führen körperliche Eignungstests durch, 25 Prozent überprüfen ihre Kandidaten auf Drogenmißbrauch und ein Prozent auf AIDS. Aber nur 7 Prozent testen ihre Bewerber auf Ehrlichkeit!

Welche Verhaltensweisen für welchen Beruf?

Im folgenden wollen wir die grundlegenden Verhaltensfaktoren der verschiedenen Berufszweige näher ins Auge fassen. Denken Sie sich einen Beruf aus, der ein besonders hohes oder niedriges Maß eines bestimmten Verhaltensmerkmals erfordert. Ein Geistlicher z.B. braucht bestimmt ein hohes Maß an Ausdauer, um in seinem Beruf erfolgreich zu sein, wohingegen von einem Militärpolizisten ein hohes Maß an Durchsetzungsfähigkeit gefordert sein wird. Denken Sie sich ein Beispiel für jede extreme Ausprägung unserer vier primären Verhaltensweisen aus, sei es aus Ihrem eigenen Berufszweig oder aus irgendeinem Bereich des öffentlichen oder privaten Lebens.

niedrig		hoch
____________	Durchsetzungsvermögen	(Militärpolizist)
____________	Kontaktfreudigkeit	____________
____________	Ausdauer	(Geistlicher)
____________	Detailorientiertheit	____________

Vergleichen Sie Ihre Antworten mit den unten angeführten. Fiel es Ihnen leichter, Beispiele für die Berufe zu finden, die ein besonders hohes Maß einer bestimmten Verhaltensweise erfordern? Oder ging Ihre Tendenz dahin, »niedrige Arbeiten«, wie z.B. die eines Hausmeisters oder einer Sekretärin, am unteren Skalenende der Verhaltensmerkmale anzusiedeln und »gehobene Arbeiten«, z.B. von leitenden Angestellten und Akademikern, am oberen Ende? Das sind die üblichen Fehler.

niedrig		hoch
Kundenberater	Durchsetzungsvermögen	Kriminalbeamter
Steuerberater	Kontaktfreudigkeit	Autoverkäufer
Architekt	Ausdauer	PR-Manager
Leitender Angestellter	Detailorientiertheit	Techn. Zeichner

Beachten Sie, daß auch innerhalb von bestimmten Berufszweigen noch unterschieden werden muß. Zwar müssen z.B. sowohl ein Verkehrspolizist als auch ein Kriminalbeamter ein hohes Maß an Durchsetzungsvermögen besitzen, doch dies ist nicht die hervorstechende Eigenschaft, die wir uns von einem Geiselunterhändler wünschen. Stellen Sie sich nur einmal vor, dieser würde so auftreten: »Es ist uns völlig gleichgültig, wen Sie dort drinnen gefangenhalten – entweder Sie kommen jetzt heraus, oder wir sprengen das Ganze in die Luft!«

Oder hier ein Beispiel eines sehr durchsetzungsfähigen Verteidigers vor Gericht: »Meine Damen und Herren Geschworenen! Ich bin sicher, daß Sie nun, da Sie gesehen haben, auf welch lächerliche und niederträchtige Weise der Staatsanwalt diesen Fall mit seinen löchrigen Indizien dargestellt hat, zu gar keinem anderen Schluß kommen können, als meinen Mandanten in allen Anklagepunkten für unschuldig zu halten. Es gibt einfach gar keine andere logische Schlußfolgerung.«

Zum Vergleich einen weniger durchsetzungsfähigen, jedoch gleichermaßen überzeugenden Verteidiger: »Meine Damen und Herren Geschworenen! Ich bin auch nur ein ganz normaler Bürger, genau wie Sie, und ich kann mit dem Raffinement der Argumentation des Herrn Kollegen Staatsanwalts und seinem feurigen Temperament nicht mithalten. Aber ich vertraue auf Sie, daß Sie die von uns vorgebrachten Beweise objektiv, vernünftig und menschlich in Betracht ziehen werden. Und ich glaube, daß wir uns als vernünftige Menschen darauf einigen können, daß meine Mandantin, die Witwe Braun, in allen Anklagepunkten unschuldig ist.«

Die Menschen, auf die wir am leichtesten zugehen können, haben im Normalfall kein besonders hohes Durchsetzungsvermögen, aber ein hohes Maß der anderen drei Verhaltensfaktoren, vor allem Ausdauer. Charismatische Führer sind im allgemeinen äußerst durchsetzungsfähig und kontaktfreudig, obwohl es auch hier Ausnahmen von der Regel gibt – hier kommt uns Gandhi in den Sinn. Aber es sind die Churchills, Roosevelts und Golda Meirs, die die Regel bestätigen.

Richten wir unseren Blick nun auf etwas, was uns persönlich mehr betrifft und vielleicht von Nutzen sein kann. Zeichnen Sie im folgenden Schaubild Punkte auf den Linien ein, um anzudeuten, was Ihrer Ansicht nach die idealen Verhaltensweisen eines Buchhalters sind, der neu ins Berufsleben tritt. Sollte ein guter Buchhalter relativ durchsetzungsfähig sein oder nicht? Sollte er wenig detailorientiert sein oder nicht?

	niedrig	hoch
Durchsetzungsvermögen	______________	______________
Kontaktfreudigkeit	______________	______________
Ausdauer	______________	______________
Detailorientiertheit	______________	______________

Wahrscheinlich können wir uns auf folgendes Verhaltensprofil einigen; sieht Ihres ähnlich aus?

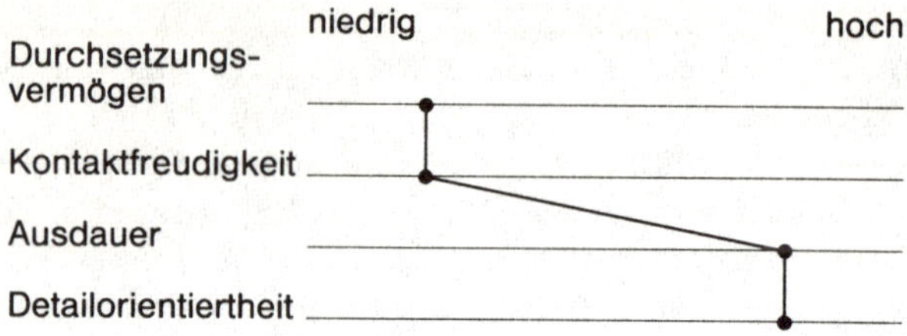

Ein idealer Buchhalter ist wahrscheinlich relativ wenig durchsetzungsfähig und wenig kontaktfreudig, verfügt aber über eine große Ausdauer und Detailorientiertheit. Schließlich arbeitet der Buchhalter als »Einzelkämpfer«, der immer wieder dieselben Arbeitsabläufe ausführen muß und der für Genauigkeit und Sorgfalt belohnt wird. Vielleicht haben Sie die Charakterzüge nicht ganz so extrem dargestellt, aber bestimmt sind Sie einverstanden mit der allgemeinen Ausrichtung dieses Verhaltensprofils.

Befördern wir nun unseren Buchhalter zum Abteilungsleiter der Buchhaltung. In diesem neuen Verantwortungsbereich verlagert sich das Bild der wünschenswerten Verhaltensweisen etwa so:

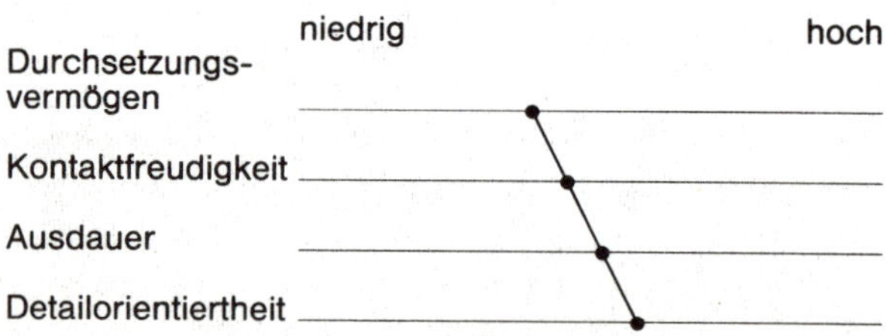

Unser frischgebackener Abteilungsleiter sollte ein bißchen mehr Durchsetzungsvermögen und Kontaktfreudigkeit besitzen, offen für Veränderungen sein (weniger beständig) und mehr den Blick fürs Ganze als für Einzelheiten haben.

Doch unser Schnelldenker will noch höher hinaus und wird nun stellvertretender Leiter der Finanzbuchhaltung:

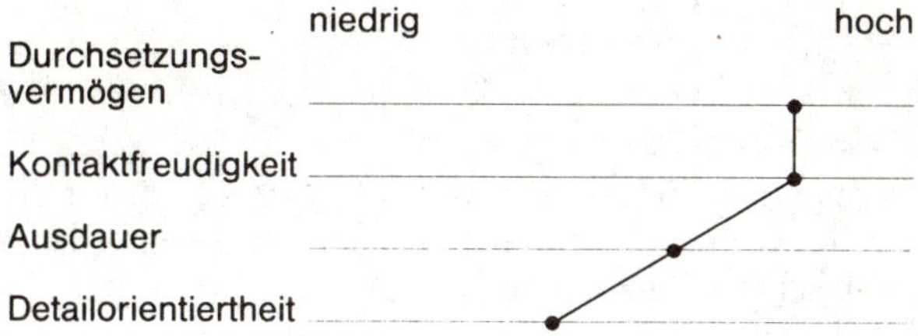

Und schließlich befördern wir unseren fleißigen Biber auch noch zum Chef der Finanzbuchhaltung, eine Tätigkeit, die an ihn folgende Verhaltensanforderungen stellt:

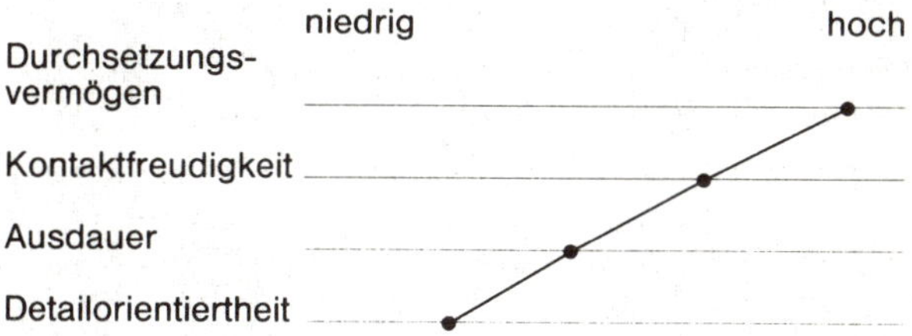

Wenn wir in der Karriereleiter weiter nach oben kommen, ist diese Art von Verhaltensangleichungen gar nicht so unüblich. Doch *nur sehr wenige von uns besitzen die große Bandbreite an Verhaltensweisen und die Fähigkeit zur Veränderung, die so ein Berufsaufstieg von uns verlangt.* Deshalb lesen wir auch immer wieder solche Geschichten, wie die von dem Börsenmakler bei Merrill Lynch, der es dort endlich zum Partner brachte, aber danach sofort alles hinschmiß und einen Fahrradladen in New Hampshire eröffnete. Die Tätigkeit, die Vergütungen, das Prestige und die Gewinnmargen waren genau wie erwartet. Aber das Verhalten, das von ihm in der neuen Tätigkeit verlangt wurde, bedeutete für ihn ein zu großes »Umbiegen« seiner Persönlichkeit, und es gab für ihn nur den Zusammenbruch oder den Ausbruch. Nicht jeder, für den es gut wäre, bricht aus.

Wir haben die Veränderungen, die von unserem ehrgeizigen Buchhalter verlangt werden, etwas übertrieben, aber sie sind nicht unrealistisch. Noch während Sie dies lesen, befördern viele Unternehmen auf der ganzen Welt ihre besten Außendienstmitarbeiter zu Marketing-Leitern, was oft dazu führt, daß sie dabei eine hervorragende Verkaufskraft verlieren und sich einen miserablen Manager schaffen. Wie viele solcher Beförderungen kann sich ein Unternehmen erlauben und trotzdem noch konkurrenzfähig bleiben?

Ein Spitzenverkäufer in den meisten Unternehmenszweigen hat ungefähr folgendes Profil:

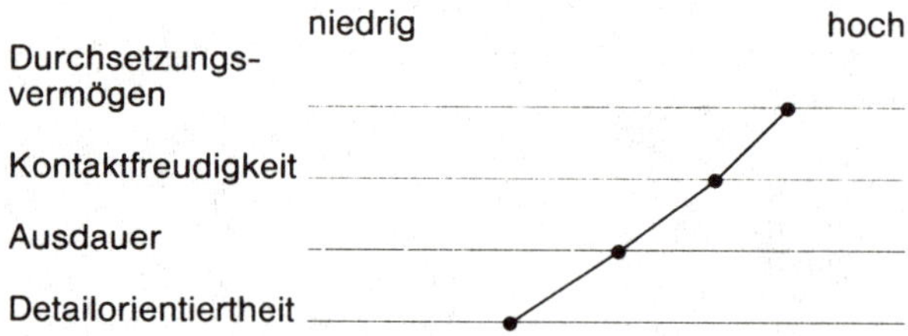

Ein Spitzenverkäufer ist im allgemeinen durchsetzungsfähig und kontaktfreudig (meist jedoch etwas durchsetzungsfähiger als kontaktfreudig, damit er nicht davor zurückschreckt, zur Sache zu kommen, auch wenn dies bedeutet, daß dabei die Beziehung zum Kunden aufs Spiel gesetzt wird), liebt ständige Veränderung und haßt Details – versuchen Sie nur einmal eine gute Verkaufskraft dazu zu bringen, Spesenberichte oder Verkaufsprognosen rechtzeitig und genau nach Vorschrift einzureichen. Was passiert nun, wenn der Spitzenverkäufer zum Verkaufsmanager befördert wird?

Dieselbe Person ist nun mehr eingeschränkt, muß ihr Durchsetzungsvermögen zügeln und muß mit bedeutend mehr Ausdauer und Detailorientiertheit vorgehen, um genau die Probleme anzugehen, bei denen sie in der vorhergehenden Beschäftigung Schwierigkeiten hatte! Im Gegensatz zur Metamorphose eines Schmetterlings ist diese Transformation kein natürlicher Vorgang. Oft ist sie höchst unnatürlich und führt zu Streß und schlechter Leistung. Spitzenverkäufer geben nicht unbedingt immer gute Verkaufsmanager ab. Vielleicht tun sie es ja tatsächlich, aber Sie können nicht von vornherein davon ausgehen.

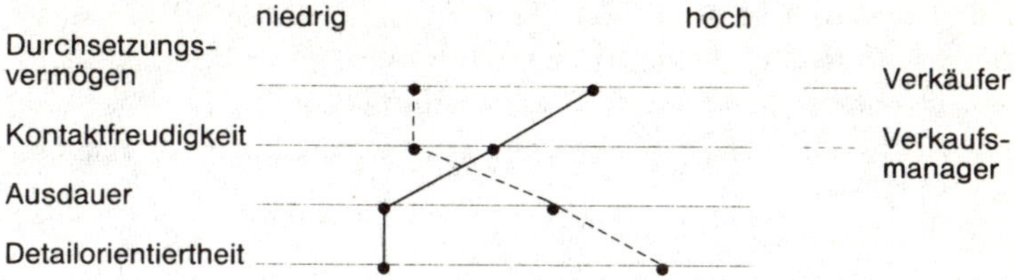

Das bedeutet aber genausowenig, daß Mitarbeiter, die in ihrer jetzigen Tätigkeit gut sind, niemals befördert werden sollen. Es bedeutet nur, daß (a) Mitarbeiter auf ihre Beförderung vorbereitet und nach der Beförderung weiterhin betreut werden müssen, je nachdem, wie genau die individuellen Veranlagungen den neuen Tätigkeitsanforderungen entsprechen, und daß (b) mehr Gebrauch von anderen Formen der Belohnung und Anerkennung für Mitarbeiter gemacht werden sollte, die gute Arbeit leisten, denen aber weiterhin die Möglichkeit gegeben werden sollte, gute Leistungen an ihrer derzeitigen Stelle zu bringen.

IBM hat beispielsweise neue Rangordnungen eingeführt (Fellow, Senior Fellow und Executive Fellow), die den Stellungen von Managern, Generaldirektoren und stellvertretenden Geschäftsführern entsprechen. So können wissenschaftliche Forscher befördert werden und höhere Stufen der Anerkennung und Belohnung innerhalb des Unternehmens erreichen, ohne von der Grundlagenforschung, in der sie erfolgreich waren, weg zu müssen. Vorher bestand die einzige Möglichkeit zur Belohnung des Forschers darin, ihn zum Manager zu befördern. So unterschiedliche Unternehmen wie Zeitungsgesellschaften und Banken sind dem Beispiel von IBM inzwischen gefolgt.

Doch gibt es auch noch andere, weniger radikale Veränderungen, die sowohl vom einzelnen als auch vom Unternehmen bewerkstelligt werden können, um die Übereinstimmung zwischen Verhaltensprofil und Anforderungsprofil zu verbessern. Ist es bei Ihrer neuen Tätigkeit z.B. wichtig, daß sehr auf Einzelheiten geachtet wird, und Sie sind nun einmal ein Mensch, dem wenig an Details liegt und der sich wahrscheinlich auch nicht dazu durchringen kann, mehr Aufmerksamkeit dafür aufzubringen, so können diese Aufgaben, bei denen es auf Genauigkeit ankommt, zum Großteil auch einem Assistenten übertragen werden. Manchmal genügt es auch schon, Sie nur darauf aufmerksam zu machen, daß Sie für die Dauer einer Besprechung oder für eine bestimmte Aufgabe mehr Durchsetzungsvermögen (oder Ausdauer oder Detailorientiertheit oder was auch immer) an den Tag legen müssen, um Ihnen dabei zu helfen, die geforderte Verhaltensanpassung vorzunehmen.

Zehn Schlüsselkompetenzen

Es kann jedoch von Führungskräften nicht erwartet werden, daß sie *alle* nötigen Anpassungen vornehmen, um die Fertigkeiten, die Kenntnisse und die Verhaltensweisen – mit anderen Worten die *Kompetenzen* – zu erhalten, über die alle Mitarbeiter verfügen müssen, wenn ihre Betriebe auch noch auf dem Markt von morgen konkurrenzfähig sein und – hoffentlich auch dann noch – glänzende Erfolge erzielen wollen. Es gibt allerdings zehn allgemeine Kompetenzen, die Unternehmen bei ihren Mitarbeitern bewahren und fördern sollten:

1. *Verantwortlichkeit:* Die Mitarbeiter müssen bei der Herstellung der Produkte und dem Ausführen der Dienste, die von ihnen erwartet werden, professionell vorgehen. Jeder Mitarbeiter verkörpert das Unternehmen, und jeder Kundenkontakt ist wichtig, sei es nun ein Rückruf, eine Bestellung, ein repariertes Produkt oder ein Lächeln und ein »Dankeschön«.

2. *Konsequenz:* Tun Sie das, was Sie versprochen haben. Erfüllen Sie konsequent eingegangene Verpflichtungen. Verfolgen Sie den Verlauf des Geschehens und überprüfen Sie, ob die Ziele auch erreicht werden. Verbessern Sie noch dort, wo sie erreicht wurden, und erhöhen Sie Ihre Anstrengungen bei denen, die nicht erreicht wurden.

3. *Achtung:* Zeigen Sie Achtung vor dem Kunden. Unterschätzen Sie die Intelligenz und die Erwartungen des Kunden nicht. Bitten Sie den Kunden um Rückmeldung.

4. Zugänglichkeit: Seien Sie zugänglich. Verstecken Sie sich nicht hinter Anrufbeantwortern, Sekretärinnen und Bürokratie. Sie sind da, um Leistungen zu erbringen, nicht um abzuhauen. Jeder kann vor unbequemen Entscheidungen und schwierigen Situationen davonlaufen. Gute Manager lösen solche Situationen jedoch, und hervorragende Manager sorgen dafür, daß es gar nicht erst zu solchen Situationen kommt.

5. Einfühlungsvermögen: Seien Sie einfühlsam. Haben Sie ein offenes Ohr für die Belange Ihrer Mitarbeiter, Kunden, Lieferanten, Vertreter und aller anderen, die an vorderster Front kämpfen. Wenn Sie kein Feedback – oder nur positive Rückmeldungen – erhalten, sollten Sie aktiv dazu auffordern, daß Kritikpunkte und Verbesserungsvorschläge geäußert werden.

6. Zielorientierung: Konzentrieren Sie sich auf die Ergebnisse, nicht auf die Maßnahmen, die dafür nötig sind. Es gibt da ein altes chinesisches Sprichwort, das sagt: »Es nutzt nichts, früh ins Bett zu gehen, um Kerzen zu sparen, wenn dabei Zwillinge herauskommen.« Bürokratie entsteht dann, wenn der Zweck den Mitteln untergeordnet wird.

7. Zuständigkeit: Treffen Sie die wichtigen Unternehmensentscheidungen. Manager werden dafür bezahlt, daß sie solche Entscheidungen fällen, während Rechtsanwälte, Steuerberater und Unternehmensberater dafür bezahlt werden, Ratschläge zu geben. Wenn die Rechtsanwälte, Steuerberater und Unternehmensberater die für die Geschäftsentwicklung relevanten Entscheidungen treffen würden, wären keine Manager mehr nötig. Das Geschäft würde außerdem stagnieren, weil Unternehmensführung dann keine Kunst, sondern nur noch Wissenschaft wäre.

8. Bewußtsein: Beobachten Sie Ihre Umgebung. Achten Sie auf alles um Sie herum, so unbedeutend es auch erscheinen mag, was Auswirkungen auf Sie haben könnte. Flugzeugentführungen haben einen enormen Markt für Röntgen- und Metallerkennungsgeräte sowie für Bewachungsdienste geschaffen. Schaffen und pflegen Sie sensitive Kontakte mit dem Geschäftsklima um Sie herum.

9. Innovation: Seien Sie innovativ. Problemlösung ist wichtig, aber es macht Sie nur so gut, wie Sie schon immer waren. Geben Sie sich nicht damit zufrieden, die Dinge nur wieder ins Lot zu bringen – versuchen Sie sie zu verbessern. Der Unternehmer Fred Smith versuchte nicht, den Postdienst zu verbessern, er gründete die Firma Federal Express und schuf damit einen völlig neuen Industriezweig.

10. Menschenorientierung: Verrgessen Sie nie, daß fast jedes Unternehmen sich aus Menschen zusammensetzt. Erste Priorität muß die richtige Auswahl, Weiterbildung, Motivation und Belohnung der Menschen sein.

Schlechte Unternehmensführung ist ein Faktor bei allen Problemen, von kleineren geschäftlichen Mißerfolgen bis zu Konkursen von ganzen Firmen, und ist die wichtigste einzelne Ursache für schlechte Leistung. In dieser Zeit der rasanten Veränderungen haben Faktoren wie demographische Verschiebungen, neue Technologien, sich wandelnde Lebensstile und internationaler Wettbewerb unsere Aufmerksamkeit von Fehlern der Unternehmensführung abgelenkt. Diese muß wieder stärker beleuchtet und mehr beachtet werden. Die Unternehmensführung verdient es, daß man ihr Dampf macht.

Anmerkungen

1. Vgl. *Wareham's Basic Business Types: Sorting Winners and Losers and Managing People for Profit* (New York: Atheneum, 1987) für eine heitere Übersicht über schlechte Methoden der Mitarbeiterauswahl.
2. Vgl. »Organizationally Reinforce Professionalism in Selection«, *Training and Development Journal* (September 1987).
3. Studie von Challenger, Gray & Christmas Consultants, zitiert aus: *Bottom Line,* 30. September 1988.
4. Vgl. John Byrne, »This Test May Tell You To Switch Careers«, *Business Week,* 21. September 1987; Jolie Solomon, »Career-Change Services Spread, Offering Advice on Where and How to Job Hunt«, *Wall Street Journal,* Mai 1986; und Kevin Shyne, »Personality Tests Get Down to Business«, *Success* (August 1984).
5. »Pre-employment Tests: More Firms Require Them«, *Wall Street Journal,* 5. Juli 1988.

Kapitel 7: Spitzenleistungskräfte und Spitzenleistungsunternehmen

Vor einigen Jahren hatte ich das Pech, vom Finanzamt für eine Stichprobe meiner Steuererklärungen ausgewählt zu werden, und zwar für eine von der Sorte, bei der jeder einzelne Punkt unter die Lupe genommen wird. Am Tag der Prüfung erschien ich im Büro meines Steuerberaters in Erwartung eines drakonischen Inquisitors und war völlig überrascht, mich einer redegewandten, gut gekleideten, 28jährigen Frau mit einem wunderbaren Sinn für Humor gegenüberzusehen, die das Verfahren mit einem Augenzwinkern und folgenden Worten begann: »Tag, ich bin die für Sie zuständige Steuerprüferin, und ich bin hier, um Ihnen zu helfen.«

Die Überprüfung war bereits nach sechs Stunden beendet – die Prüferin strich den ganzen nächsten Tag, den sie ursprünglich noch dafür veranschlagt hatte –, und herauskam, daß ich dem Finanzamt noch $ 500 aufgrund eines rechtmäßigen Fehlers von seiten meines Steuerberaters schuldete. Ich wußte nicht, ob ich lachen oder weinen sollte – irgend etwas in meinem Weltbild war völlig durcheinandergeraten.

Erst kürzlich rief ich eine gebührenfreie Servicenummer des Finanzamts an, um herauszufinden, was aus der Rückerstattung geworden war, die ich von einem Lohnsteuerjahresausgleich noch zu bekommen hatte. Die Dame am anderen Ende brauchte genau 15 Minuten, um den Abenteuern meiner Rückerstattung auf die Spur zu kommen und mich über den aktuellen Stand der Dinge zu informieren. Alsdann, man höre und staune, nannte sie mir sogar ihren *Namen* und bat mich, sie doch nochmals anzurufen, falls ich noch irgendwelche Fragen hätte. Mir war danach richtig schwindelig.

Was geht hier vor? Wenn man schon nicht mehr darauf vertrauen kann, daß das Finanzamt einem übel will und einen schroff und unfreundlich abfertigt, was ist dann überhaupt noch heilig? Wird die Post vielleicht in Zukunft zur Störungsbeseitigung an den versprochenen Tagen vorbeikommen? Oder wird man gar in Kaufhäusern freundlich beraten werden?

Sowohl die Steuerprüferin als auch die Kundenberaterin des Finanzamtes waren mit Vertrauen ausgestattet worden, d.h. mit den nötigen Machtbefugnissen und Methoden, um auf die Wünsche der Kunden verständnisvoll eingehen zu können. Die Wirtschaftsprüferin besaß die Diskretion und Autorität, um bestimmte Angaben auf Treu und Glauben gelten zu lassen (dem Himmel sei Dank), um zu bestimmen, für welche Posten Belege vorzulegen seien, und sogar dazu, bestimmte Posten unter den Tisch fallen zu lassen, wenn sonst alles in Ordnung schien. Sie erzählte mir später, sie habe Zugang zu zwei Überprüfungsebenen; jeder Aufsichtsbeamte gäbe ihr auf Wunsch Rückmeldung über die Art, wie sie ihre Überprüfungen durchführe. Es mache ihr Spaß, ihren eigenen Reiseplan für ihr Gebiet aufzustellen; außerdem denke sie, daß ihre Aufstiegschancen hervorragend seien, und sie wisse die Sicherheit des Arbeitsplatzes und die gewährten Zuwendungen für Fortbildungszwecke sehr zu schätzen.

Die Kundenberaterin des Finanzamtes wußte, wie sie mit dem Computer umgehen mußte, um innerhalb des Systems etwas herauszufinden, und war dazu ermutigt worden, sich für Anrufer Zeit zu nehmen und sich verantwortlich zu fühlen – sie gab mir freiwillig ihren Namen und drängte mich, sie wieder anzurufen, falls ich nochmals Hilfe bräuchte.

Wenn man Angestellten Vertrauen entgegenbringt und ihnen Verantwortung überträgt, zeigen sie meist bessere Leistungen, weil man ihnen Macht in die Hand gibt. Immer noch existiert der große Mythos, der von irgendwelchen Weisen einmal in die Welt gesetzt und von unzähligen Gläubigen über die Jahrhunderte hinübergerettet wurde, daß »Macht korrumpiere«. Ich halte mich da lieber an George Bernhard Shaw: »Nicht Macht korrumpiert die Menschen; Dummköpfe hingegen, wenn sie in eine Machtposition kommen, korrumpieren die Macht.«

Macht korrumpiert nicht. *Machtlosigkeit* korrumpiert. Diejenigen, die in einem Unternehmen keine Macht haben – jene also, denen man kein Vertrauen entgegengebracht und keine Verantwortung übertragen hat –, schaffen künstliche Macht. Künstliche Macht ist im allgemeinen bekannt unter dem Namen Bürokratie. Bürokratien sind Strukturen, die die Zwecke den Mitteln unterordnen, die sich auf die Ausführung konzentrieren anstatt auf die Ergebnisse und die die Dinge durch ein Mikroskop anstatt durch ein Teleskop betrachten. Bürokratien sind Anhäufungen von Menschen, die künstliche Macht schaffen. (»Es tut uns leid, aber Ihr Antrag muß auf dem dafür vorgesehenen Formular neu eingereicht werden.« Oder: »Sie können niemanden vom Kundendienst telefonisch sprechen, Sie müssen ihr Anliegen schriftlich einreichen.«) Die Menschen können es nicht ertragen, machtlos zu sein, und deshalb ist es die Machtlosigkeit, die korrumpiert.

Wenn ich mich so in den verschiedenen Unternehmen umsehe, habe ich den Eindruck, daß diejenigen, die ihre Mitarbeiter mit wirklicher Macht ausstatten (der Fähigkeit, Entscheidungen treffen zu können, die die Qualität ihrer Arbeit wirklich beeinflussen), weniger bürokratisch sind als diejenigen, die Machtlosigkeit favorisieren.

Viele Unternehmen befinden sich heute in einem Übergangsstadium, da einige von ihnen anscheinend begriffen haben, daß Bürokratien schlecht funktionieren und auf einem Wettbewerbsmarkt schwer ins Hintertreffen geraten. Die Entscheidungsgewalt muß in wettbewerbsfähigen Unternehmen nach unten weitergegeben werden, um dadurch praktisch auf allen Ebenen und in allen Positionen den Mitarbeitern die Möglichkeit zu geben, Entscheidungen zu treffen. Sogar die amerikanische Telefongesellschaft, dieser traditionelle, monolithische Block, muß nun zeigen, wie sie (oder was nach ihrer Entmachtung noch von ihr übrig ist) sich auf einem Wettbewerbsmarkt behaupten wird. Vor kurzem bekam ich zu meinem größten Erstaunen die Fernsprechanlagen in meinem neuen Büro tatsächlich rechtzeitig angeschlossen, obwohl kurz zuvor ein Orkan viele Telefonleitungen zerstört hatte. Der Telefontechniker gab die einfache, aber vielsagende Erklärung: »Wir haben die Anweisung erhalten, Geschäftsumzüge mit absoluter Priorität zu behandeln, weil wir gerne zu gegebener Zeit Ihre Ferngespräche vermitteln möchten.«

Doch nicht alle sind in der Lage, mit wirklicher Macht umzugehen, und vor allem nicht jene, die zu sehr an ein bürokratisches System gewöhnt sind. Ein Grund mehr, sicherzustellen, daß das individuelle Verhalten den Arbeitsanforderungen entspricht.

Macht kontra Machtlosigkeit

Tätigkeit	**ohne Macht**	**mit Macht**
Entscheiden	Kann nur Empfehlungen geben	Kann selbständig entscheiden
Mitarbeiterbewertung	Muß mit dem Chef abklären	Verläßt sich auf eigene Einschätzung
Reaktion in Krisensituationen	Erstarrt	Handelt
Risikobereitschaft	Schützt sich selbst um jeden Preis	Handelt mit der Freiheit, Fehler zu machen
Innovation	Repariert, was kaputt ist	Stellt neue Normen auf
Planung	Projiziert die gegenwärtige Situation	Denkt sich Zukunftsperspektiven aus
Reaktion auf Mißerfolge	Macht das System dafür verantwortlich	Findet Wege, damit fertig zu werden
Zwischenmenschliche Beziehungen	»Gewinner/Verlierer«-Haltung	»Gewinner/Gewinner«-Haltung
Mitarbeitermotivation	Einschüchterung	Appell an das Eigeninteresse
Stellenbesetzung	Wählt liebenswerte Menschen	Wählt kompetente Menschen

Delegieren	Gibt die Kontrolle nicht aus der Hand	Delegiert Machtbefugnisse mit Verantwortung
Selbstmotivation	»Was gibt es für mich zu holen?«	»Was gibt es für uns zu holen?«

Viel Aufmerksamkeit wurde in den letzten Jahren darauf verwendet, Mitarbeitern mehr Macht zu übertragen. Wird den Mitarbeitern *wirkliche* Entscheidungsgewalt gegeben und spürbare Rückendeckung geboten, so kann dies wesentlich dazu beitragen, daß sie ihre Macht innerhalb des Unternehmens erkennen. Tatsächlich besteht eine der wirksamsten Methoden, Mitarbeitern bei der Veränderung ihres Verhaltens zu helfen, darin, sie mit solcher Macht auszustatten. Unabhängig davon, ob es sich um sehr durchsetzungsfähige, sehr ausdauernde, in Detailfragen ambivalente und/oder im Umgang mit Menschen eher zurückhaltende Mitarbeiter handelt: Wirkliche Ausstattung mit Macht wird jeden stärker motivieren, seine Arbeitsziele zu erreichen.

Es gibt verschiedene Methoden, eine solche Machtverteilung zu erreichen, aber unserer Meinung nach sind die folgenden am besten dazu geeignet:

1. Mitbestimmung praktizieren, wann immer möglich: Dies kann auf zwei verschiedene Arten geschehen, entweder durch völlige Übertragung der Entscheidungsgewalt auf die Gruppe – was jedem einzelnen die Macht gibt, die Entscheidung als gleichberechtigtes Mitglied der Gruppe mitzubeeinflussen – oder durch Klarstellung, daß Sie sich die letztendliche Entscheidungsgewalt vorbehalten, diese jedoch nicht ausspielen, bevor Sie nicht jeden in einem öffentlichen Forum angehört haben. Schwerwiegende Störungen treten dann auf, wenn Führungskräfte ihre Mitarbeiter in dem Glauben lassen, sie gingen nach der ersten Methode vor, in Wirklichkeit jedoch die zweite Methode anwenden. Gemeinschaftliche Entscheidungen sollten auch in Fragen getroffen werden, die wirklich Konsequenzen haben. Die Gruppe entscheiden zu lassen, wo der Getränkeautomat aufgestellt werden soll oder wie man die Büros verschönern könnte, gibt niemandem wirkliche Macht in die Hand.

2. Delegieren von Machtbefugnissen mit Verantwortung, die klar, offen und meßbar sein sollte: Haben Sie jemandem die Verantwortung für die Qualitätsprüfung von Warenlieferungen übertragen, so sollte dieser Mitarbeiter auch in der Lage sein, die Lieferungen anzunehmen oder zurückzuweisen, wissen, daß Sie ihm stets hilfreich zur Seite stehen, und klare Anweisungen darüber haben, wann eine höhere Ebene einzuschalten ist, wann er direkt mit dem Lieferanten verhandeln kann usw. Die Unternehmen mit dem besten Kundendienst sind meist solche, bei denen es bereits der Telefonvermittlung möglich ist, Gespräche abzuwickeln, Rechnungsänderungen vorzunehmen und gegebenenfalls die Namen anderer Mitarbeiter zu nennen, die dem Kunden weiterhelfen könnten.

3. Sicherstellen, daß die Mitarbeiter auch verantwortlich für die Durchführung sind: Das heißt jedoch nicht, etwa zu sagen: »Was, Sie haben eine Beschwerde vorzubringen? Na gut, dann mache ich Sie ab sofort zum Vorsitzenden des Ausschusses, der sich mit dieser Frage zu beschäftigen hat.« Menschen bekommen ein Gefühl von Macht und Einfluß, wenn sie ihr eigenes Schicksal in die Hand nehmen. Es gibt zwar einige, die es vorziehen, nur »Ideen zu liefern«, doch die meisten von uns empfinden es als Genugtuung, verfolgen zu können, wie ihre Ideen in die Tat umgesetzt werden. Geben Sie Menschen nicht nur die Gelegenheit zu denken, sondern auch zu *handeln.* Geben Sie ihnen genügend Freiraum, damit sie sich selbst die nötigen Mittel verschaffen, Pläne entwerfen und deren Durchführung überwachen können. Wenn Sie irgend jemandem etwas sagen, wird er vielleicht wiederholen können, was Sie gesagt haben; wenn Sie jemandem etwas zeigen, wird er vielleicht nachmachen können, was Sie ihm vorgemacht haben; aber wenn Sie jemanden dazu veranlassen, etwas zu *tun,* und ihm Rückmeldung über seine Leistung geben, wird er jederzeit seine Handlung wiederholen können, wann immer dies in der Zukunft von ihm verlangt wird.

Die Übertragung von Macht an die Mitarbeiter ist jedoch nur der erste Schritt. Der zweite Schritt besteht darin, das Unternehmen für diese

Art der Machtverteilung empfänglich zu machen. Das ist oft leichter gesagt als getan.

Systeme, die unterstützen und nicht untergraben

Eine Klientin erzählte mir folgende Geschichte: Eine Managerin einer großen Versicherungsgesellschaft erhält von einem Kunden einen Scheck. Sie schickt den Scheck vorschriftsmäßig an die Buchhaltung weiter, die sich in einem anderen Stockwerk befindet. Zwei Tage darauf wird ihr der Scheck, der an den ursprünglichen Umschlag geheftet ist, mit folgender Notiz zurückgesandt: »Sie haben zur Weiterleitung dieses Schecks an die Buchhaltung einen Umschlag des Typs R135-1 benutzt. Der vorschriftsmäßige Umschlag für diesen Zweck ist jedoch ein R141-3-Umschlag. Wir bitten Sie deshalb, uns das betreffende Schriftstück erneut in der vorgeschriebenen Weise vorzulegen.«

Das ist eine wahre Geschichte – wer könnte sich schon so etwas ausdenken? –, und jeder von uns kennt wahrscheinlich ähnliche Beispiele. Die meisten Menschen würden wahrscheinlich so auf eine solche Notiz reagieren: »Das ist reine Schikane« oder »Das System schlägt zu« oder »Das ist Bürokratie«. Obwohl solche Rationalisierungen oft dazu benutzt werden, eine Unmenge von Unzulänglichkeiten – von individuellem Fehlverhalten bis hin zu unternehmerischer Stümperhaftigkeit – zu kaschieren, kommt es jedoch auch häufig vor, daß unsere Systeme unsere ausgefeiltesten Pläne zunichte machen, unsere besten Projekte unterwandern und unsere engste Zusammenarbeit zerstören. »Wir formen unsere Häuser und dann formen sie uns«, sagte Winston Churchill einmal. Er bezog sich dabei auf das britische Parlament, aber dasselbe gilt auch für unsere Unternehmenshäuser. Wir schaffen uns unsere eigenen Systeme. Weshalb jedoch schaffen wir uns solche, die unsere Bemühungen untergraben, und tolerieren sie?

Wir schaffen uns solche verzwickten Systeme vor allem deswegen, weil wir uns gegenseitig nicht trauen. Wir haben das Bedürfnis, uns vor unseren Kollegen zu schützen, und deshalb entwerfen wir Grundsätze, Vorgehensrichtlinien und Regeln, die diesen Schutz per Gesetz gewährleisten und sanktionieren. Doch dies erfordert wiederum einen Mechanismus, der dafür sorgt, daß diese Richtlinien erstellt, nach außen vertreten und eingehalten werden. Und genau das ist die Brutstätte für das »System um des Systemes willen«, das ich so definieren möchte:

1. Menschen und Ressourcen, die für die wirklichen Geschäftsinteressen eines Unternehmens eingesetzt werden sollten, werden von diesen rentableren Aufgaben abgezogen.
2. Dadurch gibt es einen Überschuß an Menschen und Ressourcen, die für die wirklichen Geschäftsinteressen der Firmen unnütz sind und den Profit der Firmen nur schmälern.

Solche subversiven Systeme schädigen uns in viel heimtückischerer Weise als nur durch Behinderung unserer Bemühungen, unsere Arbeit gut zu machen. Sie verringern unseren Lohn und unsere Gewinne und hemmen die Wachstumsfähigkeit der Unternehmen. Natürlich muß es in jeder Organisation, sei es nun eine Fabrik, eine Fluggesellschaft, eine Stadtverwaltung oder ein Priesterseminar, gewisse Grundregeln für ein effizientes Funktionieren geben. Aber inwieweit solche Regeln formalisiert und buchstabengetreu eingehalten werden, ist zumindest eine Frage der Flexibilität.

Vertrauen beruht auf Gegenseitigkeit

In einem Unternehmen muß es Arbeitnehmern möglich sein, zwei verschiedenen Gruppen von Menschen zu trauen: zum einen ihren Führungskräften und zum anderen ihren Kollegen. Manager können ihr Vertrauen bereitwillig dadurch zeigen, daß sie Arbeitnehmer mit uneingeschränkten Vollmachten, Verantwortung und den nötigen Mitteln ausstatten, damit diese in Eigenverantwortung ihre Arbeitsziele erreichen können. Ist solch ein Vertrauen vorhanden, so können und werden im allgemeinen kurzfristige Ungerechtigkeiten akzeptiert und toleriert, weil angenommen wird, daß sie sich auf lange Sicht ausgleichen. Und in *jedem* Unternehmen gibt es solche kurzzeitigen Ungerechtigkeiten, sei es nun in bezug auf Vergütungen, bestimmte Vorrechte, Kleiderregelungen, Projektvergaben o.ä., besonders in Unternehmen, die in starkem Wettbewerb stehen, die dynamisch nach vorne streben oder einer rasch expandierenden Branche angehören.

In Unternehmen, in denen wenig Vertrauen vorhanden ist, gibt es im allgemeinen nur zwei Möglichkeiten, wie Mitarbeiter auf kurzfristige Ungerechtigkeiten reagieren:

1. Reaktion: Es entfacht sich ein Kampf um jede kleinste wahrgenommene Ungerechtigkeit. Dies hat zur Folge, daß jeder Manager dazu gezwungen wird, jede Personalentscheidung zu verteidigen, was ihn mit der Zeit immer konservativer und mißtrauischer machen wird. Außerdem wird jeder, der in irgendeiner Weise von einem Vorgesetzten bevorzugt behandelt wird, unabhängig von seinen Verdiensten, Freiwild für ad-hominem-Angriffe der anderen. Das bedeutet daß ein Vorgehen, das ursprünglich dafür gedacht war, eine Person zu belohnen, darauf hinausläuft, daß mehrere Personen unglücklich sind. Jeder strebt nach »Gleichheit«, ein Wort, das inzwischen genauso an Wert verloren hat wie die Währung der konföderierten Südstaaten. Und in diesem Zusammenhang schafft Gleichheit nur die Voraussetzungen für Mittelmäßigkeit.

2. Reaktion: Die Mitarbeiter fressen die wahrgenommenen Ungerechtigkeiten so lange in sich hinein, bis sich der angestaute Ärger irgendwann in einer Explosion Luft macht. Und dies ist meist dann der Fall, wenn es um Leistungsbewertungen geht. Häufig werden dann bei jeder Verhandlung und jedem Dialog die Ungerechtigkeiten in der Vergangenheit wieder heraufbeschworen, und Emotionen treten an die Stelle des logischen Denkens: »Ich will jetzt endlich meinen Teil abbekommen«, lautet dann die allseitige Parole.

Genausowenig wie ein Unternehmen durch ein Belohnungssystem geführt werden kann (das die bestehenden Ungerechtigkeiten nur weiter fortbestehen läßt und neue schafft), sollte es auch nicht durch eine Bürokratie oder ein »System« geleitet werden. Hervorragende, leistungsorientierte Unternehmensführung erfordert Vertrauen. Nichts hindert das Wachstum eines Unternehmens, nichts verlangsamt Arbeitsprozesse und verschlechtert das Arbeitsklima so sehr und so tiefgreifend wie ein Mangel an Vertrauen.

Peter Drucker bemerkte hierzu, daß Gesetze, die als Reaktion auf ein Vergehen erlassen werden, zwangsläufig schlechte Gesetze sind (Drucker 1980). Sie gründen sich auf das Gefühl und nicht auf den Verstand, und sie bestrafen neunundneunzig Unschuldige, um einem Bösewicht das Handwerk zu legen. Dies könnte man meiner Meinung nach auf Unternehmen und ihre Regeln übertragen. Wir alle haben es täglich mit kalten, schwerfälligen Bürokratien zu tun, sei es beim Auto-Anmelden, bei Kreditanfragen oder bei Beschwerden über falsche Telefonrechnungen. Wir können jedoch verhindern, daß solche monolithischen Bürokratien an unserem Arbeitsplatz entstehen, wenn wir unseren Führungskräften und unseren Kollegen Vertrauen schenken. Menschen und Unternehmen können gemeinsam wachsen.

Selbstverwirklichungsunternehmen = Spitzenleistungsunternehmen

Die berühmte »Hierarchie der Bedürfnisse« nach Abraham Maslow hat jahrzehntelang als Modell dafür gedient, wie sich unsere Prioritäten verschieben, wenn wir ein Ziel nach dem anderen erreichen. Die Hierarchie beginnt mit dem Bedürfnis nach Sicherheit und Geborgenheit, darauf folgt Anerkennung und Status, und auf der höchsten Stufe steht dann das Bedürfnis nach »Selbstverwirklichung«, d.h. der Möglichkeit, sein gesamtes Potential zum Einsatz zu bringen. Ein Mensch, der sich mehr schlecht als recht durch einen nicht enden wollenden Tag an einem unangenehmen Arbeitsplatz quält, nur um danach zu einer streitsüchtigen Familie nach Hause zu kommen und davon zu träumen, wie schön das Leben sein könnte, ist ziemlich weit von seiner Selbstverwirklichung entfernt. Menschen hingegen, die sich mit einem eigenen Geschäft selbständig gemacht haben und dort ihre persönlichen Talente und Interessen voll zum Einsatz bringen können, ob es sich nun um eine große Firma wie Federal Express oder um den örtlichen Fotoladen handelt, und deren Privatleben ihr berufliches Streben ergänzt und unterstützt, empfinden wahrscheinlich ein relativ hohes Maß an Erfüllung.

Auch Unternehmen geht es grundsätzlich nicht anders. Manche scheinen ständig ums Überleben zu kämpfen, andere bemühen sich um Anerkennung, während nur eine Handvoll wirklich ihr volles Potential verwirklichen kann. In seinem Buch *Die ideale Führungskraft* schreibt Peter Drucker: »Ein Unternehmen ist nicht wie ein Tier reiner Selbstzweck an sich und schon dadurch erfolgreich, daß es den Fortbestand der Art sichert. Ein Unternehmen ist ein gesellschaftliches Organ, das seine Selbsterfüllung darin findet, daß es einen Beitrag zum außerbetrieblichen Leben leistet« (Drucker 1974). (Und vermutlich auch durch den Einfluß, den das außerbetriebliche Leben auf das Unternehmen nimmt.)

Je mehr Mitarbeiter sich in ihrer Arbeit selbst erfüllen können, um so wahrscheinlicher ist es, daß das Unternehmen als Ganzes sich selbst verwirklichen kann (d.h. seine Ziele erreichen und zum außerbetrieblichen Leben einen Beitrag leisten) und nicht nur für den »Fortbestand der Art« sorgt. Tatsächlich sind die Leistungen eines Unternehmens und seiner Mitarbeiter heute enger miteinander verwoben denn je. Es wird immer unwahrscheinlicher, daß ein Unternehmen durch rücksichtslose Ausbeutung seiner Mitarbeiter an die Spitze seines Industriezweiges vorzudringen vermag, und es ist genauso unwahrscheinlich, daß sogar hervorragende Führungskräfte mit einem schlechten Mitarbeiterstab etwas ausrichten können. »Sachkenntnis, die sich nur auf die fachliche Seite des Geschäftes beschränkt, reicht heute zur Führung eines Unternehmens nicht mehr aus.« Jedes Unternehmen ist heute ein »Menschen-Unternehmen«, und jeder Manager muß deshalb ein Experte im Beeinflussen der Leistung der Arbeitnehmer werden. Menschliches Verhalten ist die wichtigste Komponente bei dieser Art der Unternehmensführung.

Hier nun fünf Fragen, die Ihnen dabei helfen sollen, herauszufinden wie gut Sie und Ihre Firma Leistung beeinflussen können:

1. Wissen wir, daß wir die richtigen Leute am richtigen Platz haben und daß ihre Wertsysteme mit den Unternehmenszielen im Einklang sind und ihnen zugute kommen?
2. Haben wir unsere Stellen so strukturiert, daß die Mitarbeiter in der Lage sind, die Leistungen zu erbringen, die wir von ihnen erwarten?

3. Haben wir unsere Erwartungen ausreichend klargemacht und bieten wir genügend Anerkennung und Belohnung, damit die Mitarbeiter diese Ziele routinemäßig auch erreichen können?
4. Haben wir die Fertigkeiten der Menschenführung, die zur Erreichung dieser Ziele nötig sind, bei unseren Führungskräften genügend geschult?
5. Geben mein Führungsstab und ich ein gutes Vorbild für das Erreichen unserer Leistungsziele?

Diese Art der »Personalplanung« gehört jedoch keinesfalls zu den allgemein üblichen Unternehmensführungsdisziplinen. Bei einer Umfrage der Unternehmensberaterfirma Hay Consultants gaben nur 21 Prozent der befragten Unternehmen an, nach einem formalen System vorzugehen, und 30 Prozent nannten ihre Bemühungen in dieser Hinsicht »eher rudimentär und unterentwickelt«.[1]

Die wesentlichen Schritte auf dem Weg zur Schaffung eines innerbetrieblichen Systems, das persönliches Wachstum und Unternehmenswachstum unter einen Hut bringen kann, bestehen darin, erst einmal herauszufinden, auf welcher Stufe Sie sich im Moment befinden, und dann Rückmeldungsmechanismen zu schaffen, die Sie zur Überprüfung Ihres jeweiligen Entwicklungsfortschrittes im Laufe der Zeit benötigen werden. Der erste Schritt ist relativ einfach; der zweite ist oft außerordentlich schwer. (»Nur wenige Menschen sind weise genug, um nützliche Kritik trügerischem Lob vorzuziehen«, sagte einmal La Rochefoucauld.)

Die Unternehmens/Mitarbeiter-Gleichung

Die Unternehmensleistung wird durch vielerlei Faktoren beeinflußt, darunter sind die wichtigsten:

In dieser Kombination von Faktoren ist die Mitarbeiterleistung der wesentlichste Faktor für die Unternehmensleistung, *da er auch alle anderen beteiligten Faktoren beeinflußt.* Die Unternehmensgrundsätze und die Unternehmenskultur, der Zugang zu und Umgang mit den Finanzmitteln, die richtige Einschätzung von und Reaktion auf äußere

Einflüsse und der Entwurf einer Strategie sind in hohem Maße von der Kompetenz der Menschen abhängig, die in diesen Aufgaben tätig sind.

Einflußfaktoren auf die Unternehmensleistung

Strategische Faktoren
(Technologie, Verkaufsmethode, Produktionskapazität, gebotener Service etc.)

Mitarbeiterleistung
(Körperliche Fähigkeiten, Fertigkeiten und Kenntnisse, Verhaltensweisen)

Außerbetriebliches Umfeld
(Konkurrenz, Reglementierungen, Wirtschaft, Gesellschaft etc.)

Unternehmensleistung
(Erfüllung von Qualitätsansprüchen, Quantität, Umsatz, Marktanteil, Termineinhaltung, Ertrag, Image etc.)

Innerbetriebliches Umfeld
(Unternehmensgrundsätze, Unterlehmensleitung, Unternehmenskultur, Beziehungen etc.)

Finanzielle Mittel
(Kredite, Zinsen, Diversifizierung etc.)

Eine Gleichung für die Einzelleistung eines Arbeitnehmers könnte ungefähr so aussehen:

Arbeitsleistung = Motivation x Fähigkeit (Verhalten + Fertigkeiten und Kenntnisse),
wobei folgende Definitionen gelten:

Arbeitsleistung = die Erreichung von Zielen, die erfolgreich sind, wenn die Arbeit zum Erfolg und zur Leistung des Unternehmens beitragen soll;

Motivation	=	das ständige Bestreben, bestimmte Ziele zu erreichen – der Aspekt des »Wollens«;
Fähigkeit	=	die geistige und körperliche Voraussetzung, um die erforderlichen Fertigkeiten und Kenntnisse zum Erreichen der Ziele einzusetzen – der Aspekt des »Könnens«.

In dieser Gleichung steht Fähigkeit also sowohl für körperliche als auch für geistige Fähigkeiten, und Kenntnisse und Motivation stehen für die Kompatibilität zwischen individuellen Verhaltensprofil und Anforderungsprofil der Tätigkeit, die die Voraussetzung für anhaltend gute Leistung ist (und letztendlich, wie man hoffen möchte, auch für die Selbstverwirklichung).

Für Motivation und Fähigkeit gibt es nur vier verschiedene Kombinationsmöglichkeiten. Es kommt vor, daß Menschen weder die erforderliche Fähigkeit noch Motivation für ihre Arbeit besitzen. Oder sie haben ein hohes Maß an beidem. Oder, und dies kommt am häufigsten vor, sie haben am einen ein Übermaß und einen Mangel am anderen. Wir können Leistung demnach so darstellen:

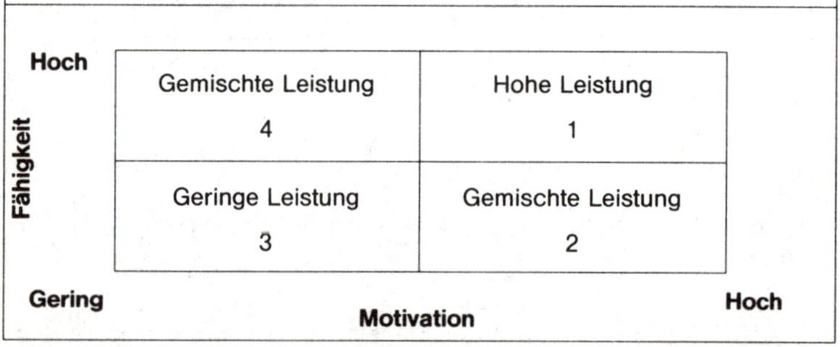

Beziehung zwischen Motivation und Fähigkeit

Im 1. Quadranten haben wir es mit einem Menschen zu tun, der die Fähigkeiten und Fertigkeiten besitzt, seine Arbeit gut zu machen (»Können«), und bei dem Übereinstimmung zwischen persönlichem Verhalten und Arbeitsanforderungen besteht, was die Motivation für dauerhaft gute Leistungen liefert (»Wollen«). Im 3. Quadranten haben wir es mit dem normalerweise eindeutigen Fall von geringer oder völlig fehlender Leistung eines Mitarbeiters zu tun, der weder das Können noch die Bereitschaft dazu besitzt, seine Arbeit auszuführen.

Jedoch im 2. und 4. Quadranten sind die Fälle dargestellt, die die schwerwiegendsten Probleme für die Leistung eines Unternehmens mit sich bringen, denn es handelt sich dabei um diejenigen, die oft den Anschein erwecken, *hohe* Leistungen zu erbringen. Die Folge davon ist, daß Führungskräfte und Betriebe oft nichts gegen Mitarbeiter unternehmen, deren Leistungen unberechenbar sind, im Glauben, sie würden alles in ihrer Macht Stehende geben.

Im 2. Quadranten ist ein Mensch charakterisiert, dessen Verhaltensweisen zwar seiner Tätigkeit entsprechen und der Qualitätsarbeit leisten *möchte*, jedoch nicht die Fähigkeiten und Fertigkeiten besitzt, um Spitzenleistungen zu erbringen. Dieser Mensch gibt sich bei seiner Arbeit redlich Mühe, stößt dabei jedoch ständig auf neue Hindernisse. Es wird ihm vorgeworfen, er arbeite zwar hart, aber kopflos. Mit der Zeit wird er frustriert, weil er ständig seine fehlenden Fertigkeiten und Kenntnisse durch einen überhöhten Arbeitsaufwand ausgleichen muß, die Motivation wird nachlassen, und er wird langsam in den 3. Quadranten hinüberrutschen.

Im 4. Quadranten finden wir genau den umgekehrten Fall. Hier haben wir es mit einem Menschen zu tun, der einfach alles kann, jedoch nicht motiviert ist, zu glänzen. Er *kann* alle für seine Tätigkeit nötigen Dinge, aber *will* sie nicht einsetzen.

Das ist genau der Typ, der ständig den kürzesten Weg zu nehmen versucht, mit möglichst wenig Aufwand gerade soviel zu arbeiten, daß seine Vorgesetzten noch zufrieden sind, und der mit »Köpfchen« arbeitet, sich aber kein Bein ausreißt, wie z.B. der Superfußballer, der beim Stürmen glänzt (gut sichtbar), der sich aber in der Verteidigung nicht einsetzt (oft schlecht sichtbar). Diese Art von Mitarbeiter verursacht bedeutende Produktivitätseinbußen.

Der Nutzen einer solchen Aufschlüsselung – und beachten Sie, daß wir hierbei keine Etiketten verwendet haben – besteht in der Erkenntnis, daß man mit jedem verschiedenen Beziehungstyp unterschiedlich umgehen muß. Geld hinauszuwerfen für die Schulung von Mitarbeitern mit geringer Motivation ist genauso unnütz wie der Versuch, die Einstellung von Mitarbeitern zu verändern, bei denen es an den erforderlichen Fertigkeiten mangelt.

Unternehmenskultur und Unternehmenswerte

Der Begriff »Unternehmenskultur« hat sprachlich einen ähnlichen Bedeutungsverlust erlitten wie etwa »Strategie« und »Kommunikation«. (»Wir brauchen eine Verkaufsstrategie.« »Wie sieht unsere Strategie für diese Besprechung aus?« »Gehört dies zu unserem Strategiekonzept?« »Wir müssen uns auf diesen Brief eine strategisch kluge Antwort einfallen lassen.«) Beginnen wir also mit einer einfachen, knappen Definition:

Unter Unternehmenskultur versteht man die Gesamtheit der Wertvorstellungen, der Glaubensgrundsätze und der Verhaltensmaßregeln, die die eigentliche Identität eines Unternehmens ausmachen.

So legt die Unternehmenskultur von McDonald's vorrangigen Wert auf absolut einheitliche Produkte und auf eine genau vorgeschriebene Art des Service. Die Unternehmenskultur der Firma 3M wiederum ermutigt ihre Wissenschaftler zu unorthodoxen Vorgehensweisen, und diese wissen, daß sie die Freiheit haben, Fehler zu machen. In der Mercedes-Kultur wird Wert darauf gelegt, in technischer Hinsicht stets auf dem allerneuesten Stand zu sein, was es auch kosten mag. Und die Firmenkultur von Singapore Airlines konzentriert sich absolut darauf, unübertroffenen Fluggastservice zu bieten.

Eine starke Unternehmenskultur ist unerläßlich, wenn eine Firma ihren Mitarbeitern dabei behilflich sein will, in ihrer Tätigkeit Erfüllung zu finden. Durch eine starke Unternehmenskultur kann man das Verhalten der Mitarbeiter beeinflussen, besonders dann, wenn es keine sonstigen Richtlinien, Vorbilder oder vorgeschriebenen Vorgehensweisen gibt, die als Richtschnur dienen könnten. Im anderen Falle kann inoffizieller – und oft unternehmensschädigender – sozialer Druck die Oberhand gewinnen. Wenn eine ungewöhnliche Beschwerde lautstark vorgebracht wird, ist es ein großer Unterschied, ob man sich fragt: »Wie kann ich mich selbst schützen?« oder »Wie kann ich die Wünsche unseres Kunden am besten erfüllen?« Besitzt die Firma eine starke, positive Unternehmenskultur, so wird eher die zweite Frage gestellt werden. Hat eine Firma jedoch eine negative Unternehmenskultur, so werden die Mitarbeiter zur ersten Frage tendieren.

Ausgehend von dieser Grundidentität einer Firma können Grundregeln geschaffen werden, die das Verhalten der Mitarbeiter beeinflussen und angemessene Erwartungen entstehen lassen. Sie gibt den Mitarbeitern das Gefühl, daß ein bestimmter Zweck verfolgt wird, und verringert so Unklarheiten über die Unternehmensziele (eine der Hauptquellen für Konflikte, auf die wir bereits in Kapitel 5 näher eingegangen sind). Denn gerade Unklarheiten und Unsicherheit erschweren es Mitarbeitern, die alltäglichen Entscheidungen in bezug auf ihre Tätigkeit und die an sie gestellten Leistungserwartungen zu treffen.

Im allgemeinen zeichnen sich Firmen mit folgenden Charakteristika durch eine starke Unternehmenskultur aus:

1. Das Unternehmen steht für etwas, was für jeden klar erkennbar ist. Praktisch jeder Mitarbeiter könnte dies in einfachen Worten formulieren. In der Firma Federal Express weiß jeder Mitarbeiter, daß die Sendung »garantiert unter allen Umständen am nächsten Tag an ihrem Bestimmungsort sein muß«. Es fällt leicht, Entscheidungen zu fällen und seine Leistung in die richtige Richtung zu lenken, wenn das Ziel so klar erkennbar ist.

2. Die Wertmaßstäbe des Unternehmens gelten für alle Mitarbeiter auf allen Ebenen. Niemand steht »darüber« oder fällt »heraus«. Die Firma Frito-Lay ist in Amerika z.B. dafür bekannt, daß ihre Fahrer keine Mühen scheuen, wenn es darum geht, auch kleinste Bestellungen an winzige Läden irgendwo in der Pampa abzuliefern.

3. Das Top-Management formt die Wertmaßstäbe des Unternehmens aktiv mit, so daß sie dem Geschäftsumfeld angepaßt sind. Werte sind organisch und dynamisch und spiegeln die sich wandelnden Bedingungen und Umstände wieder. Der amerikanischen Telefongesellschaft fiel es nach ihrer Privatisierung zuerst schwer, ihre Wertmaßstäbe auf die eines marktorientierten Wettbewerbsunternehmens umzustellen. Und Lee Iaccoca schwenkte bei Chrysler um von »Machen wir's der Konkurrenz nach« auf »Wir bieten nur das Feinste vom Feinsten«, was der Firma zu erstaunlichen Erfolgen auf dem Automobilmarkt verhalf.

4. Das Top-Management bringt genügend Zeit und Energie dafür auf, die Unternehmensgrundsätze für alle im Unternehmen sichtbar zu verkörpern. Die Führungsspitze der Firma General Motors machte sich den Satz »Das sind harte Zeiten für jeden von uns« zur Unternehmensphilosophie, brachte sich jedoch selbst in größte Schwierigkeiten, als sie in Zeiten von Lohn- und Gehaltskürzungen riesige Prämien an ihre Führungskräfte ausschüttete. Der Geschäftsführer der Firma Johnson & Johnson hingegen handelte ganz im Sinne der Firmentradition, die stets großen Wert auf das Vertrauen der Kunden in die Qualität der Produkte legte, als er während des Tylenol-Skandals persönlich vor die Presse trat und die Öffentlichkeit beruhigte.

5. Die Mitarbeiter werden auf allen Ebenen zur Mitwirkung ermutigt. Besonders die Japaner sind auf diesem Gebiet für ihre umfassenden Ansätze bekannt: groß angelegte Vorschlagssysteme, Qualitätsausschüsse, Teams zur Leistungsverbesserung der Mitarbeiter und häufige Diskussionen mit Kunden. »Führen durch Herumlaufen« nützt niemandem, wenn beim Herumlaufen keine Fragen gestellt und keine Menschen angehört werden.

Natürlich gibt es gewisse Risiken, die stets auftreten können beim Versuch, eine Firmenkultur zu schaffen, welche die Unternehmensziele unterstützt. Diese Risiken werden bisweilen von denjenigen, die mit der »Veränderung der Firmenkultur« oder der »Unternehmenswandlung« beschäftigt sind, übersehen. Ich möchte deshalb noch auf die wichtigsten Fallen in dieser Hinsicht hinweisen:

1. Lippenbekenntnisse der Geschäftsleitung, die als Unterstützung gedacht sind. Ich kann mich noch gut an einen stellvertretenden Geschäftsführer erinnern, der auf die Weigerung der Mitarbeiter, an einem seiner »freiwilligen« Produktivitätssteigerungsprogramme teilzunehmen, erwiderte: »Was kann man von solchen Leuten schon erwarten? Sie sind der Abschaum der Firma, deshalb werden sie mir für den Außendienst zugeteilt!« Jede einzelne seiner Taten war jedoch genau das Gegenteil dessen, was er als seine ausdrücklichen Ziele ausgab: Er kam jeden Tag erst spät in die Firma und ging wieder früh nach Hause, machte lange Mittagspausen in einem eigens für das Management vorbehaltenen Speisesaal, war unnahbar, nur über seine direkten Mitarbeiter zu erreichen und kritisierte seine Kollegen in aller Öffentlichkeit. Öffentliche

Erklärungen der Firmengrundsätze und schlagkräftige Slogans sind nichts wert. Nur wenn die Unternehmensleitung auch nach diesen Grundsätzen vorgeht, bedeutet dies auch etwas für die mittlere Führungsebene.

2. Inkonsequenz: Zu meinem Kundenkreis gehörte einmal ein gemeinnütziges Unternehmen, das besonderen Wert darauf legte, daß Unternehmensgrundsätze und vorgeschriebene Vorgehensweisen strikt eingehalten wurden, doch seine leitenden Angestellten machten häufig Ausnahmen für Großkunden, und zwar sehr offensichtliche Ausnahmen, da die Angestellten hierfür die Aufsichtsführenden an vorderster Front über die Sonderkonditionen unterrichten mußten. Fängt man an, eine Grundregel zu mißachten, so führt dies meist zur Mißachtung aller Regeln.

3. Festhalten am Gewinner/Verlierer-Schema: Das bedeutet, in der Vorstellung zu leben, daß wenn einer gewinnt, ein anderer verlieren muß, sei es nun ein Kollege, ein Kunde oder eine andere Abteilung. Die meisten Versuche, eine Unternehmenskultur zu verändern, scheitern dann, wenn den Mitarbeitern nicht genügend Freiraum gegeben wird, Fehler zu begehen und aus ihnen zu lernen.

4. Mangelhaftes Interesse der mittleren Führungsebene: Die Beteiligung dieser Gruppe ist für die Schaffung und Aufrechterhaltung einer Unternehmenskultur von entscheidender Bedeutung. Manager der mittleren Führungsebene sehen solche Versuche oft als das neueste Hirngespinst des Geschäftsführers oder als teures Geistesprodukt eines neuen größenwahnsinnigen Unternehmensberaters an. Will man, daß Manager der mittleren Führungsebene solche Veränderungen des Status quo unterstützen, so müssen sie daran auch ein rationales Eigeninteresse haben.

5. Zuviel Geduld oder zuviel Hast: Veränderungen der Unternehmenskultur sind nicht über Nacht zu bewerkstelligen, aber sie dauern wiederum auch nicht Jahrzehnte. Das Unternehmen sollte festlegen, wieviel Bewegung gewünscht wird – z.B. ist für die Verwandlung eines produktorientierten Betriebes in einen vertriebsorientierten Betrieb ein größerer Sprung nötig, als wenn von Produktorientierung auf Technologieorientierung umgeschwenkt werden soll. Danach sollte ein vernünftiger Zeitrahmen festgelegt werden, in dem die Veränderung stattfinden kann.

6. *Unerfüllbare Erwartungen:* Wenn Mitarbeiter zu früh oder zu spät zuviel oder zuwenig erwarten, so ist dies stets eine Folge von zu geringer Beteiligung am Geschehen und mangelnder »Betroffenheit«. Die Firmenleitung sollte ihre Mitarbeiter stets darüber auf dem laufenden halten, was erwartet werden kann und was alles damit verbunden ist. So könnte z.B. ein Unternehmen, das anfängt, mehr Wert auf Dienst am Kunden zu legen, gleichzeitig beginnen, auch Leistungsbewertungen mehr Wert beizumessen: Wie schnell werden Kundenanfragen abgewickelt, wie exakt, wie viele Beschwerden gehen ein usw.? Im Idealfall würde dieser Betrieb alle Mitarbeiter davon unterrichten, daß nach einer Übergangsfrist von drei Monaten neue Bewertungssysteme eingeführt werden, daß bestimmte Richtwerte zwischen den Mitarbeitern und den Aufsichtsbeamten vereinbart werden und daß 20 Prozent der Prämie gestrichen werden können, wenn die Leistungsbewertungen schlecht ausfallen.

Die wichtigsten Elemente einer produktiven, konstruktiven Firmenkultur könnte man so zusammenfassen:

I. Personal

- Geeignete Charakterzüge und Fähigkeiten – Können
- Geeignete Verhaltensweisen und Motivation – Wollen
- Identifizierung mit der Arbeit und ihrer Rolle – Sollen

II. Gruppenarbeit

- Eigenverantwortliche Handlungsfähigkeit der Gruppe – spürbare Macht
- Gemeinsame Zielverfolgung – keine Meinungsverschiedenheiten über Ziele
- Übereinstimmung über die Methoden – keine Meinungsverschiedenheiten über die Art der Zielerreichung
- Gegenseitiges Vertrauen – minimale Bürokratie
- Bestärkung und Unterstützung – wahrnehmbare Rückendeckung durch Vorgesetzte

III. Firmenstruktur

- Systeme und Vorgehensweise sind klar und behindern sich nicht gegenseitig

- Bestimmte Techniken stehen zur Verfügung, um Unklarheiten zu beseitigen
- Koordination und Überschneidungen mit anderen Tätigkeiten sind klargestellt
- Die Zielsetzungen des Einzelnen, der Gruppe und des Unternehmens sind miteinander im Einklang
- Die Freiheit, Fehler zu machen, besteht wirklich

IV. Führung

- Gibt Unterstützung
- Erlaubt Mitbestimmung
- Ergebnis-, nicht handlungsorientiert
- Flexibel
- Unterhält Verbindungen mit anderen Abteilungen und Vorgesetzten
- Schützt und verteidigt notfalls

V. Führungsspitze

- Richtet Hauptaugenmerk auf Produktivität und nicht auf Aktivität
- Lebt die Unternehmensgrundsätze konsequent vor
- Belohnt Ergebnisse objektiv
- Teilt sich offen mit
- Gibt den Mitarbeitern Zielvorgaben, die für sie relevant sind
- Stellt die nötigen Mittel zur Verfügung
- Entwirft Handlungsstrategien

Kultureller Rahmen

Wörter wie »Kultur«, »Werte«, »Ethik«, »Überzeugung« und »Integrität« sind erst seit kurzem zu Schlagwörtern in der Wirtschaft (und unter Betriebswirtschaftlern) geworden. Doch praktisch schon immer haben erfolgreiche Unternehmen solche Begriffe als Ausgangspunkt für die Definition ihrer eigentlichen Identität benutzt. Im folgenden wollen wir aufzeigen, welche Beziehungen zwischen den betrieblichen Wertsetzungen und Normen und den betrieblichen Organisationsformen und Leistungen bestehen. (Die Abbildung stammt aus: Davis 1984.)

Betriebliche Wertsetzungen und Normen sind die eigentlichen Grundsätze, die ein Unternehmen ausmachen, die seine Art und seine Vorgehensweise beeinflussen und die Firmenstrategie mitbestimmen. Betriebliche Wertsetzungen können sein:

- Streben nach Anerkennung als führende Marktmacht in der Informationstechnologie
- Anwendung der neuesten technischen Errungenschaften zum Wohle der Menschen
- Spitzenservice für Geschäftsreisende
- Maximaler Profit pro Passagiermeile
- Jährlicher Zugewinn von zusätzlichen Marktanteilen
- Ernennung zur Nummer eins einer Branche durch unabhängige Umfragen

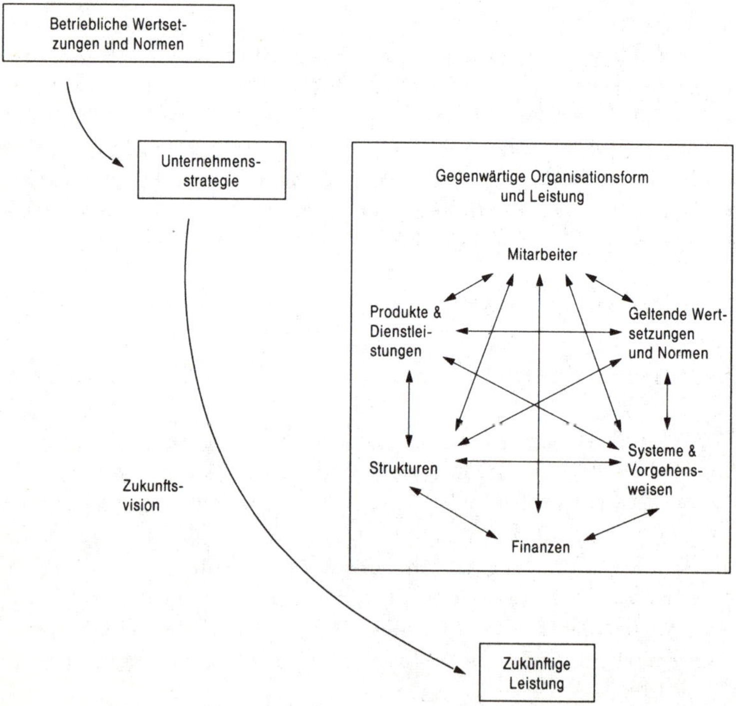

Solche Unternehmensnormen bestimmen die Unternehmensstrategie mit, die wiederum die Pläne und Handlungsrichtlinien schafft, die nicht nur für die gegenwärtige Leistung eines Unternehmens erforderlich sind, sondern auch um die durch die Strategie vorgegebenen Leistungsziele zu erreichen. Die verschiedenen Faktoren, die im Kasten »Gegenwärtige Organisationsform und Leistung« angeführt sind, müssen aktiv gelenkt werden, damit die Zukunftsvision Wirklichkeit werden kann. An diesem Punkt wird es oft erforderlich, die Unternehmenskultur zu verändern – da das Unternehmen und seine Mitarbeiter »so, wie sie sind«, nicht dorthin gelangen können, indem sie nur *mehr* von dem machen, was sie zum gegenwärtigen Zeitpunkt machen. Es geht darum, einige Dinge *anders* und *besser* oder *gar nicht* zu machen, und wahrscheinlich werden auch einige neue Grundsätze und Vorgehensweisen hinzukommen müssen.

Die *geltenden* Wertsetzungen und Normen im Kasten »Gegenwärtige Organisationsform und Leistung« sind diejenigen, nach denen sich die Mitarbeiter im täglichen Arbeitsleben richten. Diese Überzeugungen müssen mit den Unternehmensgrundsätzen vereinbar sein (oder wenigstens nicht völlig im Gegensatz zu ihnen stehen). Nur wenige Arbeitnehmer führen sich tagtäglich vor Augen, daß sie maximalen Profit pro Passagiermeile oder jedes Jahr den Zugewinn zusätzlicher Marktanteile anstreben sollten. Ein Bankdirektor sagte in diesem Zusammenhang: »Ich weiß, daß meine Zweigstellenleiter nicht bei jeder ihrer Entscheidungen im Hinterkopf haben, daß sie damit den Aktienwert steigern *sollten*. Doch es ist meine Aufgabe, daß durch das, worauf sich ihr Hauptinteresse konzentriert, ob es jetzt der Abschluß von Refinanzierungsgeschäften oder das Heranlocken neuer Geschäftskonten oder was auch immer ist, der Aktienwert tatsächlich gesteigert *wird*«.

Als Beispiele geltender Prinzipien und Normen könnte man nennen:

- Erreichung der monatlichen Quoten
- Unterstützung der Außendienstmitarbeiter
- Schaffung eines geduldigen und zuverlässigen Kundendienstes
- Genauigkeit in allen Finanzabrechnungen
- Sorgfältige Einhaltung der gesetzlichen Vorschriften

- Auszahlung von Ansprüchen innerhalb von zwei Werktagen
- Kundenfreundliches Handeln

Der letzte Punkt, der noch zu nennen wäre: keine Lippenbekenntnisse. Bei der Pharmafirma Merck & Co. gilt dies als Hauptprinzip auf allen Führungsebenen. Wie wir bereits weiter oben erwähnten, ist Merck laut einer Umfrage der Zeitschrift *Fortune* Amerikas meistbewunderte Firma. Die Führungskräfte von Merck stellen sich stets die Frage: »Was ist das Beste für den Patienten und für den Arzt?«, wenn es um Produktinformation, Häufigkeit von Kundenbesuchen oder Prioritäten geht.

Doch wir haben hier ein positives Bild aufgezeigt. In vielen Firmen lauten die geltenden Leitsätze eher:

- Sich schützen, wo es geht
- Kritik vermeiden
- Quoten erfüllen, auch wenn es auf Kosten der Qualität geht
- Traue nie der Führungsspitze
- Melde dich nie freiwillig für eine Aufgabe und tu immer so, als seist du sehr beschäftigt
- Mach deine Sache nicht allzu gut, sonst wird dir alle Arbeit zugeschoben
- Frage immer: »Was springt für mich dabei heraus?«

Wie kann ein Unternehmen – und seine Führungskräfte – seine Mitarbeiter dazu »bewegen«, positiven Überzeugungen zu folgen, die mit den Unternehmensgrundsätzen und -zielen in Einklang stehen? Zuallererst muß klar sein, daß wir die Mitarbeiter nicht zu irgend etwas »bewegen« wollen, sondern daß Motivation der Schlüssel zur Lösung ist. Mitarbeitern dabei zu helfen, sich selbst zu motivieren – besonders in die Richtung, die auch vom Unternehmen angestrebt wird –, ist zwar leichter gesagt als getan, doch es gibt eine Reihe von bewährten Methoden, dies zu erreichen. Sie werden bemerken, daß bei diesen Methoden wieder Themen aus vorhergegangenen Kapiteln aufgenommen werden wie etwa Macht, Vertrauen, Auswahl o.ä. und daß keine davon in irgendeiner Weise ein Patentrezept sein kann. Unternehmenskultur kann nicht auf einem einsamen Berggipfel, beim Wildwasserfahren oder beim Feuerlaufen geändert werden, sondern nur am Arbeitsplatz selbst, in dem Umfeld, in dem die Kultur auch wirksam ist.

Hier also einige Vorschläge zur erfolgreichen Beeinflussung der Unternehmenskultur. Diese Richtlinien bieten dem einzelnen Mitarbeiter und dem Unternehmen die Möglichkeit, sich selbst zu verwirklichen und in der von Maslow beschriebenen Hierarchie der Bedürfnisse weiter nach oben zu steigen.

Unterstützen Sie Ihre Mitarbeiter durch:

1. Auswahl von Mitarbeitern mit den passenden Fähigkeiten *und* Verhaltensweisen
2. Gewährung von Autonomie und Freiheit von übermäßiger Kontrolle
3. Vertrauen in die Angemessenheit der Fähigkeiten, Kenntnisse und das Urteilsvermögen der Mitarbeiter
4. Bereitstellung der erforderlichen Mittel
5. Konsequente, verläßliche und berechenbare Führung
6. Klare, ehrliche und häufige Gespräche
7. Vorleben der Prinzipien und Werte, die Sie einzuführen wünschen

Verändern oder stärken Sie die Unternehmenskultur durch:

1. Häufiges Betonen der Unternehmensphilosophie gegenüber Mitarbeitern
2. Anpassung der geltenden Prinzipien an die Unternehmensgrundsätze
3. Schaffung eines Führungsstils, der auf Mitbestimmung der Mitarbeiter beruht
4. Ausrichtung auf Ergebnisse und Belohnung der Ergebnisse
5. Ermutigung der Teams, Maßstäbe zu setzen und Ziele vorzugeben
6. Appell an das Eigeninteresse der Mitarbeiter zur Steigerung der Motivation
7. Angleichung der Unternehmensgrundsätze und -ziele an das sich wandelnde Geschäftsumfeld
8. Auftreten des Geschäftsführers als eines aktiven, sichtbaren Anhängers der gewünschten Werte
9. Vertretung der Werte in einfachen, klaren Worten
10. Überprüfung des Fortschritts durch Abschätzung, wie die Mitarbeiter ihre Zeit, ihre Energie und ihren Ruf einsetzen.

In vielen Unternehmen gleicht die Firmenkultur jedoch einem unkontrolliert dahintreibenden Schiff. Sie wird beeinflußt durch äußere Bedingungen, gesellschaftliche Zwänge, Konkurrenzdruck, die individuellen Wertvorstellungen der Mitarbeiter, Modetrends oder gar außerbetriebliche Unternehmensberater. Ebenso wie der Umgang mit finanziellen Mitteln, Kunden, Patenten, Geschäftsgeheimnissen und Forschung und Entwicklung sollte die Unternehmenskultur bewußt und aktiv allein im Sinne der Unternehmensgrundsätze und der Unternehmensstrategie ausgerichtet werden. Alles andere führt nur dazu, daß das Steuerruder unkontrollierbaren Kräften überlassen wird und man sich dann noch wundert, wieso das Schiff dem Steuermann nicht mehr gehorcht.

Trends im Umfeld

Wir haben schon mehrfach über das »Umfeld« gesprochen. Einer der Gründe, weshalb das Umfeld sowohl für den Erfolg des einzelnen als auch für den des Unternehmens so wichtig ist, besteht darin, daß es Hinweise auf zukünftige Entwicklungen gibt. Und diese Hinweise sind äußerst hilfreich, wenn es darum geht herauszufinden, welche Fertigkeiten, Verhaltensweisen und Unternehmensformen für den künftigen Erfolg des Unternehmens vonnöten sein werden. Kein erfolgreiches Unternehmen sollte heute für den Bedarf von *heute* einstellen und schulen. Es sollte bereits heute im Hinblick auf die Erfordernisse von *morgen* handeln. Als sich z.B. in Amerika die Rolle des Baufinanzierungsberaters aufgrund der Deregulierung im Bankenwesen änderte und es zu einer dramatischen Steigerung des Wettbewerbs kam, hatten die führenden Banken bereits begonnen, einen neuen Typus von Finanzierungsberater einzustellen und zu schulen, nämlich einen mehr verkaufsorientierten Typ mit hoher Überzeugungskraft und größerer Toleranz für komplexe Vorgänge. Aber immer noch gibt es Banken, die den alten Typ des Finanzierungsberaters einstellen, der durch hohe Detailorientiertheit, ein hohes Maß an Geduld und geringe Menschenorientiertheit charakterisiert ist, als ob es immer noch darum ginge, im Büro zu sitzen und Kreditanträge nach Belieben anzuerkennen oder abzulehnen, als ob die Kunden nirgendwo anders hingehen könnten!

Im folgenden wollen wir einige Trends aufzeigen, die sich schon jetzt deutlich abzeichnen und die Menschen und ihre Arbeit in den kommenden Jahren in starkem Maße beeinflussen werden. Diese und andere Trends nicht zu erkennen, könnte zur Folge haben, daß die Menschen und Unternehmen in der Maslowschen Hierarchieskala nach unten abrutschen, anstatt weiter nach oben zu klettern.

1. Richtige Personalplanung ist ein Hauptansatzpunkt für Produktivitätssteigerungen: Wir befinden uns in einem Zeitalter, in dem großer Wert auf Produktivität gelegt wird. Wegen knapper Ressourcen, zunehmenden internationalen Wettbewerbsdrucks und abnehmenden Bevölkerungswachstums in den USA und Europa ist es wahrscheinlich, daß dieser Trend für den Rest unseres Jahrhunderts weiterhin anhält.

Aber Produktivität ist einer jener Begriffe, die leichter zu verstehen als zu erreichen sind. Gewisse Produktivitätszuwächse können durch Fortschritte im Bereich der Automatisierung, der Robotertechnik und der Computerisierung erlangt werden. Aber die größten Fortschritte werden von den Arbeitskräften der Unternehmen ausgehen, von den *Menschen,* die ein Unternehmen ausmachen. Es sind weder genügend Kapital noch genügend Anreize vorhanden, um die amerikanischen Stahlhütten und die Fabrikanlagen der anderen Fertigungsindustrien umzubauen. Aber es können Gewinne erwirtschaftet werden mit den Menschen, die diese Stahlhütten leiten, und den Dienstleistungsbetrieben, die sie versorgen. Und da unsere Wirtschaft in immer größerem Umfang auf Dienstleistungen und Wissen ausgerichtet ist, werden Produktivitätssteigerungen primär von den Menschen und deren Beziehung zur Arbeit abhängen.

Führungskräfte werden sich einer neuen Entwicklung gegenübersehen, die man vielleicht »ganzheitlichen Humanismus« nennen kann, wohinter sich ein Ansatz verbirgt, der den Menschen als Ganzes ebenso wie die Gesamtheit seiner Lern- und Entwicklungsbedürfnisse sieht. Und die Führungskräfte werden dann dafür verantwortlich sein, mit ihrem Unternehmen auf diese Dinge einzuwirken. Umgekehrt müssen die Fähigkeiten der einzelnen Mitarbeiter auf die Zwänge, denen das Unternehmen unterworfen ist, ausgerichtet sein.

2. Die Computerrevolution: Dieser Begriff ist in gewisser Weise eine Fehlbezeichnung. In Wirklichkeit erleben wir eine Mikroprozessorrevolution. Mit Computern haben wir es schon seit den späten 40er Jahren zu tun. Aber die Miniaturisierung der Mikroprozessoren hat den Computer zu unserem alltäglichen Begleiter und zu einem leicht zugänglichen Werkzeug gemacht. Und ganz im Gegensatz zu so vielen anderen Neuerungen, die auf teuren, selten vorkommenden Materialien beruhen, ist der Ausgangspunkt für diese Revolution der überaus reichlich vorkommende Rohstoff Silizium.

Eine große Verantwortung wird hier den Experten für Personalführung und -planung zufallen, die Schulungsprogramme z.B. dafür anbieten müssen, wie man den Computer am besten für die Entscheidungsfindung, für die Simulation von Zukunftsalternativen unter Annahme verschiedener Voraussetzungen und für die Risikobewertung nutzt, vor allem jedoch, wie man entscheidet, wann man den Computer lieber *nicht* benutzt. Darüber hinaus besteht eine ziemlich große Gefahr, daß der Computer zur Entmenschlichung am Arbeitsplatz beiträgt. Deshalb wird ein gesteigerter Bedarf an zusätzlicher Schulung vorhanden sein, wie man mit der Isolation umgeht, die viele Computerarbeitsplätze zur Folge haben.

Die Computerrevolution wird die Art und Weise, wie Menschen lernen, und in manchen Fällen sogar den Ort des Lernens selbst radikal verändern. Und gemeinsam mit dem folgenden Trend wird sie unser Leben verändern.

3. Erwachsenenbildung und ständige Weiterbildung: Die Lebensqualität wird auch in Zukunft ein Hauptanliegen der immer anspruchsvoller werdenden Arbeitskräfte bleiben. Bildung erhöht die Lebensqualität, und sie wird in immer größerem Umfang vom Arbeitgeber selbst angeboten werden – als sehr kostenwirksame Arbeitnehmervergütung – und wird sich nicht nur auf Fertigkeiten beschränken, die mit der Tätigkeit des Arbeitnehmers selbst etwas zu tun haben.

Die gesteigerten Lernmöglichkeiten, die durch die Computerrevolution ermöglicht wurden, sowie das größere Bedürfnis nach und die gesteigerte Empfänglichkeit für Weiterbildung, die durch den Erwachsenenbildungsmarkt geschaffen wurde, werden zusammen enorme Auswirkungen auf jeden haben, der mit Menschenführung zu tun hat. Bildung, Schulung, Karriereverfolgung und andere Bereiche werden ihren individuellen Stellenwert verlieren und zu einem integrierten, umfassenden System von persönlichem und beruflichem Wachstum verschmelzen.

4. Zunehmende Internationalisierung: Zum ersten Mal in der Geschichte spielt das internationale Management eine Hauptrolle in den geschäftlichen Operationen von Unternehmen. Mehr amerikanische Firmen denn je gehen Geschäften in anderen Ländern nach, und mehr ausländische Firmen denn je wickeln Geschäfte in den USA ab. Und bei diesen Firmen handelt es sich nicht um die traditionellen multinationalen Giganten. Auch kleine und mittelständische Unternehmen mischen immer häufiger in der internationalen Arena mit.

Von Führungskräften auf den verschiedensten Unternehmensebenen wird verlangt werden, mit einer Mischung der verschiedensten Kulturen umgehen zu können, manchmal sogar für ein einziges Geschäftsprojekt. Möglicherweise wird von ihnen verlangt, bei den Deutschen einzukaufen, an die Franzosen weiterzuverkaufen und mit den Holländern in Wettbewerb zu treten. Obwohl die kulturelle Schulung noch in den Kinderschuhen steckt, sind Kurse wie etwa »Wie verhandelt man mit Japanern?«, sobald sie angeboten werden, meist sofort voll belegt. Solche delikaten Angelegenheiten wurden vor nicht allzu langer Zeit nur von den absoluten Spitzenmanagern abgewickelt. Doch heute müssen sich auch Manager bis in die untersten Etagen mit diesen heiklen Beziehungen auseinandersetzen.

5. Der Wandel vom Produktionsarbeiter zum »Wissensarbeiter«: Der Begriff »Wissensarbeiter« ist auf vielfache Weise definiert worden. Grundsätzlich versteht man darunter eine Arbeitskraft, deren Aufgabe darin besteht, Informationen zu sammeln, zu übertragen, zu bestätigen, zu analysieren und zu erstellen. So ist z.B. der Angestellte einer Fluggesellschaft, der den lieben langen Arbeitstag vor einem Computerterminal mit einem Telefonkopfhörer auf dem Kopf Reservierungen vornimmt, ein Wissensarbeiter. Lehrer und Angestellte bei der Telefonvermittlung sind traditionelle Wissensarbeiter. Aber auch ganze Heerscharen von Versicherungsangestellten, Börsenmaklern, Zeitungsreportern und Fluglotsen gehören zu dieser Gruppe. Immer mehr Menschen, auch aus traditionellen Fertigungsbetrieben, haben es inzwischen ausschließlich mit Daten und Informationen zu tun und nicht mehr mit der Herstellung eines Produkts oder mit körperlichen Dienstleistungen.

Zwei miteinander einhergehende Entwicklungen haben dieses oft diskutierte Phänomen beschleunigt. Dies ist zum einen der Computer und seine Auswirkung auf den Umgang mit Datenmaterial[2] und zum anderen der Zerfall des Industriesektors. Eine massive Umstrukturierung unserer wirtschaftlichen Grundlage hat stattgefunden, und zwar weg vom Herstellungsbereich und hin zum Dienstleistungs- und Wissensbereich.

Daraus ergibt sich in verstärktem Maße die Notwendigkeit, Arbeiter umschulen zu müssen, sowohl in bezug auf ihre Fertigkeiten als auch in bezug auf ihre Einstellungen; dies sollte jedoch ohne allzu große Umbrüche geschehen (eine ähnliche Anstrengung war nötig, um in den 50er Jahren die Automatisierung am Arbeitsplatz einzuführen). In der Papierindustrie zum Beispiel können wir beobachten, daß sich sowohl die Zahl als auch die Funktion der Arbeitskräfte verändert hat, die nötig sind, um eine Papiermaschine während eines Drei-Schichten-Arbeitstages zu bedienen und instandzuhalten. Die Maschinen sind computergesteuert; die Arbeiter lesen Kontrollanzeigen und Computerausdrucke, anstatt auf seltsame Geräusche in der Maschine zu lauschen oder die undichte Stelle zu finden, aus der das Öl tropft. Im großen und ganzen jedoch arbeiten immer noch dieselben Arbeiter an der Maschine wie vor zwanzig Jahren. In einem Zeitalter mit immer höheren Ansprüchen haben sie sich an eine immer anspruchsvollere Arbeit angepaßt. Doch sie müssen auf völlig andere Weise geführt werden, und zwar nicht auf der Grundlage ihres Wissens über die Materie, sondern als Mitglieder eines *Teams.*

6. Anspruchsvollere Schulungs- und Entwicklungsprogramme und gesteigerte Vorsicht vor Modetorheiten: Der Schauspieler Burt Reynolds sagte einmal, der Lebenszyklus eines Stars könne in folgender Sequenz zusammengefaßt werden:

»Wer ist Burt Reynolds?«
»Schafft mir diesen Burt Reynolds herbei.«
»Können wir Burt Reynolds bekommen?«

»Können wir einen Burt-Reynolds-Typ bekommen?«
»Bringt mir einen jungen Burt Reynolds.«
»Wer ist Burt Reynolds?«

Unglücklicherweise sieht es mit den Modetrends im Bereich der Managerausbildung nicht viel anders aus. Da kommt einem die Transaktionsanalyse in den Sinn, die damals in jedermanns Munde war (und für die anscheinend alle ein Budget hatten) und die heute fast völlig in Vergessenheit geraten ist. Tatsächlich bietet die Transaktionsanalyse einige ganz vernünftige Konzepte und ist in bestimmten Situationen im Umgang mit bestimmten Problemen sehr brauchbar. Doch wurden ihre Nützlichkeit und ihre Wirksamkeit überschätzt, und so geriet diese Modelaune rasch wieder in Vergessenheit. Vielleicht wird sie in einer veränderten Form wieder einmal auftauchen, die es uns ermöglicht, sie dann im richtigen Licht zu sehen. Eine neuere Ausprägung auf der Suche nach der Zauberformel im Bereich der Schulung sind die sogenannten »Qualitätszirkel«.

Doch Schulung und Entwicklung als Berufszweig haben bisher kein sehr hohes Ansehen genossen. Es gibt bisher keine zuständigen Kammern oder Prüfungen irgendwelcher Art, die den Beruf des Unternehmensberaters oder des Managertrainers gesetzlich regeln würden. Berufsverbände auf diesem Gebiet sind also gezwungen, entweder alles für alle zu sein oder äußerst spezialisiert und klein zu bleiben. Doch für viele Bereiche im Produktionssektor sind viel spezifischere Qualifikationen nötig. Tatsächlich ist es nur allzuleicht, sich ein Beratungsfirmenschild vor die Tür zu hängen.

Auf der anderen Seite ist es jedoch schwieriger geworden, zum *Käufer* von Dienstleistungen im Bereich der Managerbildung zu werden. So haben Budgetbeschränkungen aufgrund von Zielgebundenheit und Konkurrenzdruck dazu geführt, daß die Käufer viel wählerischer geworden sind. Außerdem kommt es immer häufiger vor, daß im Sessel des Personalchefs ein Experte sitzt, dessen akademischer Hintergrund, Organisationsaufgaben und Geschäftsverbindungen ihn mit gutem Recht zum ausgewiesenen hauseigenen Fachmann für Personalfragen qualifizieren. Anders ausgedrückt heißt dies, daß eine Kombination von Zwängen und der Erkenntnis der Bedeutung der Personalführung für die langfristige Gesundheit eines Unternehmens einen Käuferkreis geschaffen hat, der möglicherweise besser qualifiziert ist als der Anbieterkreis.

Die meisten seriösen Fachleute für Personalführung haben festgestellt, daß Menschen sich dann am besten entwickeln, wenn man ihnen zeigt, was sie bereits gut können, und ihnen dabei hilft, diese Fertigkeiten so oft wie möglich neu anzuwenden. Menschen neue Systeme und Verhaltensweisen aufzudrängen, funktioniert einfach nicht, egal wie eindrucksvoll der Buchautor dies auch darstellen mag, oder wie verführerisch das Ganze auch aufgemacht sein mag. Wie jede andere unternehmerische Aktivität muß sich auch Schulung inzwischen im Sinne von Kosten-Nutzen-Überlegungen auszahlen, und dieser Trend wird sicher auch in Zukunft weiterhin anhalten.

7. Die Verflechtung des öffentlichen und des privaten Sektors: Von Führungskräften wird heutzutage mehr denn je verlangt, mit diesen beiden Wirtschaftsbereichen umgehen zu können. Staatliche Bestimmungen, multinationale Geschäftsbeziehungen und »Unternehmenszugehörigkeit« spielen hierbei eine besondere Rolle. Doch oft genug erleidet der Manager, der vom privaten zum öffentlichen Sektor oder umgekehrt überwechselt, einen Kulturschock. Denn die beiden Bereiche unterscheiden sich ganz erheblich in bezug auf Zeitplanung, Art der Entscheidungsfindung, Budgetbereitstellung, Pluralismus und Kundenkreis.

Doch es gibt auch einen Trend bei den gemeinnützigen Organisationen aller Schattierungen, sich den Führungsstil der auf Profit ausgerichteten Unternehmen anzueignen. »Verwaltungsbeamte« nennen sich heute freimütig »Manager«, ohne sich dadurch in irgendeiner Weise herabgewürdigt zu fühlen. Außerdem werden keine Mitarbeiter mehr geduldet, die keine Leistung erbringen, nur weil sie für einen »guten Zweck« arbeiten (Drucker 1988). Verantwortung für die Basis, Produktivität und Effektivität der Organisation haben sich als Bereiche herausgestellt, in denen gemeinnützige Organisationen zugeben, vom privaten Sektor etwas lernen zu können. Anspruchsvollere, zielorientiertere Management-Methoden sind hier nötig.

Besonders im Dienstleistungssektor, also Schulen, Krankenhäuser, Interessenverbände, Stiftungen, Museen, Kirchen, soziale Einrichtungen und Berufsgenossenschaften, wird man sich in Zukunft nicht weniger, sondern mehr Herausforderungen gegenübersehen. Zwar haben all diese Organisationen ganz spezifische Interessen zu verfolgen, doch allen ist gemeinsam, daß sie mit Menschen, Geld und dem Markt umgehen können müssen. Zu diesen Herausforderungen gehören folgende:

- Wissenschaftliche Fachkräfte, Chemiker, Ärzte etc., die Managerposten einnehmen, werden völlig andersgeartete Fertigkeiten benötigen, die nichts mit ihrer bisherigen Berufsausbildung zu tun haben. Die Gruppe von Lernenden wird sicher sehr anspruchsvoll, reif und vielleicht schwierig sein.
- Schulung und Weiterbildung müssen auf den einzelnen abgestimmt und ganz genau auf ihn zugeschnitten werden und dem jeweiligen zeitlichen Rahmen und den Arbeitsgewohnheiten dieser Menschen und Institutionen angepaßt sein.
- »Kulturelle« Schulung wird nötig sein, um die Führungskräfte auf allen Ebenen des öffentlichen und privaten Sektors darin zu unterstützen, besser mit den anderen und deren Umfeld umgehen zu können.

8. Symbiotische Beziehungen: Viele Industriezweige florieren aufgrund ihrer starken Abhängigkeit von unabhängigen Geschäftspartnern. Pharmafirmen sind abhängig von unabhängigen Labors, Fluggesellschaften von Reisebüros, Getränkehersteller von Abfüllbetrieben und Fast-Food-Hersteller von ihren Vertriebsgesellschaften. In der Vergangenheit war es üblich, daß viele dieser »Muttergesellschaften« diejenigen, von denen sie abhängig sind, zu üppigen Geschäftsessen einluden. Doch Essen und Trinken werden bald gegenüber Bildung mehr und mehr in den Hintergrund treten.

Ist es nicht viel effektiver für eine Fluggesellschaft, den unabhängigen Reisebüros mehr Wissen über grundlegende Geschäftsvorgänge anzubieten? Ein solcher Ansatz macht die Reiseveranstalter zu besseren Geschäftsleuten, was wiederum wesentlich zum Erfolg der Reisebüros und der Fluggesellschaften beiträgt und außerdem die Fluggesellschaft in einem günstigen Licht erscheinen läßt. Jeder, der ein Scheckheft besitzt, kann andere zum Essen und Trinken einladen, doch wie viele Unternehmen besitzen die Reife und Weitsicht, Schulung und Fortbildung anzubieten, die auf andere Weise nie zu bekommen wären?

Diese Art von Synergie wird eine dramatische Steigerung erfahren. Banken, die heute in starkem Maße miteinander im Wettbewerb stehen, werden ihren Kunden aus einer Reihe von Gründen Schulung in Geschäftsführung anbieten, zum einen deshalb, weil sie Wert darauf legen, daß die Kunden ihre Geschäfte gut führen und gut mit dem Geld der Banken haushalten, und zum anderen weil sie wissen, daß die Konkurrenz auf dem Kreditmarkt solche Zusatzdienstleistungen erforderlich machen wird.

Wir wollten mit den angeführten Punkten weder eine erschöpfende Analyse des Geschäftsumfeldes erstellen noch eine Zukunftsvoraussage für die nächsten zehn Jahre machen. Doch unsere Erfahrung sagt uns, daß dies die Zwänge sein werden, die schon heute spürbar werden, und es gibt bereits genügend Beweise dafür, daß diese Entwicklungen die Leistungen der Führungskräfte und Unternehmen in hohem Maße beeinflussen werden.

Welche Empfehlungen könnte man nun Managern mit auf den Weg geben, damit sie in der Lage sein werden, mit diesen Zwängen umzugehen und die Synergie herzustellen, die für die nächsten zehn Jahre nötig sein wird? Mit folgenden Komponenten könnte ein neuer, ganzheitlicher Ansatz im geschäftsmäßigen Umgang mit Menschen geschaffen werden:

1. Bei der Einschätzung des Personalbedarfs sollten strategische und operationale Gesichtspunkte beachtet werden. Legen Sie fest, welche Philosophie und Grundprinzipien eine Stellung ausmachen und zum Wohle des Unternehmens auch vertreten werden sollten. Bewerten Sie sich selbst nicht nur nach der Qualität (oder, noch schlimmer, nach der Quantität) Ihrer Leistung, sondern eher danach, wie gut Sie den Bedarf für bestimmte Dinge vorausgesehen haben und es Ihnen gelungen ist, das Personal und die Mittel bereitzustellen, die zur Deckung dieses Bedarfs nötig waren.
2. Helfen Sie mit, andere dazu zu bringen, strategisch zu denken und zu handeln. Es gibt keine vorgefaßten Antworten, wenn man strategisch denkt. Machen Sie deshalb den Anfang und erforschen Sie Alternativen. Verbreiten Sie Informationen darüber, wie die Firma ihre strategischen Fragen anpacken kann.

3. Betonen Sie besonders die Rolle der Personalplanung und Personalführung in der Gesamtstrategie des Unternehmens. Das Top-Management wird zwei Hauptanliegen haben, und zwar Produkte und Markt zum einen und Menschen zum anderen. Die Personalplanung stellt also genau die Hälfte dieser Kombination dar. Machen Sie sich die Strategie Ihrer Firma bewußt, und vertreten Sie aktiv die wichtige Rolle der Personalplanung innerhalb dieser Strategie.
4. Halten Sie Schritt mit den allgemeinen Geschäftsentwicklungen. Machen Sie sich auch mit Bereichen bekannt, die nur am Rande etwas mit Ihrem Industriezweig zu tun haben. Verbessern Sie Ihre Fähigkeiten im Umgang mit Finanzen. Verschaffen Sie sich mehr Kenntnisse über den internationalen Markt.

Der Weg zum besseren Management

Unsere Ausgangsthese lautete: Eine der drei Hauptkomponenten der Arbeitsleistung, nämlich das Verhalten, wird von den Führungskräften oft ignoriert, mißverstanden oder ausgenutzt. Dieser Zustand ist jedoch nicht auf böswillige Mißachtung der Rolle derjenigen zurückzuführen, die Menschen führen und motivieren, sondern einzig und allein das Ergebnis von Systemen, vorgeschriebenen Handlungsweisen und einer Trägheit, die noch aus einem anderen Zeitalter stammen.

In der »guten alten Zeit« waren die Führungskräfte noch wandelnde Informationsquellen, die entsprechend ihrem persönlichen Wissensstand lenkten und leiteten. Schließlich hatten sie im allgemeinen jede Tätigkeit, für die sie verantwortlich wurden, früher selbst ausgeübt und waren eine militärähnliche Hierarchieleiter dem Dienstalter entsprechend emporgestiegen. In einer Welt, die sich relativ wenig veränderte, bestanden ihre Ziele darin, ihre Position zu schützen, den Status quo zu bewahren und Störungen zu vermeiden, bis eine neuerliche Erreichung einer höheren Dienstaltersstufe automatisch die Beförderung bedeutete.

Die Dinge liegen heute jedoch etwas anders. Wir sind vom Zeitalter des Brontosaurus ins Zeitalter des Geparden vorgerückt.

Heute hat praktisch jeder sofortigen Zugang zu Daten; Wissen wird nicht mehr von den »Wissenden« häppchenweise verteilt – nicht mit einem Computer auf fast jedem Schreibtisch. Und das Hauptaugenmerk liegt heute nicht mehr auf dem Fachwissen selbst, sondern auf den Vorgängen, d.h. darauf, wie man Marketing-Vorgänge, finanzielle Vorgänge und Kommunikationsvorgänge lenkt. Es geht nicht mehr darum, wen man kennt, noch was man weiß, sondern darum, wie gut Sie die Welt um sich herum verstehen.

Und diese Welt besteht aus Menschen: Mitarbeitern, Kollegen, Vorgesetzten, Kunden, Verkäufern, Konkurrenten, Regulatoren, Aktionären, potentiellen Kunden und anderen. Die großen Leistungszuwächse, die durch Computerisierung, Automatisierung, Miniaturisierung, Dezentralisierung etc. möglich geworden sind, sind zum großen Teil bereits erzielt worden. Das größte – und vielleicht sogar ein unbegrenztes – Potential, um diese Leistungssteigerungen noch weiter voranzutreiben, liegt im Bereich der Menschen selbst. Doch der Bereich des Menschen, der bis jetzt vom Management am wenigsten verstanden und genutzt wurde, ist die Verhaltenskompatibilität, d.h. die Kompatibilität zwischen individuellen Verhaltensweisen und Verhaltensanforderungen der jeweiligen Tätigkeit.

Im folgenden haben wir Ihnen eine Checkliste erstellt, die Ihnen dabei helfen soll, die Methoden, die wir in diesem Buch beschrieben haben, Ihrem bereits vorhandenen Manager-Repertoire hinzuzufügen:

- Finden Sie die Verhaltensanforderungen der Tätigkeiten heraus und nehmen Sie diese in die Stellenbeschreibungen auf.
- Messen und bewerten Sie individuelle Verhaltensweisen und vergleichen Sie sie mit den Verhaltensanforderungen der betreffenden Tätigkeiten.
- Ermöglichen Sie leichte Abwandlungen von Tätigkeiten, stellen Sie Hilfskräfte und/oder Hilfe von außen zur Verfügung, wenn die Verhaltensweisen des Mitarbeiters den Verhaltensanforderungen der Arbeit nicht genau entsprechen.
- Finden Sie heraus, auf welches Verhalten andere am besten ansprechen, und verändern Sie Ihre Verhaltensweisen dementsprechend, wenn Sie diese Leute beeinflussen wollen.

- Finden Sie im Hinblick auf die verhaltensmäßigen Unterschiede von Menschen heraus, was der Grund für Konflikte, Konfrontationen, bürokratische Trägheit und Vertrauensmangel ist, und gehen Sie dementsprechend vor. Verpassen Sie nicht einfach Etiketten oder stecken Sie Menschen nicht einfach in Schubladen in der Annahme, an dem Problem sei nichts zu ändern.
- Helfen Sie anderen dabei, ihr Verhalten zu ändern, indem Sie sie darin unterstützen, zu verstehen, warum sie so und nicht anders handeln und wie sie ihre Handlungsweisen verändern können.
- Vermeiden Sie Streß, einen der abträglichsten Faktoren für Arbeitsleistung überhaupt, indem Sie die bereits erwähnten Punkte täglich mit Ihren Vorgesetzten und unterstellten Mitarbeitern praktizieren.

In der Einleitung dieses Buches haben wir die Bedeutung der Menschen, der Tätigkeit und der Leistung hervorgehoben. Diese drei Faktoren sind die Kernpunkte für motivierte, sich ständig erneuernde Spitzenleistung, sowohl für den einzelnen als auch für Unternehmen. Und Verhalten ist der gemeinsame Nenner dieser drei Faktoren: Jede Tätigkeit muß im Hinblick auf die Verhaltensanforderungen, die sie stellt, verstanden werden. Ein Mensch muß danach eingeschätzt werden, wie gut seine vorgegebenen Verhaltensweisen den Verhaltensanforderungen der Tätigkeit entsprechen. Die erbrachte Leistung muß bestärkt und belohnt werden, damit eine optimale Verhaltenskompatibilität erzeugt wird.

Unternehmensführung wird nicht anspruchsvoller, wie viele Leute meinen. Sie wird hingegen stärker menschenorientiert. Doch viele Unternehmen reagieren darauf lediglich mit der Schaffung eines mechanistischen, durch starre Regeln geprägten Umfeldes für die Menschen, das *kompliziert* ist, nicht jedoch anspruchsvoll. Wenn es uns gelingt, trotz der fachlichen Aspekte, trotz des Umfelds und trotz der Position, in der wir uns befinden, ein Verfahren zu finden, wie wir erfolgreich mit Menschen umgehen können, werden wir in der Lage sein, die wertvollsten Aktiva jedes Unternehmens auf Dauer gut zu handhaben.

Dieses Verfahren ist nicht mehr und nicht weniger als ein verhaltensmäßiger Ansatz, Menschen zu motivieren und zu führen. Als Führungskraft werden Sie feststellen, daß die Leistung der anderen nicht durch irgendwelches Teufelswerk zustande kommt. Es sei denn, *Sie* wären dieser Teufel.

Anmerkungen

1. Zitiert aus »Human Resources«, *Wall Street Journal*, 17. Mai 1988, S. 1.
2. Der Autor und Anthropologe Stephen Jay Gould sagte einmal: Zuerst dachte der Mensch, er sei das Zentrum des Universums, bis Kopernikus das Gegenteil bewies; danach dachte er, er sei wenigstens als einziger göttlichen Ursprungs, bis Darwin dies in Frage stellte; daraufhin glaubte er, er sei auf jeden Fall Herr seines eigenen Willens, bis Freud auch darüber Zweifel aufkommen ließ; schließlich tröstete er sich damit, daß sein Gehirn auf jeden Fall Informationen in einzigartiger Weise verarbeiten konnte, bis der Computer kam. . .

Literatur zum Thema

Ackoff, Russell, *The Art of Problem Solving: Accompanied by Ackoff's Fables* (New York 1978), S. 9.

Bennis, Warren, *Führen lernen,* Frankfurt/New York 1990.

Byrne, John, »This Test May Tell You To Switch Careers«, *Business Week,* 21. September 1987.

Challenger, Gray & Christmas Consultants, in: *Bottom Line,* 30. September 1988.

Davis, Stanley, *Managing Corporate Culture* (Cambridge, MA, 1984), S. 6.

Drucker, Peter, »The Non-Profits' Quiet Revolution«, *Wall Street Journal,* 8. September 1988.
–, *Die ideale Führungskraft,* München 1974.
–, *Management in turbulenter Zeit,* Düsseldorf 1980.

Gould, Richard, *Sacked: Why Good People Get Fired* (New York 1986).

Ingalls, John D., *Human Energy: The Critical Factor for Individuals and Organizations* (Reading 1976).

Inglehart, Ronald, *Kultureller Umbruch,* Frankfurt a.M. 1989.

Kotter, John P. *Erfolgsfaktor Führung. Führungskräfte gewinnen, halten und motivieren – Strategien aus der Harvard Business School,* Frankfurt/New York 1989.

Lecky, Prescott, *Self-Consistency: A Theory of Personality* (New York 1951), S. 155.

MacLuhan, Marshall, *Understanding Media: Die magischen Kanäle* (New York 1964).

Mager, Bob und Pipe, Peter, *Analyzing Performance Problems, or, You Really Oughta Wanna* (Belmont 1984), S. 30.

Robert, Michel/Weiss, Alan, *Die permanente Innovation. Anleitungen für die Unternehmenspraxis,* Frankfurt/New York 1990.

Schenkel, Susan, *Mut zum Erfolg. Warum Frauen blockiert sind und was sie dagegen tun können*, Frankfurt/New York 5. Auflage 1989.

Shyne, Kevin, »Personality Tests Get Down to Business«, *Success* (August 1984).

Stechert, Kathryn, *Frauen setzen sich durch. Leitfaden für den Berufsalltag mit Männern,* Frankfurt/New York 2. Auflage 1989.

Wall Street Journal, »Human Resources«, 17. Mai 1988, S. 1.

Wall Street Journal, »Pre-employment Tests: More Firms Require Them«, 5. Juli 1988.

Wall Street Journal, »Stressed Employees Look for Relief in Workers' Compensation Claims«, 7. April 1988.

Wallechinsky, David, Wallace, Irving und Wallace, Amy, *Rowohlts Bunte Liste* (Reinbek 1983).

Wareham's Basic Business Types: Sorting Winners and Losers and Managing People for Profit (New York 1987).

Weiss, Alan, »Evaluating Candidates: Past vs. Potential«, *Training News* (Dezember 1984), S. 7.
–, »The Fine Art of Managing Stress«, *Training News* (Dezember 1983), S. 16.
–, »Willingness is Not Enough«, *Training News* (August 1987), S. 14.
–, *Surviving and Succeeding in the Political Organization* (New York 1978).

Wever, Ulrich A., *Unternehmenskultur in der Praxis. Erfahrungen eines Insiders bei zwei Spitzenunternehmen*, Frankfurt/New York 2. Auflage 1990.

Register